U0197377

心脏康复实践操作手册

Cardiac Rehabilitation Manual

心脏康复实践操作手册

Cardiac Rehabilitation Manual

主　编　［奥地利］Josef Niebauer
主　译　胡大一
副主译　丁荣晶　赵　学

北京大学医学出版社

图书在版编目（CIP）数据

心脏康复实践操作手册/（奥地利）尼鲍尔（Niebauer，J.）主编；胡大一主译. —北京：北京大学医学出版社，2012.10（2017.10 重印）

书名原文：Cardiac Rehabilitation Manual

ISBN 978-7-5659-0447-9

Ⅰ．①心…　Ⅱ．①尼…②胡…　Ⅲ．①心脏病—康复—手册

Ⅳ．①R541.09-62

中国版本图书馆 CIP 数据核字（2012）第 215888 号

北京市版权局著作权合同登记号：图字：01-2012-6723

心脏康复实践操作手册

主　　译：胡大一
出版发行：北京大学医学出版社
地　　址：（100191）北京市海淀区学院路 38 号　北京大学医学部院内
电　　话：发行部 010-82802230；图书邮购 010-82802495
网　　址：http：//www.pumpress.com.cn
E‐mail：booksale@bjmu.edu.cn
印　　刷：北京佳信达欣艺术印刷有限公司
经　　销：新华书店
责任编辑：张彩虹　杨　杰　　责任校对：金彤文　　责任印制：罗德刚
开　　本：889mm×1194mm　1/32　印张：11　字数：289 千字
版　　次：2012 年 10 月第 1 版　　2017 年 10 月第 3 次印刷
书　　号：ISBN 978-7-5659-0447-9
定　　价：55.00 元

目　录

第 1 部分　心脏康复简介

第 2 部分　特定患者的心脏康复

译者前言

　　心脏康复在我国还处于起步阶段。最新数据显示，一方面，由于整体医疗水平和医疗资源投入的提升，我国冠心病的死亡率初现下降趋势，似乎已迎来心血管疾病死亡率的"拐点"；另一方面，我国人群冠心病的发病率呈持续上升趋势，二者相加导致我国冠心病带病生存人群数量越来越庞大，形成中国冠心病的"堰塞湖"现象。对这一大批高危患者的管理，关系着大量家庭、社会医疗资源的投入，成熟劳动力的工作回归，也关系着中国冠心病死亡率短暂下降之后"堰塞湖"集中爆发所致死亡率骤增的风险大增。目前我国对冠心病的管理主要集中在发病后的抢救、药物治疗和介入手术，而对发病前的预防以及发病后的康复很少给予关注和投入，导致医疗开支不堪重负。因此，心脏康复/二级预防在中国是未被满足的社会巨大需求。要满足这一需求，阻遏心血管疾病"堰塞湖"爆发，就须让康复理念落地。目前我国康复主要集中在肢体功能的康复，如卒中后康复、创伤后康复，而大多数心血管专业人员对冠心病发病后的康复及冠心病介入手术后的康复还缺乏认识，我国心脏康复事业远远落后于欧美国家。

　　心脏康复的推广和使用需要有专业人才，而我国相关专业人才相对较缺乏。通过短期培训班、康复师资格认证、医学院校设立心脏康复学专业以及护士转岗培训等策略有望培养专业人才。但我国目前却找不到一本合适的心脏康复培训教材。本书恰好就是一本非常实用的教材，作者是美国资深的心脏病学专家，经历了和我同样的探索过程，深知临床医生在心脏康复事业发展中存在的瓶颈。本书内容契合临床，从探讨心脏康复的基本原则开始，继而介绍目前临床上常见的几种心血管疾病患者的心脏康复，包括：有症状的冠状动脉疾病伴或不伴糖尿病、心肌梗死或血运重建治疗、稳定状态的心力衰竭、有或者没有心脏康复设备、先天性心脏病、心脏瓣膜手术患者和外周动脉疾病与跛行患者，以病例分析的形式向读者介绍如何为患者提供心脏康复服务，读起来就像自己在临床处理患者，非常容易理解和掌握康复技巧。本书不是以教科书的形式呈现，所以读者可以在阅读前三章心脏康复基本知识后，根据自己的需要选择不同的章节进行学习和临床使用，最后把全书内容学完。

说一点自己的人生感悟，抓紧时间干正确的事！不要等待，不是学好了再干，而是干起来再学。要在战争中学习战争，在游泳中学习游泳。心脏康复就是这样一件事情。目前中国没有明确的心脏康复模式，所以每个人都不确定应该怎么做。如果大家都在等待标准和模式，中国的心脏康复事业就没有希望。随着医疗技术的进步，心血管科药物和手术治疗发展已经达到一个平台期，未来的心血管事业属于心脏康复。希望大家干起来，不要张望和徘徊，希望本书对有志于从事心脏康复事业的医生有所帮助。

胡大一

2012 年 8 月

开始人生的旅程

在当今工业化国家，心脏病一直以来都是致死的主要原因。它也可对幸存者产生相当大的危害，并常导致无法挽回的严重身体和神经功能障碍。尽管实际上不能治愈，但我们还是可以尽力预防冠状动脉疾病，即一级预防，或者延缓疾病进展，即二级预防。两者都可通过处理大量可控危险因素来实现，其中生活方式的改变起着主导作用。

实际上，根据现行指南，在考虑或开始治疗前，应首先通过改变生活方式控制危险因素。这些危险因素包括：

- 缺乏体力活动
- 吸烟
- 胆固醇高
- 三酰甘油高
- 高密度脂蛋白胆固醇低
- 高血压
- 高血糖

例如，无论是对患病人群，还是对健康人群，缺乏体力活动都是公认的可引起发病率和死亡率增高的关键因素。

但是，医疗手段通常需要与生活方式改变双管齐下，以避免血管进一步损伤，延缓或阻止动脉粥样硬化进展。所有医生在为患者选择正确的药物方面，往往受到过卓越的培训。甚至医药公司的销售代表会定期与我们接洽，竭力向我们提供最有效的医药信息。运动训练是唯一有效的治疗方法，但却没有人愿意向我们及我们的患者提供建议，包括健康饮食方面的建议。因此，我们不得不尝试自己搜索当前的可靠资讯，这也是本书努力弥补的一个不足之处。

开始治疗时，我们也会同时要求患者改变他（她）的生活方式。但这究竟有着怎样的内涵？又有哪些生活方式的改变值得期待？尤其重要的是，我们能否为我们的患者提供基础设施，真正地帮助他（她）们摆脱目前不健康的生活习惯？目前，改变生活方式不仅对我们的患者提出了很高的要求，对我们医生也同样寄予了较高的期待。这往往使很多医生不愿意建议患者改变生活方式，如 EUROASPIRE 系列研究所示，很多是由于缺乏可操作执行的具体信息。

但这些训练是必需的，因为要说服患者与生命中的许多不良嗜好说再见并不是一件容易的事。实际上，大部分患者终生都有不健康的生活方式，并且不愿意改变，仅在心脏病发作后才愿意接受我们的建议，这也是我们成功的开始。相信没人会愿意错过这个机会。同时，我们还需要把患者看做是在人生旅程中改变生活方式的合作者，并取得他（她）们的认同感。毕竟，如果他（她）们不愿意，就不会长期坚持这些好的意图。患者需要鼓励，更需要能够改变自己生活方式的基础设施。

实际上，各国都缺乏心脏康复门诊设施。向患者提供及时、便利的基础设施，使其开始改变生活方式并且终生受益是符合现行指南的。这类基础设施必须在家附近，否则，要在很长时间内每周往返几次参加运动班、营养班、心理班等课程是很难坚持下来的。也只有这样，我们才能把持续改变生活方式引入患者的日常生活中。对于希望重返工作岗位、减少病假的患者，这类基础设施尤其可以提供一种保障。

应该增加流动心脏康复设施的机构群体，但也应该在综合医院开展流动康复计划，使患者切实可行地改变生活方式。一个只专注于为患者提供血运重建治疗的医院是不完善的，应当保证最大限度地降低血运重建后的发病率和死亡率。

否则，我们就像是在找不到药店的情况下开处方，自欺欺人。

不过，除需要更好的基础设施外，作为医生，我们还需要提高我们的技能。遗憾的是，一般内科医生几乎没有参与心脏康复的经历，这也难怪，医学院、内科医师培训和附属专业培训都不讲授这门课程。我们许多人只有从事过心脏康复中心和医院的工作，才懂得建议及指导运动训练和其他健康治疗方案。我就是如此，通过在几个医疗中心创办培训团体艰难地摸索，为患者提供改变生活方式的最佳方案。与我共著此书的几位作者也是如此，他们致力于心脏康复事业，通过不断进行试验并经历过失败才取得今天的成就。基于这样的背景和理念，我们希望借此书向有志于深入了解心脏康复事业的人们提供知识与建议。

我们越来越深刻地意识到，心脏康复事业不仅将存在下去，而且还会越来越重要，这毕竟是一个比较经济的治疗选择。

实际上，心脏康复计划的数量和质量都需要提高，因此也就需要不断增加一大批技能熟练的工作人员。需要更完善地培训大量医生，使他们获得足够的技能支持，从而有效地向患者提供适当的治疗方案，使之在人生的旅程中陪伴并引导患者。这也是本书的宗旨，向医生们提供有深度但又利于实践操作的信息，以快速识别患者的主要问题，设计或推荐恰当的治疗方案。本书尽量避免涉及不常见的特殊案例，而是把重点集中在大多数住院患者和门诊患者的心脏康复治疗。

本书的作者都是来自欧洲心脏病学会心脏病预防和康复工作组的核心成员。他们的专业知识涵盖整个心脏病学领域，并为遍布欧洲的心脏康复中心所面对的各方面挑战作出了贡献。

我们希望尽绵薄之力为读者提供优秀的学习资料。本书首先探讨心脏康复的一般问题，然后通过关注那些特殊但又极具普遍意义的心脏病个体患者教授如何治疗个体患者。

首先，本书将探讨运动试验和训练、营养及心理支持的一般原则。以适当的深度介绍心脏康复的基本原则之后，后续章节将介绍最常见的心脏病案例。这些案例包括：伴或不伴糖尿病的有症状的冠状动脉疾病、心肌梗死或血运重建，以及有或没有心脏康复设备的状态稳定的心力衰竭案例。本书还会介绍各类患者的心脏康复方法，如先天性心血管疾病患者、心脏瓣膜手术患者和外周动脉疾病跛行患者。

本书的内容不是以教科书的形式呈现，而是通过有代表性的典型临床案例来展示。每章只集中讲解一位特定的患者，并探讨最恰当的诊断工具和处理决定的利与弊。这种设计的目的在于使本书更好地成为医生们的实用手册，使医生们更加自信地指导患者。

对于大部分医生非常熟悉的医疗手段，本书是从一级预防和二级预防的角度来讲述的，并与各国和国际医学协会和学会的指南保持一致。

一直以来并且仍然被忽视的体能运动训练疗法将获得应有的重视。无论从降低发病率和死亡率的数据，还是从同样重要的提高人们生活质量的角度来看，我们以及我们的患者都不得不启用这个好方法。大部分心血管疾病的可控危险因素都可以通过改变生活方式得到治疗。尽管如此，在实际生活中，治疗方案仍然仅注重药物干预措施，而忽视了健康饮食和运动训练计划的益处。对于长期和短期风险，改变生活方式都是降低代谢危险因素的首选干预措施。但也不能高估体育运动和健康饮食的重要性。本书将在几个章节中重点提到这一问题。

心血管疾病的一级预防、二级预防应关注可控危险因素，并适当地配合药物治疗。

运动训练应作为控制危险因素的主要部分，而且，这不应仅仅是少数患者的日常活动。我们应该开展更多的心脏康复计划，同时需要有更多的医生接受培训，恰当地治疗和指导处于这一阶段的患者。我们深信，本书一定会增长读者的知识，并有助于读者更好地指导患者在人生旅途中进行一级预防和二级预防。

Josef Niebauer, MD, PhD, MBA

2010 年 5 月

译者名单

主　　译　　胡大一（北京大学人民医院）

副 主 译　　丁荣晶（北京大学人民医院）

　　　　　　赵　学（上海长征医院）

译　　者　　（按姓名汉语拼音排序）

　　　　　　李世军（中国人民解放军总医院）

　　　　　　刘　娜（北京市海淀医院）

　　　　　　梅　香（上海第十人民医院）

　　　　　　蒲　红（中国人民解放军第 85 医院）

　　　　　　王　萍（首都医科大学附属北京友谊医院）

　　　　　　王国栋（北京博爱医院）

　　　　　　吴　昆（北京大学人民医院）

　　　　　　夏　昆（首都医科大学附属北京朝阳医院）

　　　　　　杨　渊（重庆医科大学）

　　　　　　袁　方（上海胸科医院）

　　　　　　张　军（沧州市中心医院）

　　　　　　张首彦（郑州大学附属洛阳中心医院）

　　　　　　赵文淑（首都医科大学附属北京朝阳医院）

原著者名单

Steven Amandels
Rehabilitation Sciences,
Research Group Cardiovascular
Rehabilitation, Leuven,
Belgium

Paul Bennett, PhD
Department of Psychology,
Swansea University, Swansea,
UK

Werner Benzer, MD
Department of Interventional Cardiology,
Academic Hospital, Feldkirch,
Austria

Jan E.A. Berger
Heart Centre, Rehabilitation and Health
Centre, Virga Jesse Hospital, Hasselt,
Belgium

Birna Bjarnason-Wehrens, PhD
Institute for Cardiology and Sports
Medicine, German Sport University
Cologne, Cologne, Germany

Paul Dendale, MD
Department of Cardiology,

Gernot Diem, MD
University Institute of Sports Medicine,
Prevention and Rehabilitation, Paracelsus
Medical University, Institute of Sports
Medicine of the State of Salzburg,
Salzburg, Austria

Sigrid Dordel, Dipl. Sportl.
Institute for School Sports and School
Development, German Sports University,
Cologne, Germany

Helmut Gohlke, MD
Chefarzt Abt. Klinische Kardiologie II
Herz-zentrum, Bad Krozingen, Germany

Martin Halle, MD
Division of Prevention, Rehabilitation and
Sports Medicine, Department of Internal
Medicine, University Hospital, Klinikum
rechts der Isar, Technische Universitaet
Muenchen, Munich, Germany

Miguel Mendes, MD
Department of Cardiology, Hospital
de Santa Cruz – CHLO, Carnaxide, Portugal

Josef Niebauer, MD, PhD, MBA
Institute of Sports Medicine of the State of
Salzburg, University Institute of Sports
Medicine, Prevention and Rehabilitation,

Jessa Hospital, University of Hasselt,
Hasselt, Belgium

David Niederseer, MD, BSc
University Institute of Sports Medicine,
Prevention and Rehabilitation, Paracelsus
Medical University, Institute of Sports
Medicine of the State of Salzburg,
Salzburg, Austria

Massimo F. Piepoli, MD, PhD
Heart Failure Unit, Cardiology,
Guglielmo da Saliceto Hospital,
Piacenza, Italy

Dana Pop, MD, PhD
University of Medicine and Pharmacy,
"Iuliu Hatienganu" Rehabilitation
Hospital, Cluj-Napoca, Romania

Sabine Schickendantz, MD
Department of Pediatric Cardiology,
University of Cologne, Cologne, Germany

Jean-Paul Schmid, MD
Cardiovascular Prevention and
Rehabilitation, Swiss Cardiovascular
Centre Bern, Bern University Hospital,
Bern, Switzerland

Paracelsus Medical University, Lindhofstr.,
Salzburg, Austria

Narayanswami Sreeram, MD, PhD
Heart Center, University Hospital
of Cologne, Cologne, Germany

Frank Vandereyt, Dipl. Psych.
Licentiaat psychologie, psychotherapeut
Cardiac Rehabilitation, Virga Jesse
Hospital, Hasselt, Belgium

Konrad Brockmeier, MD
Department of Pediatric Cardiology,
Heart Center, University Hospital of
Cologne, Cologne, Germany

Luc Vanhees, PhD
Research Group Cardiovascular
Rehabilitation, Department of
Rehabilitation Sciences, Biomedical
Sciences, K.U. Leuven,
Leuven, Belgium

Dumitru Zdrenghea, MD, PhD
University of Medicine and Pharmacy
"Iuliu Hatienganu" Rehabilitation
Hospital, Cluj-Napoca, Romania

第 1 部分

心 脏 康 复 简 介

Miguel Mendes

1.1 引言

每位患者在进入心脏康复计划（Cardiac Rehabilitation Program，CRP）之前都必须进行临床评估，包括：病史询问、左心室功能评价（通常应用超声心动图）、症状限制性极量运动试验（exercise test，ET）及血液检查，从而对心血管疾病总体风险进行评价。对于特殊病例，还需进行 24 小时动态心动图、负荷超声心动图、心肌灌注显像甚至冠状动脉造影等辅助检查[1-5]。

所以 ET 是心脏康复计划开始和结束阶段进行临床评估很重要的内容，可以提供以下相关必要数据：功能能力、极量和次极量运动时心率和血压等血流动力学变化、残存心肌缺血、运动诱发或加重的心律失常，以及有氧运动时训练心率（training heart rate，THR）的计算[2-4]。

除了上述提到的客观参数，由于 ET 能使患者认识到心脏事件后的实际心脏功能通常比原先他（她）们预计的要好，因此 ET 对很多患者及其家人的心理来说也非常重要。在随访过程中，ET 有益于检测或确定心脏康复计划进行过程中临床最终状态的变化、更新运动处方强度、衡量心脏康复计划实施后获益，以及对预后作出总体评价。

1.2 运动试验有哪些类型？

心肺运动试验（cardiopulmonary exercise test，CPX）是进行心脏康复计划的各类患者所使用的理想 ET[6]。尽管 CPX 在心力衰竭患者中几乎被强制使用[3]，但由于费用较高，程序及结论解释更为复杂，在很多心脏康复中心，尤其是对左心室功能正常或接近正常的冠心病患者，其通常被标准 ET 所取代，后者应用更广泛，也更为大多数心脏病学家所熟悉。

标准运动试验记录参数主要有：最大运动负荷量、从静息到最大运动量以及恢复过程中心率和血压的变化、最终出现的症状，如心绞痛或心电图异常（ST 段变化或心律失常）等[7]。在心肺运动试验过程中，除上述参数外，还要测量峰值摄氧量（VO_2）、无氧阈值、肺泡通气量/二氧化碳（VE/VCO_2）斜率、氧动力学等。

在心肺运动试验获得的参数中，峰值摄氧量最为重要，它是评价功能能力的金标准，并且已经被确定为心血管疾病患者最强的预后指标[8-12]。由于运动训练必须在 50％～70％的峰值摄氧量范围内进行，峰值摄氧量也是确定理想运动强度的重要指标[13]。

无氧阈值（anaerobic threshold，AT）作为不依赖运动刺激的指标，在 CRP 过程中有望提高，被认为是评价训练效果的良好指标。

1.3　心脏康复时如何进行运动试验？

全套 ET 配备包括：至少一种类型的测力计（踏车或平板）、含几种运动模式选项的心电图（ECG）系统、一辆急救推车、一个受过良好训练且有经验的工作团队（心脏病学家和技师），必须在 CRP 开始时能有效完成一次 ET[7,14-15]。

纳入患者后，在进行 ET 之前必须询问患者的运动耐量情况，以评价其最大功能能力和选择合适的试验方案。试验须依据患者运动约 10 min 后达到体能消耗或高度疲劳状态的方法来进行程序设计[16]。对于一些病例，若试验在 8 min 前终止，则应该采用较低强度的方案（相反情况则应用更高强度方案）来正确评价其功能能力。

其他还需要咨询的问题包括有关患者近期临床状况恶化的可能、如果存在则需要延期进行 ET 以及患者是否在试验前一天或当时停止服用常规心血管药物。整个心脏康复计划过程中的 ET 必须在患者常规药物治疗下进行，并必须设法在一天中的相同时间段内进行检查。

对于试验而言，确定理想的治疗药物和试验时间点意味着在 ET 及 CRP 训练过程中存在不同的药物效应和随后的患者保护作用。这方面非常重要，例如服用 β 阻滞剂时，患者通常早晨服药并且药物效应会在一天内逐渐消失。而训练心率是在一天当中的特定时间进行 ET 计算获得，如果 ET 检查在一天中的较晚时间进行，而心脏康复训练在早晨进行，那么患者训练时很难达到训练心率。如果患者早晨进行 ET，此时 β 受体阻滞剂的效应更强，在下午晚些时候进行的训练课程中则很容易达到训练心率。

终止运动时间的决定是准确评估运动耐量的关键。如果没有医学禁忌证，则应继续尽力进行，禁忌证包括：显著的 ST 段变化、严重心律失常、血压下降或血压升高反应。如果患者看起来相对舒适，则运动过程仅在以下情况下中断：患者本人要求停止、患者自觉已经达到最大运动能力或感觉严重呼吸不适、外周血管疾病相关的跛行或外科畸形性疾病[14-15]。

由于受试者中最大心率有较大变异性，训练过程中不能依据各级水平达到的最大预测心率而终止，否则会妨碍运动耐量和最大心率的准确界定。训练心率依据通气无氧阈值（VAT）或最大运动水平时的心率储备和摄氧量计算获得，准确检测最大心率对于计算 THR 非常重要。

确定患者临床状况和药物治疗情况适合 ET 后，可以开始选择测力计以及运动方案：

如果常用的两种测力计（踏车或平板）都可以使用，那么选择的依据主要有：考虑哪种类型将最常用于有氧训练、患者的偏好以及临床团队的经验。

关于试验方案的选择，必须考虑以下两部分内容：

1. 患者预计的最大运动耐量。
2. 方案类型（斜坡式递增类型或伴有两阶段间较小与较大增量的阶段增量类型）。

关于 ET 方案的增量类型，由于在这些病例中不能进行呼吸气体分析，为使功能能力评估的错误率降低，所以优先选择连续递增或小增量模式（约 1 个代谢当量；氧消耗代谢单位：1MET＝3.5 ml/(kg·min)[17-18]。因为在踏车上负荷的测定比使用平板时更准确，所以测力计的选择也应该慎重考虑。在平板上患者常需要努力抓住扶手，减少需氧量即可完成试验，因此使用平板计算起来更加困难（表 1.1 和表 1.2）[7,14-15]。

表 1.1 固定踏车：最常用的方案[19-20]

名称	负荷（W）			时间（min）		预计最大 METs
	开始	增量	峰值	阶段	总计	
Balke（男）	50	25	175	2	12	9.5
Balke（女）	25	25	150	2	12	8.3
Astrand	25	25	150	3	18	8.3

表 1.2 最常用的平板方案[21-23]

名称	预计 METs		
	8 min 时	9 min 时	12 min 时
Naughton	4	NA	6
Balke-Ware[a]	5	NA	8
改良的 Bruce	NA	7	10
Bruce	NA	10	13

NA—不适用

[a]由于此方案有较高持续速度（5.47 km/h），大部分年老体弱者不能耐受，所以通常不适用于此类患者

1.4 运动试验的执行时间

大部分患者在开始纳入心脏康复计划时必须进行 ET，有时在 CRP 过程中需要进行 ET，例如，患者的临床状况出现改变时，或作为运动训练效果的运动耐量获得了更好地提高而训练心率不足时，以及每阶段训练结束后评价功能能力时[2,4,14]。

近期接受心脏外科手术的患者通常在未进行 ET 时就开始运动训练，这些患者由于体力限制需要延后 2～4 周进行 ET。开始数周内，这些患者主要进行呼吸和全身物理治疗，甚至可以在固定踏车或平板上开始锻炼，其训练心率分别低于 100 次/分或 120次/分，直到他们达到满意的运动耐量从而能够进行 ET，之后可以准确计算个体化的训练心率[2]。

1.5 心脏康复计划开始前如何报告运动试验?

一个标准 ET 报告不仅包括是否存在心肌缺血情况，还应包含总体预后、功能能力、变异参数、心率的恢复、血压、室性或室上性心律失常（表 1.3）。

尽管在 ET 开始时已经告知患者要及时主动诉说可能出现的任何突发症状，例如心绞痛或超出相应运动阶段的呼吸困难或疲乏，但还必须定时询问患者（例如在每个阶段结束时），如果患者发生心绞痛，则应记录 ST 段压低出现时间以及该运动强度时患者的感觉（Borg 量表）。在运动过程中还推荐每分钟记录全导联 ECG，准确定义 J 点 60 ms 或 80 ms 后 ST 段压低达到 1 mm 的最终时间，即所谓的缺血阈值。

表 1.3　心脏康复开始时 ET 报告中描述的参数[15,24]

1. 运动能力
　　（a）试验的持续时间和终止运动的原因
　　（b）运动耐量的量化，所达到的比率以及预计 METs，预计 METs 根据
　　　　以下公式计算：
　　　　（i）男性：预计 METs＝14.7－0.11×年龄
　　　　（ii）女性：预计 METs＝14.7－0.13×年龄
　　如果低于预计值的 85％，则将功能能力归类为低于正常

2. 心率
　　—静息时、各阶段结束时、出现缺血阈值时、出现室性或室上性心律失
　　　常时、血压异常时（例如：在最大运动量以及恢复 1 min、3 min 及
　　　6 min 的过程中，出现血压下降或过高反应）的心率
　　在运动过程中心率变异的分类：
　　—正常，未应用 β 阻滞剂者运动中最大心率达到预测心率（220－年龄）
　　　的 85％以上或应用 β 阻滞剂者达到 62％以上
　　—异常，如果低于上述指标
　　恢复过程中心率变异的分类：
　　—正常，在主动恢复（慢走或踏车）过程中，如果最大运动量和恢复
　　　1 min 时心率的差异＞12 次/分，如果达最大运动量后立即停止运动，
　　　两者之间心率差异＞18 次/分
　　—异常，如果低于上述指标

3. 血压
　　血压变化分类如下：
　　—正常，如果每个 MET 使收缩压升高约 10 mmHg，并且舒张压无变化
　　　或轻微降低。最大运动量时收缩压下降＜15 mmHg 也可以接受
　　—血压反应过度，如果收缩压数值＞250 mmHg 或舒张压＞120 mmHg
　　—血压反应不足，如果收缩压升高＜30 mmHg

4. 心肌缺血
　　—按照指南定义标准，根据训练或恢复试验过程中是否存在心绞痛或诱
　　　发 ST 段抬高/压低等情况，ET 结论一般分为阴性、阳性、可疑或无
　　　结论
　　—应用 ST/HR 指数，ST 率-恢复斜率和（或）ST/HR 斜率来提高心肌
　　　缺血诊断的准确性
　　—心肌缺血程度一般为重度、中度或轻度。分类主要根据：出现 ST 段
　　　变化及变化幅度、恢复过程中 ST 恢复到正常的时间、与限制性心绞
　　　痛的联系、血压下降、心率变时不足或室性心律失常
　　—明确心肌缺血阈值时的心率，出于安全的原因，运动过程中监测的训
　　　练心率必须比该数值小 10 次/分

5. 预后

评估总体预后，认为以下因素与患者总体预后、心血管死亡率及事件有关：功能能力、ST/HR 指数、心率变时反应、心率恢复、恢复过程中室性异位激动及 ST/HR 斜率

6. 有氧训练强度

如果患者已经进行标准 ET 或 CPX，则训练心率（THR）分别根据以下参数计算，心率储备的（50）60%～70%，或摄氧量储备的（50）60%～70%，或通气无氧阈值水平时的心率

心肌缺血的诊断主要依据运动或恢复过程中心绞痛和（或）明确 ST 变化的出现。为了提高 ET 中心肌缺血诊断准确性，ST 变化需根据心率恢复环（如果出现逆钟向心率恢复环则提示心肌缺血）和 ST/HR 指数来解释，ST/HR 须超过 $1.6\,\mu V/bpm$ 才认为有 ST 变化。

功能能力大概是 ET 中最重要的结果，它是预测全因死亡率最好的参数。当无法测量峰值摄氧量时，它可以依据 ET 方案最后阶段实际获得的 METs 值和预计 METs 值之间的比值进行估计。预计 METs 值由以下公式获得：

预计 METs＝14.7－0.11×年龄（男性），或 14.7－0.13×年龄（女性）

Duke 积分设法综合是否存在心肌缺血和功能能力因素，按照其积分值将患者分为低危、中危和高危三类。

如果心率变异参数、心率恢复及室性心律失常呈阴性或阳性，则可以预测死亡风险升高或降低。

1.6 如何使用标准 ET 或 CPX 对运动训练进行评价？

为证实康复训练计划的最终获益情况，在 CRP 周期结束时，必须重复进行 ET 或 CPX 以便与训练开始时进行比较。

这些获益必须根据以下观察获得：极量或次极量功能能力、缺血阈值、运动诱发或加重的心律失常、运动及恢复过程中心率

和血压的变化[2,6,13]。

为了准确比较两次试验，试验必须在相同的治疗药物、一天中的同一时间段、使用相同的测力计及方案条件下进行。如果患者进行了血管成形术［如经皮冠状动脉介入治疗（percutaneous coronary intervention，PCI）］、药物治疗发生了改变、测力计或康复方案不同，那么用标准 ET 对两次试验进行直接比较是不可能的。如果两次试验都是使用 CPX 进行，即使方案不同，也可以进行功能能力的比较。

1.6.1 标准运动试验

如果运动训练成功，那么第二次 ET 通常会有如下显示：

（a）持续时间更长或负荷量更大。

（b）每阶段心率及血压水平更低，恢复过程中心率恢复正常时间更早。

（c）试验过程中心肌缺血出现更晚，通常是在相同的两项乘积时。

（d）室性心律失常出现频率更低，复杂性心律失常更少见。

每位患者都可以应用 METs 评估其功能能力，鉴于氧耗量先前已知是在最大运动量的最高阶段中获得，这需要患者能在该最高阶段试验中进行至少 1 min。如果试验在最高阶段开始 1 min 之内终止，那么估测 METs 值必须从前一个完整的阶段中获得。

功能能力应该根据相同年龄、性别以及体力活动状态下的预期值进行分类，这些预期值由数个公式提供。

患者所能达到的最大负荷也可以被认为功能能力的测量指标，尤其是在使用固定踏车时。在平板上，由于体重错位效应，故最大负荷量测定的准确性较差。

当患者存在心脏病、高龄以及使用高增量平板方案（如 Bruce 方案）时，由于经常高估负荷量，所以使用标准 ET 估计有氧代谢能力并不是很准确。

1.6.2 心肺运动试验

峰值摄氧量作为评价运动能力的金标准，在整个试验过程中直接通过"逐次"呼吸获得，是 CPX 中评价最大需氧量的最好指标。由于有些变异性，该指标应该由各 30 秒周期的动态平均数计算确定[25]。

峰值摄氧量（VO_2）是评价 CRP 获益最常用的参数。如果对于 CPX 是否为一项最大量的试验有疑问，则须特别关注最大运动水平时的 VO_2、心率、换气比值（respiratory exchange ratio，RER）以及自感用力度（rate of perceived exertion，RPE）。尽管额外增加负荷并不能显著提高 VO_2 和或心率，但在峰值时 RER 和 RPE 必须至少为 1.10 和 8/10[26]。

为克服峰值 VO_2 的局限性，在 VAT 时获得的摄氧量也可以用来评价训练效果，原因是它独立于患者的动机，并且能更好地表达患者进行日常生活的活动能力。

在心脏病患者中，通气无氧阈时的峰值 VO_2 和 VO_2 一般在几周的训练周期后可以提高 7%～54%，通常平均增加 20%～30%[27-29]。

VE/VCO_2 斜率可以评价通气效率，是评价慢性心力衰竭患者预后的一个最重要指标，作为训练效果的指标，在良好的运动训练周期后有望得到降低（表 1.4）[30]。

表 1.4 如何应用 ET 评价训练效果[7,14-15]

标准运动试验	心肺运动试验
● 试验时间、最大负荷量和预计 METs	与标准运动试验相同的参数还有：
● 是否存在心肌缺血	● 峰值 VO_2
● 静息、各阶段、最大运动量及恢复过程中的心率	● VAT 时的 VO_2 和心率
● 静息、各阶段、最大运动量及恢复过程中的血压	● 恢复过程中的氧动力学
● 心肌缺血阈值：心率、两项乘积和负荷	● 最大换气比值
● 心肌缺血程度、ST 恢复正常的方式、ST 压低形态	● 肺通气量和呼吸储备
● 室性心律失常	● VE/V_{CO_2} 斜率

1.7 临床病例

病例♯1

男性，41岁

看上去健康的男性，近期经历了一次前壁心肌梗死。该患者确定的心血管疾病危险因素有吸烟和肥胖：吸烟25年，每天1包，体重指数达30.6（体重为99kg，身高为180cm）。患者的血压、血脂和血糖值正常。患者在心肌梗死前经历过重要的心理应激。

患者心脏病变为左冠状动脉前降支（LAD）中段几乎被血栓完全闭塞，对其进行了直接经皮冠状动脉介入治疗（PCI）手术。PCI手术在症状出现2小时内进行，并且手术成功，术后患者由于右股动脉穿刺处出现血肿被迫卧床1周。冠状动脉造影没有发现其他病变，左心室功能基本正常。

患者住院第5天出院，急性冠状动脉综合征（ACS）后口服阿司匹林、氯吡格雷、雷米普利（2.5mg，口服，每天1次）、比索洛尔（2.5mg，口服，每天1次）及普伐他汀（40mg，口服，每天1次）。

出院1周后患者开始下床并来回活动，自感头晕、恶心以及胸部不适，这种不适与ACS发作时的症状性质不同，并且当他躺下休息时会立刻缓解。超声心电图检查未发现心包积液。ACS发病3周后他主动联系我们进行CRP。

询问病史和进行体格检查后，患者各方面状态良好，对其进行了一次ET（表1.5，图1.1）：

表 1.5 ET 参数（病例♯1）

阶段	速度 （km/h）	坡度 （%）	METs	HR （次/分）	SBP （mmHg）	DBP （mmHg）	症状	ECG
静息	0	0	1	75	130	80	无	正常
Ⅰ	2.7	10	4.6	98	150	80	无	正常
Ⅱ	4.0	12	7.0	117	175	90	轻度疲劳	正常
Ⅲ	5.4	14	10.0	138	200	100	中度疲劳	正常
Ⅳ	6.7	16	12.5	150	210	100	重度疲劳	正常
运动持续时间：10 分 20 秒								
恢复 1 min	1.5	0		132	200	90	无	正常
恢复 3 min	0	0		104	190	90	无	正常
恢复 6 min	0	0		95	170	85	无	正常

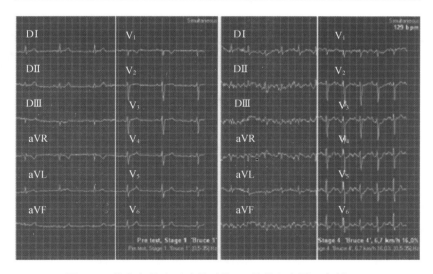

图 1.1 静息和最大运动量时的 12 导联心电图（病例♯1）

ET＃1 结果

对于这个假定正常的 ET 检查结果，该患者表现为：

1. 良好的运动耐量：Bruce 方案中的运动时间为 10 分 20 秒，达 12.5 个 METs（预计值的 122％）。
2. 正常的心率反应：最大效应时心率从 75 次/分升高到 150 次/分，主动恢复第 1 分钟后心率下降 18 次/分。
3. 收缩压升高正常：从静息时的 130/80 mmHg 升高至最大运动量时的 210/100 mmHg。
4. 舒张压过度反应：从 80 mmHg 上升至 100 mmHg。
5. 无心律失常、ST 段变化或心绞痛。

解释

该患者是一个进行 CRP 的典型低风险病例，伴有正常左心室射血分数，达最大运动量时无残存心肌缺血、无心律失常、有良好的运动耐量及正常反应的血流动力学参数。

由于患者希望加入一项运动计划，所以被纳入医学监督下的正式 CRP。

应用 Karvonen 公式计算出患者的 THR 为 120 次/分，公式为：60％的心率储备［（150－75）×0.60＝45 次/分］加上静息心率（75 次/分），即 45＋75＝120 次/分[31-34]。

病例＃2

男性，54 岁

心血管疾病危险因素：2 型糖尿病和高血压。

患者既往患前壁心肌梗死，具体发病时间不详，于 2004 年 7 月 11 日进行了一次非复杂性冠状动脉旁路移植术（CABG），然后于 2004 年 10 月 4 日被纳入 CRP 前进行了评估。

　　对患者进行了完全性血管重建治疗，对 3 支冠状动脉进行了 CABG，分别是：左内乳动脉到左冠状动脉前降支，1 支大隐静脉桥血管连接第二对角支和右冠状动脉后降支。术后 3 个月，按照要求进行常规临床评估，心肌核素灌注扫描确定心室下壁残存无症状心肌缺血（图 1.2）。

　　患者在该检查结束后重新进行了冠状动脉造影，结果显示移植到右冠状动脉后降支的桥血管堵塞并且该血管不适合行 PCI。右冠状动脉已经有来自左冠状动脉的良好侧支循环，并且其他旁路血管通畅且血流正常。患者的心脏病主治医生决定坚持药物治疗并且建议他进行 CRP。

　　在 CRP 前患者进行了 1 次 ET，目前常规应用药物有：比索洛尔（5 mg，口服，每天 1 次），硝酸盐（50 mg，口服，每天 1

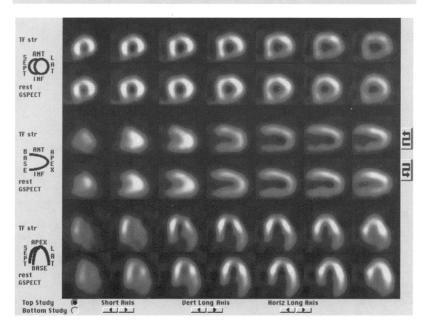

图 1.2　心肌核素灌注扫描（病例♯2）

次），氯沙坦（50 mg，口服，每天 1 次），依那普利（20 mg，口服，每天 1 次），噻嗪类（12.5 mg，口服，每天 1 次），辛伐他汀（20 mg，口服，每天 1 次），阿司匹林（100 mg，口服，每天 1 次）以及 2 种口服降血糖药（表 1.6）。

心脏康复计划进行 12 周后，患者重新进行 ET，试验在相同的运动方案（Bruce）和相同药物治疗条件下进行（表 1.7）。

表 1.6   纳入 CRP 时的 ET（病例＃2）

阶段	速度（km/h）	坡度（%）	METs	HR（次/分）	SBP（mmHg）	DBP（mmHg）	症状	ECG
静息	0	0	1	59	130	80	无	Ⅱ、Ⅲ 和 aVF 导联有 Q 波
Ⅰ	2.7	10	4.6	113	150	80	无	无变化
Ⅱ	4.0	12	7.0	131	170	80	重度疲劳	$V_5 \sim V_6$ 导联 ST 段下移 1mm
运动持续时间：6 分 00 秒；心肌缺血发作：4 分 00 秒时，心率为 123 次/分								
恢复 1 min	1.5	0	1	112	140	80	无	$V_5 \sim V_6$ 导联 ST 段下移 1mm
恢复 3 min	0	0	1	90	130	80	无	$V_5 \sim V_6$ 导联 ST 段下移 1mm
恢复 6 min	0	0	1	82	120	75	无	$V_5 \sim V_6$ 导联 ST 段下移 1mm
恢复 9 min	0	0	1	79	120	80	无	与静息 ECG 一样

表 1.7   CRP 结束时的 ET（病例♯2）

阶段	速度 （km/h）	坡度 （%）	METs	HR （次/分）	SBP （mmHg）	DBP （mmHg）	症状	ECG
静息	0	0	1	68	120	90	无	下壁 Q 波
Ⅰ	2.7	10	4.6	91	160	80	无	无变化
Ⅱ	4.0	12	7.0	103	170	80	无	无变化
Ⅲ	5.4	14	10.0	125	190	80	轻度 疲劳	V₅～V₆ 导联 ST 段下移 1mm
Ⅳ	6.7	16	12.5	142	190	80	重度 疲劳	V₅～V₆ 导联 ST 段下移 1mm

运动持续时间：10 分 00 秒；心肌缺血发作：运动 10 分 00 秒时，心率为 123 次/分

恢复 1 min	1.5	0	1	123	190	80	无	V₅～V₆ 导联 ST 段下移 1mm
恢复 3 min	0	0	1	95	180	80	无	V₅～V₆ 导联 ST 段下移 1mm
恢复 6 min	0	0	1	88	130	80	无	V₅～V₆ 导联 ST 段下移 1mm
恢复 9 min	0	0	1	80	120	75	无	与静息 ECG 一样

解释

第一次试验：

该患者有残存心肌缺血，其功能能力中等（7 个预测 METs）。他被纳入心脏康复计划后，根据 Karvonen 公式计算获得其 THR 为 100 次/分：60% 的心率储备加上静息心率，即（131－59）× 0.60＋59＝43＋59＝102～100 次/分。该患者纳入 CRP 时 ET 中缺血阈值心率为 123 次/分（表 1.6），如果训练心率的计算值高于或等于缺血阈值时的心率，那么设定其 THR 应该比缺血阈值时的心率低 10 次/分，也就是 110～115 次/分。

患者在康复训练过程中未主诉任何症状并且过程进行良好。

第二次试验:

患者在心脏康复计划完成后立刻进行了第二次 ET, 结果显示进展非常好[35]:

1. 功能能力更好 (12.5 METs vs 7.0 METs)。
2. 试验各阶段的心率更低, 在 ET 中几乎相同心率时伴随出现无症状心肌缺血, 但出现时间更晚。尽管有些文献显示运动训练后缺血阈值能在更高心率和更大的两项乘积时出现, 但在该病例中仅发现缺血阈值出现时间延迟。
3. 最大运动量时心率和血压值更高。

病例#3

男性, 64 岁, 无症状, 下壁 ST 段抬高型心肌梗死 (STEMI) 5 天后, 于 2009 年 12 月 3 日进行了 ET。

危险因素: 血脂异常、高血压、吸烟及 60 岁前患心血管疾病的家族史。

用药方案: 阿司匹林、氯吡格雷、β-阻滞剂、ACEI 及他汀类。

基础心电图: 窦性心律; 下壁导联 Q 波。

冠状动脉造影: 左冠状动脉主干狭窄<50%。右冠状动脉 (RCA) 中段闭塞并且由左冠状动脉提供逆向侧支。左冠状动脉前降支 (LAD) 和回旋支 (LCX) 无明显病变 (表 1.8, 图 1.3 和图 1.4)。

总结

METs=4.6 (预测值的 59%)。

最大心率: 113 次/分 = 72% 的预测心率; 心率储备%: 72.4% (≤62% 为异常)。

恢复第 1 分钟后心率下降: 11 次/分 (≤12 次/分为异常)。

最大心率与收缩压乘积（两项乘积）＝16 950。

ST 段改变：运动 3 min 开始出现 ST 段水平压低，V_4、V_5 及 V_6 导联压低幅度最大为 1.5 mm。恢复 9 min、在 6 min 时含服硝酸甘油后 ST 段恢复正常。

心律失常：无。

表 1.8　入院时 ET（病例♯3）

阶段	速度 (km/h)	坡度 (%)	METs	HR (次/分)	SBP (mmHg)	DBP (mmHg)	症状	ST-T 变化
运动数据								
静息	0	0	1	75	120	60	无	
I	2.7	10	4.6	111	150	80	疲劳	ST 段压低 1.0 mm
II	4.0	12	7.0	113	150	80	疲劳、非限制性心绞痛	ST 段压低 1.5 mm
由于疲劳，3 分 33 秒时停止试验，采用 Bruce 方案								
恢复数据								
恢复 1 min	—	—	—	102	150	80	无	ST 段压低 1.5 mm
恢复 3 min	—	—	—	90	140	80	无	ST 段压低 1.5 mm
恢复 6 min	—	—	—	78	120	70	无	ST 段压低 1.0 mm
恢复 9 min	—	—	—	81	120	70	无	无

结论

1. 运动耐量中等程度下降（＜5 METs）。
2. 较低运动水平时出现心肌缺血（表 1.9）。

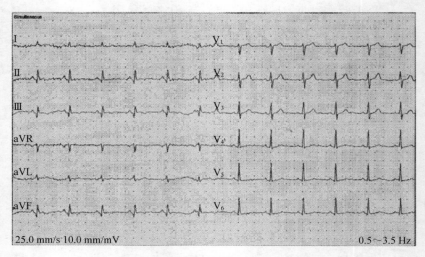

图 1.3　静息时的 12 导联 ECG（病例♯3）

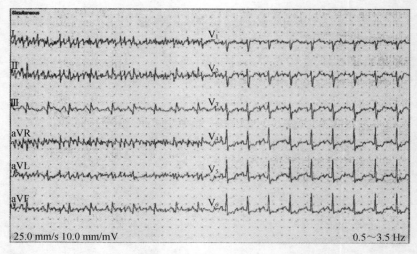

图 1.4　最大运动量时的 12 导联 ECG（病例♯3）

表 1.9 心血管疾病患者运动训练危险分层（引自参考文献 2、14）

风险	低风险稳定状态	中度风险	高风险不稳定状态
将患者纳入 CRP 的决定	接受	根据病例具体分析决定	考虑拒绝或者建议重新治疗至稳定状态
CRP 团队类型	有基本经验	有丰富经验	
个体化运动处方	是	是	仅在少数特殊情况下建议运动训练
训练过程监管	高级心脏生命支持的非医疗团队	高级心脏生命支持的医疗和非医疗团队，直至可确保安全	与中度风险患者相同
ECG 和 BP 监测	6～12 次	≥12 次	≥12 次
NYHA 分级	Ⅰ级或Ⅱ级	Ⅲ级	Ⅳ级
运动能力	≥7 METs	<5 METs	<5 METs
心肌缺血	无或≥7 METs	<7 METs	<5 METs
射血分数	≥50%	40%～49%	<40%
BP 和 HR 升高	适当	适当	SBP 或 HR 在运动时下降或无升高
静息或运动时发生室性心动过速	无		复杂性心律失常
自我监测	能	有困难	不能

解释

该患者因为在低于 5 个 METs 时开始出现心肌缺血，是心脏康复的一个禁忌证，所以未被纳入 CRP。

患者在低运动水平时开始出现心肌缺血，伴有心绞痛（尽管为非限制性），并且恢复 9 min 时舌下含服硝酸甘油后才恢复正常，提示心肌缺血严重。

对患者重新做了一次冠状动脉造影并进行血管内超声（IVUS）检查。IVUS 检查发现左冠状动脉主干病变，面积为 10.4 mm²，斑块负荷为 47%，该病变无重要意义（图 1.5）。第一边缘支开口病变狭窄 70%，该病变与心肌缺血有关。成功对

该处病变进行了经皮冠状动脉介入治疗（PCI），置入 1 枚药物
洗脱支架。

1 周后，患者重新进行了一次 ET，显示其运动耐量良好
（Bruce 方案 9 min）并且无残存心肌缺血。对该患者重新进行评
估后将其纳入了心脏康复计划。

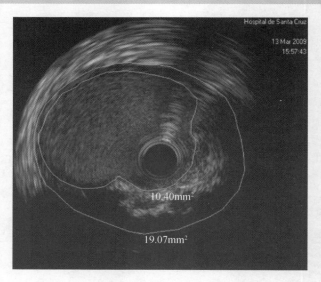

图 1.5   左冠状动脉主干血管内超声（病例♯3）

病例♯4

男性，57 岁

患者心功能为Ⅱ～Ⅲ级（NYHA 分级），射血分数为 30%，
先后分别于 1998 年（下壁）和 1999 年（前壁）两次患 ST 段抬
高型心肌梗死。患者接受了 PCI 治疗，分别于 LAD、第二对角
支及 RCA 置入裸金属支架，于 2005 年 6 月植入了埋藏式心脏
除颤器（ICD）。

目前药物治疗方案：β-阻滞剂、ACEI、呋塞米、他汀类及阿司匹林。

2009 年 3 月患者被纳入心脏康复计划。

患者静息心电图为窦性心律，伴有 Q 波及 $V_1 \sim V_5$ 导联低电压。

在纳入康复计划之前患者进行了一次平板 CPX，在连续递增程序下进行（速度：2～5 km/h；坡度：0～20%）；每 15 s 递增；运动过程中每隔 2 min 及恢复过程中的 1 min、3 min 记录 ECG 和 BP（表 1.10 和表 1.11，图 1.6～图 1.7）。

表 1.10　纳入时心肺运动试验参数（病例♯4）

阶段	HR (次/分)	SBP (mmHg)	DBP (mmHg)	Borg 数值	ST-T 变化
静息	60	120	85	6	$V_1 \sim V_5$ 导联 Q 波
2 min	72	120	85	8	
4 min	73	130	80	10	
6 min	81	130	80	12	
8 min	93	135	90	14	
10 min	107	145	85	16	
11 分 30 秒	125	145	85	18	无 ST-T 变化
恢复 1 min	103	170	90	14	
恢复 3 min	72	160	90	10	

运动持续时间：11 分 30 秒	终止试验的原因：疲劳
最大心率：125 次/分（预测最大心率的 77%）	心率恢复峰值－恢复 1 min：22 次/分
变时现象：使用 β-阻滞剂时正常	
SBP 升高差值＝25 mmHg	两项乘积＝18 125
ST-T 变化：无	心律失常：成对

表 1.11　病例 # 4 的心肺运动试验参数

	静息	无氧阈	最大摄氧量	Pred
时间（min）	01：56	09：15	13：03	
运动时间（min）	00：00	07：15	11：03	
速度（km/h）	0	3.6	4.7	
坡度（%）	0	11	18.5	
校正潮气量（L）	0.81	1.46	2.06	
呼吸频率（次/分）	12	23	30	
校正每分通气量（L/min）	9.3	33	61.6	95
摄氧量 [ml/(kg·min)]	3.4	14.8	19.7	36.7
氧通气量（ml/min）	301	1 313	1 802	3 267
二氧化碳排出量（ml/min）	237	1 058	1 901	3 953
换气比值	0.79	0.88	1.11	
代谢当量	1	4.2	5.8	10.5
心率（次/分）	60	101	125	
VO_2/HR（ml/beat）	5.0	13.0	14.4	20.0
VE/VO_2	31	25	34	20
VE/VCO_2	39	31	32	17
呼气末氧分压（kPa）	14	13	15	
呼气末二氧化碳分压（kPa）	4	5	5	

解释

　　尽管患者左心室功能低下，但仅显示运动耐量中度下降：峰值 VO_2 为 19.7 ml/（kg·min）（预测值的 54%），将其分类为 Weber B 类 [>16 ml/(kg·min) 且<20 ml/(kg·min)]。无氧通气阈值时 VO_2 为 14.8 ml/(kg·min)，达到最大 VO_2 预测值的 40%，实际 VO_2 的 75%，确定为中度运动受限。

　　因为 CPX 没有显示任何进行 CRP 的禁忌证，所以患者被纳入康复计划，其 THR（100 次/分）由最大摄氧量时心率的 60% 所决定，与出现在 VAT 水平时的心率一致。

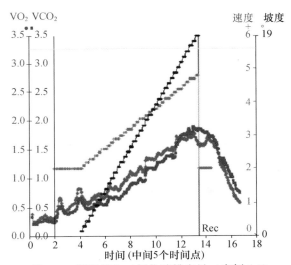

图 1.6 摄氧量和二氧化碳排出量（病例♯4）

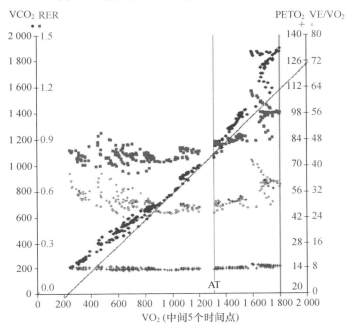

图 1.7 通气阈值-V 斜率法（病例♯4）

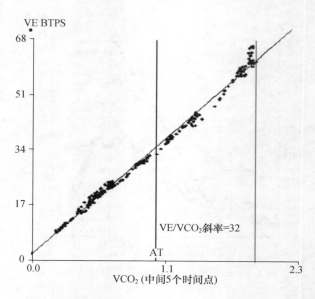

图 1.8 VE/CO$_2$ 斜率（病例＃4）

解释

该患者有很好的运动耐量，尽管他在运动和恢复过程中心率变化异常，但仍然证实峰值 VO$_2$ 接近正常（预计值的 88％）。患者的心率曲线是移植心脏的一种典型表现，与正常个体相比，其静息心率较高，运动过程中心率增加更慢、更低。

在移植心脏中，缺乏摄氧量与心率的线性相关关系。对于该患者，不能通过常规的 Karvonen 公式或摄氧量储备来制订运动方案，而应该通过自感用力度（RPE）来制订运动方案。

表 1.12　纳入时心肺运动试验参数（病例♯5）

阶段	HR （次/分）	SBP （mmHg）	DBP （mmHg）	Brog 数值	ST-T 变化
平板心肺运动试验，采用改良的 Bruce 方案					
静息	107	130	90	6	无 ST-T 变化
I	108	130	90	8	无 ST-T 变化
II	114	155	80	10	无 ST-T 变化
III	127	155	80	12	无 ST-T 变化
IV	138	170	70	13	无 ST-T 变化
V	151	180	70	15	无 ST-T 变化
VI	158	180	70	17	无 ST-T 变化
恢复 1 min	157	170	60	14	无 ST-T 变化
恢复 3 min	150	150	70	10	无 ST-T 变化

运动持续时间：17 分 34 秒	终止原因：疲劳
峰值心率：159 次/分＝预计最大心率的 96％	心率恢复：峰值-恢复 1 min：1 次/分
变时现象：典型心脏移植	
峰值血压：180/70 mmHg	两项乘积＝28 620
收缩压增加值＝50 mmHg	
ST-T 变化：无变化	心律失常：无

表 1.13 心肺运动试验参数（病例＃5）

阶段	静息	通气无氧阈	最大 VO_2	预计值
时间（min）	02：01	11：38	18：37	
运动时间（min）	00：00	09：35	16：34	
校正潮气量（L）	0.62	1.77	2.1	
呼吸频率（次/分）	19	31	39	
校正每分通气量（L/min）	11.9	54.6	80.9	134
摄氧量 [ml/(kg·min)]	5.2	25.4	30.5	34.5
氧通气量（ml/min）	351	1731	2131	2344
二氧化碳排出量（ml/min）	276	1699	2277	2836
换气比值	0.79	0.98	1.11	
METs	1.5	7.3	9	9.9
心率（次/分）	102	129	156	167
VO_2/HR（ml/beat）	3	13	14	14
VE/VO_2	34	32	37	40
VE/VCO_2	43	32	35	33

考虑到在心肺运动试验的运动过程中的自感用力度（RPE）等级由患者描述，应该选择引起 RPE12 级的负荷作为计划开始时的训练强度，并且定期增加直至达到 RPE14 级。

致谢

我非常感谢 do Coração 研究所和 de Santa Cruz 医院（Carnaxide/葡萄牙）的同事，感谢 António Ventosa 和 Frederik AA de Jonge 允许发表使用病例＃2 中的心肌核素灌注显像图片，感谢

Luís Raposo 提供病例♯3 的 IVUS 图像。

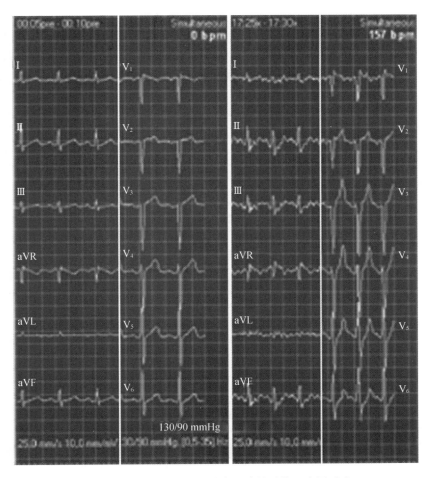

图 1.9 病例♯5 静息和最大运动量时的心电图对比

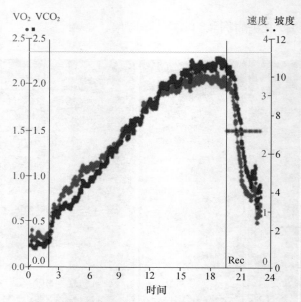

图 1.10 摄氧量和二氧化碳排出量（病例♯5）

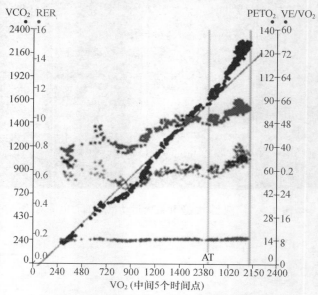

图 1.11 通气阈值-V 斜率法（病例♯5）

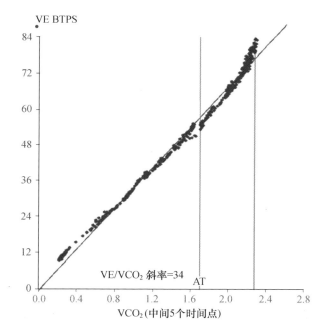

图 1.12 VE/VCO_2 斜率（病例#5）

缩略语表

BMS	裸金属支架	ECG	心电图
BP	血压	ET	运动试验
bpm	次/分	HR	心率
CAD	冠状动脉疾病	HRR	心率储备
CHF	充血性心力衰竭	LV	左心室
CPX	心肺运动试验	MET	代谢当量
CR	心脏康复	RPE	自感用力度
CRP	心脏康复计划	THR	训练心率
CVD	心血管疾病	VAT	通气无氧阈
DES	药物洗脱支架		

参考文献

1. Giannuzzi P, Mezzani A, Saner H, et al. Working Group on Cardiac Rehabilitation and Exercise Physiology. European Society of Cardiology. Physical activity for primary and secondary prevention. Position paper of the Working Group on Cardiac Rehabilitation and Exercise Physiology of the European Society of Cardiology. *Eur J Cardiovasc Prev Rehabil.* 2003;10:319-327.
2. American Association for Cardiovascular and Pulmonary Rehabilitation. *Guidelines for Cardiac Rehabilitation and Secondary Prevention Programs.* 4th ed. Champaign: Human Kinetics; 2004.
3. Corrà U, Giannuzzi P, Adamopoulos S, et al. Working Group on Cardiac Rehabilitation and Exercise Physiology of the European Society of Cardiology. Executive summary of the position paper of the Working Group on Cardiac Rehabilitation and Exercise Physiology of the European Society of Cardiology (ESC): core components of cardiac rehabilitation in chronic heart failure. *Eur J Cardiovasc Prev Rehabil.* 2005;12(4):321-325.
4. Balady GJ, Williams MA, Ades PA, et al. Southard D Core components of cardiac rehabilitation/secondary prevention programs: 2007 update: a scientific statement from the American Heart Association Exercise, Cardiac Rehabilitation, and Prevention Committee, the Council on Clinical Cardiology; the Councils on Cardiovascular Nursing, Epidemiology and Prevention, and Nutrition, Physical Activity, and Metabolism; and the American Association of Cardiovascular and Pulmonary Rehabilitation. *Circulation.* 2007;115(20):2675-2682.
5. Wenger NK. Current status of cardiac rehabilitation. *J Am Coll Cardiol.* 2008;51:1619-1631.
6. Mezzani A, Agostoni P, Cohen-Solal A, et al. Standards for the use of cardiopulmonary exercise testing for the functional evaluation of cardiac patients: a report from the Exercise Physiology Section of the European Association of Cardiovascular Prevention and Rehabilitation. *Eur J Cardiovasc Prev Rehabil.* 2009;16:249-267.
7. Myers J, Arena R, Franklin B, Pina I, Kraus WE, McInnis K, Balady GJ, on behalf of the American Heart Association Committee on Exercise, Cardiac Rehabilitation and Prevention of the Council on Clinical Cardiology, the Council on Nutrition, Physical Activity and Metabolism, and the Council on Cardiovascular Nursing. Recommendations for Clinical Exercise Laboratories: A Scientific Statement from the American Heart Association. *Circulation,* 2009;119:3144-3161.
8. Prakash M, Myers J, Froelicher VF, et al. Clinical and exercise test predictors of all-cause mortality: results from>6,000 consecutive referred male patients. *Chest.* 2001;120:1003-1013.
9. Myers J, Prakash M, Froelicher V, Do D, Partington S, Atwood JE. Exercise capacity and mortality among men referred for exercise testing. *N Engl J Med.* 2002;14(346):793-801.
10. Ghayoumi A, Raxwal V, Cho S, Myers J, Chun S, Froelicher VF. Prognostic value of exercise tests in male veterans with chronic coronary artery disease. *J Cardiopulm Rehabil.* 2002;22:399-407.
11. Kokkinos P, Myers J, Kokkinos JP, et al. Exercise capacity and mortality in black and white men. *Circulation.* 2008;117:614-622.
12. Satoru Kodama, Kazumi Saito, Shiro Tanaka, et al. Cardiorespiratory fitness as a quantitative predictor of all-cause mortality and cardiovascular events in healthy men and women. A meta-analysis. *JAMA.* 2009;301:2024-2035.
13. Working Group Report. Recommendations for exercise training in chronic heart failure

patients. Working Group on Cardiac Rehabilitation & Exercise Physiology and Working Group on Heart Failure of the European Society of Cardiology. *Eur Heart J*. 2001;22:125-135.

14. Fletcher GF, Balady GJ, Amsterdam EA, et al. Exercise standards for testing and training: a statement for healthcare professionals from the American Heart Association. *Circulation*. 2001;104:1694-1740.

15. Gibbons RJ, Balady GJ, Timothy BJ, et al. ACC/AHA 2002 guideline update for exercise testing: summary article: a report of the American College of Cardiology/American Heart Association Task Force on Practice Guidelines (Committee to Update the 1997 Exercise Testing Guidelines). *J Am Coll Cardiol*. 2002;40:1531-1540.

16. Smokler PE, MacAlpin RN, Alvaro A, Kattus AA. Reproducibility of a multi-stage near-maximal treadmill test for exercise tolerance in angina pectoris. *Circulation*. 1973;48:346-351.

17. Kaminsky LA, Whaley MH. Evaluation of a new standardized ramp protocol: the BSU/Bruce Ramp protocol. *J Cardiopulm Rehabil*. 1998;18:438-444.

18. Davis JA, Whipp BJ, Lamarra N, Huntsman DJ, Frank MH, Wasserman K. Effect of ramp slope on determination of aerobic parameters form the ramp exercise test. *Med Sci Sports Exerc*. 1982;14:339-343.

19. Balke B, Nagle F, Baptista G. Compatibiliy of progressive treadmill, bicycle and step test based on oxygen uptake responses. *Med Sci Sports*. 1971;3:149.

20. Astrand PO, Rodahl K. *Textbook of Work Physiology*. 2nd ed. New York: McGraw Hill; 1977.

21. Patterson JA, Naughton J, Pietras RJ, Gumar RN. Treadmill exercise in assessment of patients with cardiac disease. *Am J Cardiol*. 1972;30:757-762.

22. Balke B, Ware R. An experimental study of physical fitness of air force personnel. *US Armed Forces Med J*. 1959;10:675-688.

23. Bruce RA. Exercise testing of patients with coronary heart disease. *Ann Clin Res*. 1971;3:323-330.

24. Kligfield P, Lauer. Exercise electorcardiogram testing: beyond the ST segment. *Circulation*. 2006;114:2070-2082.

25. Myers J, Walsh D, Sullivan M, Froelicher VF. Effect of sampling on variation and plateau in oxygen uptake. *J Appl Physiol*. 1990;68:404-410.

26. Howley ET, Basset DR Jr, Welch HG. Criteria for maximal oxygen uptake: review and commentary. *Med Sci Sports Exerc*. 1995;27:1292-1301.

27. Thompson PD, Buchner D, Piña IL, et al. Exercise and physical activity in the prevention and treatment of atherosclerotic cardiovascular disease: a statement from the Council on Clinical Cardiology (Subcommittee on Exercise, Rehabilitation, and Prevention) and the Council on Nutrition, Physical Activity, and Metabolism (Subcommittee on Physical Activity). *Circulation*. 2003;107:3109-3116.

28. O'Connor CM, Whellan DJ, Lee KL, et al. For the HF-ACTION Investigators. Efficacy and Safety of Exercise Training in Patients With Chronic Heart Failure: HF-ACTION Randomized Controlled Trial. *JAMA*. 2009;301:1439-1450.

29. Myers J, Hadley D, Oswald U, et al. Effects of exercise training on heart rate recovery in patients with chronic heart failure. *Am Heart J*. 2007;153:1056-1063.

30. Arena R, Myers J, Abella J, et al. Development of a ventilatory classification system in patients with heart failure. *Circulation*. 2007;115:2410-2417.

31. Franklin BA, Whaley MH, Howley ET. General principles of exercise prescription. In: Franklin BA, Whaley MH, Howley ET, eds. *ACSM's guidelines for exercise testing and prescription*. Philadelphia: Lippincott Williams & Wilkins; 2000:137-164.

32. Meyer T, Gabriel HHW, Kindermann W. Is determination of exercise intensities as percentages of VO$_2$max or HRmax adequate? *Med Sci Sports Exerc*. 1999;31:1342-1345.

33. Swain DP, Leutholtz BC, King ME, Haas LA, Branch JD. Relationships between% heart rate reserve and%VO$_2$ reserve in treadmill exercise. *Med Sci Sports Exerc*. 1998;30:318-321.
34. Brawner CA, Keteyian SJ, Ehrman JK. The relationship of heart rate reserve to VO$_2$ reserve in patients with heart disease. *Med Sci Sports Exerc*. 2002;34:418-422.
35. Jones AM, Carter H. The effects of endurance training on parameters of aerobic fitness. *Sports Med*. 2000;29:373-386.

心脏康复中营养支持的一般原则

Helmut Gohlke

营养类型是影响心血管疾病进展的重要因素之一。进食方式是构成我们生活方式的一部分，不良的饮食习惯及缺乏运动占死亡原因构成的 15%[45]。

水果和蔬菜比例较低的饮食导致超过四分之一的人群罹患冠状动脉疾病及卒中[15]。因此饮食建议是管理心血管疾病患者的一个关键因素。越来越多的研究提示一些特殊饮食模式可通过改变肥胖、血脂异常、高血压以及相关因素而影响心血管健康，相关因素有全身炎症、胰岛素敏感性、氧化应激、血管内皮功能、血栓形成和心脏节律等。有利于心血管预防的饮食也可以大幅降低癌症风险。尽管饮食终点干预研究的资料库在一级和二级预防中一样难以令人满意，但是营养类型很有可能在心血管事件发生后仍具有重要的意义。本章将通过回顾流行病学研究、前瞻性队列研究以及代谢和临床干预研究指导我们为具有心血管疾病风险或已罹患心血管疾病的患者提供最适合的营养建议，包括营养物质及饮料的定量及定性等方面。

2.1 心脏病的危险因素：超重和肥胖

超重和肥胖在现代工业化国家越来越常见。体型与体重的关系以体重指数（body-mass index，BMI）表示，即体重（kg）除以身高（m）的平方。BMI 介于 25～29.9 通常被定义为"超重"，BMI≥30 为"肥胖"。

欧洲或美国仅三分之一的人口拥有小于 25 的理想 BMI[36,60]。

为了评估超重和肥胖对于预期寿命的重要性，对美国超过

2 000 000名成年人进行了前瞻性研究，在 14 年的随访中超过200 000人死亡。根据吸烟情况和病史，对 BMI 和 4 个亚组中所有原因死亡风险之间的关系进行了检验。结果显示预后最好的 BMI 范围是：不吸烟健康男性为 23.5～24.9，女性为 22.0～23.4。

通过应用数据库可评估 BMI 和死亡率之间的相对风险。为了避免混杂因素，将 COX 模型应用于研究注册时的实际年龄、教育水平和体力活动、酒精摄入情况、婚姻状况、目前使用阿司匹林的情况、脂肪消耗指数、蔬菜消耗量，以及女性使用雌激素替代疗法的原始数据。

与体重指数为 23.5～24.9 的受试者相比，在 BMI 最高的受试者中，白种人男性和女性的相对死亡风险分别为 2.58 和 2.00。尤其是在男性中，高 BMI 是心血管疾病死亡的最有效预测因子。在各年龄组中，体重较重的男性和女性死亡风险升高。然而在 BMI 最高的黑人男性和女性中，死亡风险却没有明显增加[4]。

BMI 大于 30.0 的肥胖可诱发早期动脉粥样硬化、2 型糖尿病、高血压、冠状动脉疾病、急性冠状动脉综合征、心力衰竭以及预期寿命缩短。35 岁的高加索白种人男性如果 BMI 超过 35，则预期寿命将缩短 10 年。成年期体重显著增加也是早期心血管源性死亡较强且独立的危险因子。

在冠状动脉疾病的男性患者中，校正混杂因素后，肥胖与主要不良心血管事件（major adverse cardiovascular events，MACE）有关。BMI 进一步分类显示 BMI 与男性 MACE 呈 J 型关系，BMI 与女性则无此关系[80]。

尽管伴有急性冠状动脉综合征的肥胖患者在发生心血管事件后有更为良好的习惯，但是与非肥胖患者相比，其再发心血管事件的发生可提早 7 年[3]。

BMI 本身就可良好预测低于或高于最佳 BMI（22.5～25 kg/m^2）的总死亡率。超过这一范围死亡率的增加主要是由于血管疾病，并且很大程度上呈因果关系。BMI 为 30～35 kg/m^2 者，生存中位数减少 2～4 年；BMI 为 40～45 kg/m^2 者，生存中位数减少

8～10 年。

在大样本人群研究中，由于超重而使冠心病风险增加可能部分由高血压、糖尿病和血脂异常等个体危险因素介导[80]。然而肥胖本身还可导致一氧化氮生物利用度降低、血管张力增加、动脉硬化、收缩压和脉压升高及致动脉粥样化血管表型过表达。

其他独立机制可能包括慢性氧化应激、局部肾素-血管紧张素系统激活和低度炎症状态；后两者可能源于腹部内脏脂肪组织[22]。

2.1.1　腹型肥胖

腰围增加已被认为可能是心肌梗死的另一独立危险因素，并且 BMI 在正常时也可能存在[60]。

在 EPIC 研究中[60]，腰围指测量躯干最狭窄部位或肋骨下缘和髂骨连线中点的周长。臀围是测量臀部水平面最宽大部位的周长。

科学家为研究 BMI、腰围、腰臀比与死亡风险的关系，对超过 350 000 例无重大慢性疾病的欧洲受试者进行检查。发现通常情况下腹部脂肪堆积与死亡风险相关。数据证实可使用腰围或腰臀比联合 BMI 评估死亡风险，特别是对于 BMI 较低者[60]。

女性腰围大于 80 cm、男性腰围大于 94 cm，可使患代谢性疾病的风险增加。腹型肥胖者（Android 型）对炎症、糖尿病和血栓形成易感。内脏脂肪组织被认为是活跃的内分泌器官，其在脂肪和葡萄糖代谢中起关键作用。内脏脂肪组织产生大量的激素和细胞因子参与代谢综合征、糖尿病和血管疾病[22]，而减轻体重及增加体力活动可改善脂肪组织功能。

2.1.2　热量限制

越来越多的实验室动物研究证据表明，随着年龄增长和寿命显著延长，限制热量可明显影响包括哺乳动物等多个物种的生理和病理生理改变。虽然仍无法证明限制热量可延长人类寿命，但目前认为限制热量可能会减少内脏脂肪堆积及抵消肥胖的不利方面。短期限制热量的心脏保护作用可能与分泌脂肪连接蛋白数量增加及相关 AMP 蛋白酶的激活有关[68]。

限制热量也影响心脏特有的效应，可改善与年龄相关的心脏舒张功能变化。这些有益的作用可能是通过限制热量对血压、全身炎症和心肌纤维化的影响而产生的。

最近研究表明，长期限制 2 型糖尿病肥胖患者的热量可降低 BMI，提高糖代谢调节能力，并且与降低心肌三酰甘油成分及改善心脏舒张功能有关[23]。

2.1.3　减重

如果准备减重，则每天热卡摄入量应减少 500～800 千卡并增加体力活动，这样可以使体重每 14 天减轻 1 kg。地中海饮食及低糖类饮食可有效替代低脂饮食。近期对中度肥胖受试者的一项研究发现，低糖类饮食更有利于脂类代谢，地中海饮食会使血糖控制得更好，研究显示个人喜好及代谢特点可实现饮食干预的个体化改变。如果体重平均减轻 3.3～5.5 kg 超过 2 年，且 1 年后达到稳定状态，则提示难以维持生活方式的改变[66]。

通过饮食控制减轻体重 2 年以上在某种程度上可能逆转动脉粥样硬化进展；在三维超声研究中，体重减轻伴随可测量的颈动脉血管壁体积明显减小。在低脂、地中海饮食或低糖类方案中也可见类似效果及体重减轻引起的血压下降[67]。

如何在超重或肥胖患者个体中实现热量限制仍是一个未解决的问题，讨论这一问题超过了本章的范围。最近的一项研究比较了 5 种生活方式造成的改变。高频率电话联系营养师方式与频繁个人接触方式的减重效果相同，二者比低频率接触营养师、电子邮件联系营养师或完全无联系者的体重降幅更大[11]。

研究结果表明，频繁的联系对于想减轻体重者坚持健康生活方式的动力是必需的。

近期一项比较减重食谱中脂肪、蛋白质、糖类等不同成分的研究显示：低脂中等蛋白质组、低脂高蛋白质组、高脂中等蛋白质组及高脂高蛋白质组2年多的平均减重效果（约4 kg）近似一致，这一结果多少有点令人失望。因此饮食的组成在指导减重者体重控制方面并不十分重要。改变的行为因素与动力对于减少体重似乎比食物中大量营养素的组成更为重要[63]。

也有人认为，通过个人方式解决社会肥胖问题是注定要失败的，因为是社会条件支持了肥胖[30]。

网络现象似乎与肥胖的生物和行为特征相关，肥胖可通过社会关系传播。体重超重的地区分布与传染病的传播相似。这些结果提示了临床和公共卫生干预措施。

在我们的社会中，超重对于健康尤其对于儿童健康是一个越来越普遍的威胁。社会努力营造有益的影响，这些努力的前期结果带来了希望[62]。

普遍缺乏锻炼必然是这一问题的一个重要组成部分。美国人平均利用150小时/月，即5小时/天的空闲时间看电视。

2.2 饮食中的个体化成分

尽管应该对患者选择一种膳食结构而不是食物个体化成分进行饮食习惯指导，但几种日常饮食中的个体化营养成分对于代谢仍然特别重要。

2.2.1 摄入全脂肪vs摄入不饱和脂肪

七国研究（Seven Countries Study）的早期结果讨论了脂肪摄入是一种校正的危险因素。其中规模最大和最详细的是对护士健康研究组（Nurses' Health Study cohort）中超过80 000名女性随访14年的结果分析[56]。

摄入较多的反式脂肪及少量饱和脂肪可增加风险，而摄入较多非氢化多聚不饱和脂肪、单不饱和脂肪和橄榄油可降低风险。由于不同类型脂肪有相反的作用，作为部分能量的全脂肪与冠心病风险并无明显相关性。

因此需要用更为细化的方式看待脂肪摄入。

预防方面应该推荐减少摄入饱和脂肪酸、反式脂肪酸及胆固醇的摄入，而增加鱼类的摄入。在美国，反式脂肪酸更为重要，并且与冠心病风险增加明显相关[74]。

护士健康研究中将红细胞最高反式脂肪含量作为确定反式脂肪摄入的指标——具有此类指标最大值的女性在校正常规危险因素后，其冠心病的相对风险为3.3[56]。相比摄入等量热量的饱和脂肪或顺式脂肪，摄入反式脂肪酸可提高低密度脂蛋白（LDL）胆固醇水平，降低高密度脂蛋白（HDL）胆固醇水平，增加总胆固醇与高密度脂蛋白胆固醇比率——其为预测冠心病风险的有力指标。与摄入其他脂肪相比，反式脂肪还可升高血液中的三酰甘油，增加脂蛋白A水平，减小低密度脂蛋白胆固醇颗粒，所有这些对冠心病风险有不利影响[47]。

在美国，反式脂肪酸极其重要，美国食品与药品管理局已要求所有传统食品需增加营养成分标签，添加剂内容必须注明反式脂肪酸含量，并且2007年纽约州禁止在食品中添加反式脂肪酸[57]。同样在丹麦，食物中反式脂肪的含量必须低于2%[53]。

摄入饱和脂肪酸可降低高密度脂蛋白的抗炎活性、抑制血管内皮功能，而摄入多不饱和脂肪酸可增强高密度脂蛋白的抗炎活性、改善内皮功能[53]。

一顿富含饱和脂肪的早餐会增强健康年轻成人心理应激时的心血管反应，而在富含脂肪的饮食基础上增加核桃可显著改善急性血流依赖性的内皮扩张。

西方饮食的主要特点为频繁摄入红肉及加工肉类、油炸食品、软饮料和精制谷类产品，而摄入较少的水果、蔬菜、鱼和全谷类产品，这些与代谢综合征发生率升高有关，而日常摄入乳制品则可起到部分保护作用。同样，与低脂饮食相比，每天摄入含30克坚果的地中海饮食可进一步降低代谢综合征的患病率[64]。

2.2.2 N-3-脂肪酸

对 Nurses'Health 研究[25]中的女性、Physicians'Health 研究和 Zutphen 研究[73]中的男性进行了长期大量观察。针对心肌梗死后的临床随机对照试验[21]评价了严重冠心病患者及心脏性猝死者（sudden cardiac death，SCD）摄入鱼类及 n-3-脂肪酸的效果。

这些不同研究提供的强有力的一致证据表明，适量摄入鱼类或鱼油可显著降低冠心病死亡风险及总死亡率，也可能对其他临床结果产生有利影响。对于一级预防，每天摄入 250 mg 二十碳五烯酸（EPA）和二十二碳六烯酸（DHA）可能已足够，而摄入更大量则无更好效果。研究人员提出用 ω-3 指数描述所测定的红细胞内 EPA+DHA 占总脂肪酸的百分比。与 ω-3 指数<4% 相比，ω-3 指数>8% 者可使心脏性猝死的发生风险降低 90%；这一指数可作为 ω-3 脂肪酸的补充基准[79]。但是仍需要干预性研究以确定作为治疗目标的百分比。

不同研究得出的一致结果也提示，鱼类或鱼油对于因冠心病死亡或心脏性猝死者的影响不会因为是否已存在冠心病而改变。这些证据确凿一致，并且这种影响的强度也很明显。因为超过一半冠心病死亡患者和三分之二 SCD 患者开始并不知道自己患有心脏病，所以适量摄入鱼类或鱼油加上戒烟和规律的适量锻炼，应该作为预防因冠心病死亡及 SCD 首要的生活方式改变。

Health Professinals 随访研究对 45 722 名男性随访超过 14 年，研究摄入海产食品及植物多不饱和脂肪酸（polyunsaturated fatty acid；PUFA）的不同模式与冠心病事件之间的关系。海产食品及植物来源的 n-3 多不饱和脂肪酸可能降低患冠心病的风险，相比之下，摄入 n-6 多不饱和脂肪酸则无明显影响。提取的植物油、坚果和种子中的 α-亚麻酸含量见表 2.1。

表 2.1 每天所需的 α-亚麻酸在可选择的植物油、坚果和种子中的含量为 1.3 g~2.7 g

	α-亚麻酸含量；克/匙
亚麻籽油	8.5
亚麻籽	2.2
核桃油	1.4
菜籽油	1.3
大豆油	0.9
核桃	0.7
橄榄油	0.1

当摄入海产食品源性 n-3-多不饱和脂肪酸较少时，植物源性 n-3-多不饱和脂肪酸可显著降低冠心病风险，这对于摄入少量多脂鱼类的人群有提示意义[46]。

海产食品 ω-3 脂肪酸的潜在保护机制仍不明确。染色体端粒的长度是一种新出现的生物年龄标志。端粒是重复的 DNA 序列（TTAGGG）n，是真核生物染色体末端的一个保护帽。冠状动脉疾病患者血液中海产食品 ω-3 脂肪酸基线水平和 5 年内染色体端粒缩短之间呈反相关的关系，这一发现提示 n-3 多不饱和脂肪酸可能通过此种机制发挥保护效应[16]。

2.2.3 ω-6 [n-6] 脂肪酸

传统膳食对 ω-6 多不饱和脂肪酸的推荐主要集中在预防必需脂肪酸的缺乏。但 n-6 PUFAs 也逐渐被认为是减少心血管疾病有益的 n-3 PUFAs 的"竞争者"。因此如何定义 n-6 PUFAs 的"最佳"摄入量以降低慢性疾病的风险（尤其是冠心病风险）越来越重要。美国心脏协会近期总结了当前摄入 ω-6 PUFAs（特别是亚麻酸）的证据和冠心病风险。带有双链 18-碳脂肪酸（18：2 ω-6）的亚麻酸是 ω-6 PUFA 的主要膳食来源[24]。

国家胆固醇教育计划第三次成人治疗小组（NCEP ATP Ⅲ）建议 PUFA 摄入量占每天热卡摄入量的 10%，并表示缺乏大量人群长期摄入大量多不饱和脂肪酸的研究；欧洲协会建议 PUFA 摄入量为 4%～8%。

人类随机试验表明持续 11 年摄入热量为 11%～21% 的 ω-6 多不饱和脂肪酸可降低冠心病风险，且无明显危害。

通常建议减少摄入 ω-6 PUFA 的目的在于降低膳食中 ω-6 PUFAs 与 ω-3 PUFAs 的比率。尽管增加 ω-3 PUFA 摄入量及其在组织中的水平可降低冠心病风险，但是降低 ω-6 水平就不太可能产生类似效果。

数据显示，摄入较高量 ω-6 PUFA 是安全的，也可能更有益（作为低饱和脂肪酸、低胆固醇饮食的一部分），但这应建立在其他审慎的生活方式及膳食建议的基础上。

2.2.4 橄榄油

自七国研究开始，橄榄油就一直被认为与长寿及良好的心血管健康状态有关，且是地中海饮食的必要组成部分。橄榄油成分除单不饱和油酸外，还有如酚类成分等具有抗氧化、抗感染及抗血栓性质的微量营养素。长期摄入橄榄油可改善高脂血症患者的血管内皮功能，减少体外低密度脂蛋白胆固醇的氧化，提高人类血浆的抗氧化能力[17]。后者在短期摄入橄榄油后就可呈现，橄榄油所含多酚越多，高密度脂蛋白升高越明显，总胆固醇/高密度脂蛋白胆固醇比率越低，并且氧化应激指标也越少[8]。饮食中单不饱和脂肪/饱和脂肪酸比率对于预后有重要意义。德国、欧洲和美国心脏协会认为橄榄油为饮食中的有益成分。

2.2.5 水果与蔬菜

护士健康研究（Nurses' Health Study）和健康专业人员研究（Health Professionals Study）已经证实水果与蔬菜在预防缺血性事件中的作用。护士健康研究持续 14 年随访了 84 251 名年龄为

34～59岁的女性，健康专业人士研究持续8年随访42 148名年龄为40～75岁，入组时未患心血管疾病、癌症和糖尿病的男性。两项研究的参与者每2年完成一份关于病史、健康行为及是否发生心血管和其他疾病的邮寄问卷。

校正标准心血管疾病的危险因素后，与水果和蔬菜摄入量最少的五分之一患者相比，摄入量最高的五分之一患者的冠心病相对风险降低20％，缺血性卒中风险降低31％[29]。每天增加1份水果或蔬菜摄入量，冠心病或缺血性卒中风险可降低4％～6％。摄入的所有蔬菜和水果中，绿叶蔬菜及富含维生素C的水果和蔬菜的保护作用最明显。目前推荐每天5份可以达到最佳效果。

欧洲癌症与营养的前瞻性研究发现，在超过19 000名年龄为45～79岁的男性和女性中，每摄入50克水果或蔬菜，总死亡率降低20％[31]。

近期欧洲一项增加了糖尿患者群的多中心研究[54]发现，摄入蔬菜、豆类及水果可降低全因死亡风险和CVD死亡率。这表明普通人群研究结果提示蔬菜和水果的保护潜力，同样也在糖尿病患者中发现了类似结果。

2.2.6 全谷物产品

虽然未充分证实全谷物产品有利于代谢的预后。但是全谷物产品可使总胆固醇和低密度脂蛋白胆固醇水平下降18％，可降低餐后血糖水平、降低超重和肥胖者患2型糖尿病的风险并改善胰岛素敏感性。但对于体重的影响仍未证实。目前缺乏评估全谷物产品或全谷物饮食影响冠心病死亡或冠状动脉疾病发生的前瞻性研究。对10项美国和欧洲研究进行的回顾性分析发现，摄入谷类及水果中的膳食纤维与冠心病风险呈相反关系：每摄入10 g谷类或水果膳食纤维，各种冠心病事件风险可分别降低10％和16％，死亡风险分别降低25％和30％；然而摄入蔬菜纤维无降低风险作用。男性或女性结果无明显差别[58]。

一项超过20年的英国医师健康研究（British Physician's

Health Study）中的亚研究观察了 21 000 名内科医生，也证实全谷物早餐可预防心力衰竭的发生。目前尚不清楚该结论是否是通过其预防高血压和（或）心肌梗死而得出的[12]。

2.2.7 零食及甜点

2.2.7.1 坚果及杏仁

冠心病患者的饮食具有许多限制，某种程度上应减少脂肪和胆固醇摄入量。因此向饮食中增加零食往往受到欢迎，特别是如果这些零食会对疾病产生有益的影响，或至少可控制危险因素或改善血管内皮功能。

研究人员深入分析了坚果、豌豆和杏仁对于高脂血症患者血脂预后的影响。

Adventist 健康研究发现经常摄入坚果与降低心肌梗死及缺血性心脏病死亡率之间有必然的独立联系。同样在护士健康研究中，摄入坚果与降低冠心病风险有关，二者的反相关关系连续在许多研究中均得到证实。在前瞻性医师健康研究（Physicians' Health Study）中，摄入坚果与冠心病死亡的关系主要表现为可降低心脏性猝死的风险。

在 Adventist 及护士健康研究中，平均摄入坚果量约为每天 20 克（一把）。在一项随机营养研究中，适量的核桃（84 克/天）加入低胆固醇饮食可改善正常男性的脂蛋白情况，摄入全脂肪及热量饮食情况下低密度脂蛋白血清浓度水平可降低 16%。含核桃的饮食也可降低 LDL 胆固醇/HDL 胆固醇比率。

坚果对于预后似乎是有益的。坚果富含单不饱和脂肪酸和 PUFA，这使得坚果成为可口的健康脂肪食物选择。单不饱和脂肪可能通过改善高胆固醇患者血脂情况、降低餐后三酰甘油浓度、减少可溶性炎症黏附分子以降低其冠心病风险。此外，坚果的精氨酸含量相对较高被认为可能是保护心脏的一个生物学机制，因为摄入富含精氨酸的食物与较低的 C 反应蛋白水平相关[35]。

同时，杏仁作为高脂血症者饮食中的补充成分可明显降低冠心病危险因素：73 克杏仁可使低密度脂蛋白胆固醇显著降低 9.4％、LDL／HDL 比率降低 12％、脂蛋白（a）和氧化低密度脂蛋白浓度分别降低 7.8％和 14.0％。这些结果对于疾病病程都十分有益。

与典型的美国饮食相比，以澳洲坚果为基础的饮食富含单不饱和脂肪有益于胆固醇和低密度脂蛋白胆固醇水平。这些变化可能是由于坚果中的非脂肪成分（蛋白质和纤维）及单不饱和脂肪酸成分，但坚果中众多生物活性成分的其他作用也可能发挥影响。

正如之前提到的，在减重计划中，富含坚果的传统地中海饮食与单纯节食组相比，可逆转 30％的代谢综合征[64]。

此外，摄入花生和其他坚果者患胆石症的可能性较低——这受到胆固醇水平增加者的欢迎。最近一项研究发现，根据血脂降低幅度，饮食中的坚果和花生对预后的影响比预期稍大，因此除了有益的脂肪酸组成，坚果和花生可能包含其他生物活性物质，这些物质在多方面有助于心血管。其他常量营养素包括植物蛋白和纤维，微量营养物包括钾、钙、镁、维生素 E，植物营养素植物甾醇类、紫锥菊多酚、白藜芦醇、精氨酸。坚果和花生是富含心血管保护成分的食物来源，如果常规健康饮食中包括这些成分，则患冠心病的风险可明显降低[35,43]。

2.2.7.2　巧克力

16 世纪的阿芝特克君主 Montezuma 是可可的爱好者，他称其为"神圣的饮料，可增强抵抗力并且抵御疲劳。一杯珍贵的可可能让一个不吃食物的人行走一整天"（Hernán Cortés，1519）。在阿芝特克语中，这种饮料被称为 chocolatl。16 世纪，由于新大陆的发现，可可来到欧洲。如今人们在吃巧克力的同时或紧接着会产生强烈的愉悦感和满足感，因此难以抗拒再一次尝试（个人经验及未发表的观察）。在德国，每年消耗的巧克力总量约为 11.4 千克／人，仅次于瑞士的 11.7 千克／人（包括销售给旅游者的）[82]（图 2.1）。

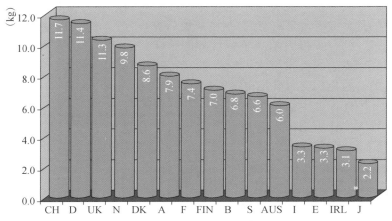

图 2.1 不同国家每年人均消耗巧克力千克数

（瑞士 2009 年，其他国家 2008 年）

因为巧克力的热卡含量高达 $500\sim600\,kcal/100\,g$，因此摄入巧克力可能是平衡男性及女性整体能量的一个重要方面。在德国，巧克力被添加至含常规热量的饮食中会导致每年超重过 $7\sim8\,kg$。巧克力中的高脂高糖成分限制了其减少风险因素的作用。然而规律摄入可可（巧克力产品的一种基本成分）可预防巴拿马 Kuna 印第安人的高血压。最近的调查显示富含黄烷醇的黑巧克力可引起冠状血管舒张，改善冠状血管功能，并且减少血小板黏附，这些反应甚至在摄入后 2 小时的短期实验中即产生。这些即时的有利作用伴随着血清氧化应激显著降低且与血清表儿茶素浓度变化呈正相关关系[18]。最近的回顾性分析发现，可可对心血管健康的有益作用可能是通过激活一氧化氮（NO）及影响抗氧化、抗炎、抗血小板作用，进而依次改善血管内皮功能、血脂水平、血压、胰岛素抵抗，最终改善临床预后[7]。可可存在于黑巧克力而不是牛奶巧克力中。口感苦涩的黄烷醇是巧克力中的舒张血管和抗氧化成分，其中的表儿茶素不是唯一的介导者，但可发挥主要作用。有趣的是表儿茶素和儿茶素聚合成原花青素，代表可可中绝大部分的多酚含量，此类物质也同样存在于红酒中并对血管有益。遗憾的是（或者说是有意的），在常规巧克力生产过程中，称为"碱处理"的过程极大削减了黄烷醇的苦味。因此，作为一种预防措施，巧克力的大量摄入可能会被其苦味所限制，普通巧克力对预后的有益作用会因满足更多消费者的口感而消除（图2.2）。

因此，含丰富黄烷醇的巧克力有利于内皮功能，有可能作为一种无不良影响的零食被喜欢苦味巧克力的人们所喜欢。苦涩的口感还将会防止进食过多热量。

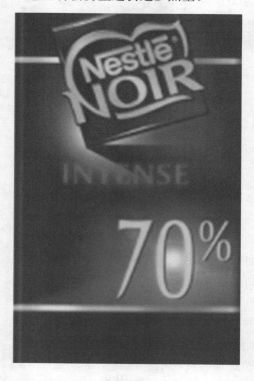

图2.2　70％的巧克力可改善内皮功能[18]

2.2.8　非药物性方法降低餐后血糖升高

餐后血糖升高对于糖尿病和心血管事件的发展具有一定重要性，并且与氧化应激指标相关。适量（含20g酒精）"开胃酒"可使餐后升高的血糖降低，在高血糖指数餐前的沙拉中增添两匙醋（图 2.3）与进食杏仁、核桃或花生（图 2.4）具有相似的作用。

这些成分（即地中海饮食的组成部分）能显著降低餐后血脂和血糖水平[55]。

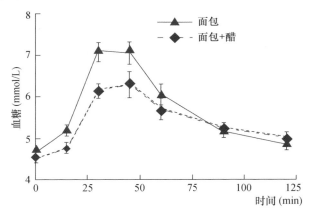

图 2.3 醋可降低餐后血糖

2 片白面包加 2 匙醋可显著降低餐后血糖的升高（Modified from *O'Keefe et al. 2008*[55]）

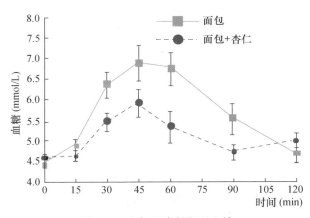

图 2.4 杏仁可降低餐后血糖

曲线下面积代表餐后血糖升高，添加 90 g 杏仁至高血糖指数饮食后血糖降低 58%（$p < 0.01$）（Modified from *O'Keefe et al. 2008*[55]）

2.2.9　血糖指数（GI）

血糖指数（glycemic index，GI）是一个经验性测量方法，主要根据进餐后 2 小时血糖升高的程度描述糖类对葡萄糖-胰岛素-体内稳态的影响。含较少精制糖类和高纤维饮食的 GI 较低。

摄入低 GI 的食品可降低餐后血糖、胰岛素水平及三酰甘油，提高总胆固醇/高密度脂蛋白胆固醇比率，同时有利于减轻体重，并可能通过这些途径对糖尿病和冠心病进展产生有利影响。这种观念可能对于Ⅲ型高脂蛋白血症者尤其有意义[61]。但尚不清楚能否将这些改善转化为有临床结果的优化。

在随机试验中，仅用热量限制不能解释低 GI 饮食没有获得改善体重减轻的结果。在某些方面，低 GI 饮食与地中海饮食具有相似的特征[43]。

2.2.10　地中海饮食

通过营养素预防心血管疾病的概念已经从关注饮食中的单个成分转移至强调一种膳食结构。自七国研究后，地中海饮食已被证实可促进长寿及心血管健康。

通常，饮食类型是生活方式的一部分，把饮食与发生心血管事件相联系时可能会存在一些偏移。地中海式的生活方式比中欧或美国式的生活方式更加轻松。

2.2.10.1　预后获益

与此同时，许多国家对地中海饮食的组成进行了分析，发现超过 50 万人的事件与之有关。地中海饮食的特点为富含大量蔬菜、豆类、水果和谷物（主要为未加工谷物），经常摄入鱼类，较少摄入乳制品，很少摄入肉类，餐中摄入适量酒精饮料（如葡萄酒），以及少量饱和脂肪酸，但摄入不饱和脂肪酸尤其橄榄油的比例较高。

在中年人群中，地中海饮食的依从性（以分数评估）与死亡率呈显著反相关的关系[75]。因为这一评分已被不同研究和不同国家广泛并反复使用且仅有少量修改，可概括为如下几点；这一评分可作为向患者建议将饮食方式改变为地中海饮食的一个清单：

传统地中海饮食包括 9 个部分，分数为从 0 分到 9 分（符合从最低量至最高量）。摄入的健康食物量等于或高于性别特异性平均值者各得 1 分，健康的 6 类食物为：脂肪酸比例、豆类、谷物、水果、蔬菜（不包括土豆）或鱼类；摄入不太健康的食物（肉类和奶制品）量低于性别特异性平均值者各得 1 分。酒精摄入量在规定范围内（女性 5～25 克/天；男性 10～50 克/天）者得 1 分。

地中海饮食评分项目：高于（高摄入）或低于（低摄入）一个根据年龄和性别校正的相应营养摄入项目得 1 分（图 2.5）。

1. 较高的单不饱和脂肪酸：饱和脂肪酸比率
2. 摄入大量豆类。
3. 摄入大量谷物。
4. 摄入大量水果和坚果。
5. 摄入大量蔬菜。
6. 摄入大量鱼类。
7. 摄入少量肉类和肉制品。
8. 摄入少量牛奶和乳制品。
9. 摄入适量酒精（男性 10～50 克/天，女性 5～25/克/天）。

如果参与者的饮食符合地中海饮食的所有特点，则其分数最高（9 分），反映与地中海饮食最高的一致性，如果不符合任一特点，则得分为 0 分，反应与地中海饮食最低的一致性或完全不一致（图 2.5）。

从地中海饮食对 2 组老年人寿命延长的影响可以观察到：

HALE 项目（HALE-Project）包括 2 339 名年龄为 70～90 岁且表面健康的男性和女性，发现坚持地中海饮食者的全因死亡率降低 23%[34]。

EPIC 研究（EPIC-Study）包括超过 74 000 名 60 岁以上入组

传统* VS 替代**	地中海饮食积分

- 9个部分，分数从0分到9分(从最低量至最高量)
- 摄入"健康"食物成分高于性别校正平均值者各得1分
  - 蔬菜（不包括土豆）
  - 水果与坚果　　水果与坚果分别放于两组对比
  - 豆类
  - 谷物　　仅全谷物制品
  - 鱼类
- 单不饱和脂肪酸：饱和脂肪酸比率
- 摄入"不健康"食物成分低于性别校正平均值者各得1分
  - 奶制品，　及除去奶制品
  - 肉类　　仅包括红肉及加工后的肉类（牛肉、猪肉、内脏、午餐肉）
  得1分：
  - 摄入酒精(女性5～25克/天；男性10～50 g/天)
  　男性及女性具有相同酒精摄入量范围（5～25克/天）

*Trichopoulou et al NE JM 2003;348:2599-2608　**Fung et al Am J Clin Nutr 2005; 82;163-173

图 2.5　传统地中海饮食积分及替代地中海饮食（灰色背景标记）积分

时无冠心病、卒中和癌症的欧洲人，研究发现随着改良的地中海饮食积分增长 2 个单位，总体死亡率显著减少 8%[76]。

一项前瞻性研究观察了超过 380 000 名美国人（年龄为 50～71 岁），发现饮食积分为 6～9 分的男性和女性与 0～3 分的入组者相比，冠心病死亡率与癌症死亡率同样降低 12%～17%，总死亡率降低 20%，该结果与地中海饮食具有良好一致性。这种相关性在吸烟者与从不吸烟者之间也具有相似性[44]。HALE 项目[34]、EPIC 研究[76]和美国研究[44]中用一种类似的地中海饮食积分进行营养评估。因此这些数据大大加强了地中海饮食对一级预防的效果。

地中海饮食带来的有益影响最近被护士健康研究证实，该研究随访了 1984 年至 2004 年超过 74 500 名年龄为 38～63 岁无心血管疾病史和糖尿病史的女性。

作者采用替代地中海饮食积分，数据来源于 1984 年至 2002 年

6 次自我报告的有效食物频率问卷。在 20 年的随访中，有 2 391 例新发冠心病病例、1 763 例新发卒中病例以及 1 077 例心血管疾病死亡病例（致命性冠心病合并卒中）。替代地中海饮食得分最高组的五分之一女性与分数最低组女性相比，冠心病风险降低 29%，卒中风险降低 13%。替代地中海饮食得分最高组的女性心血管疾病死亡率降低 39%（$p<0.000\,1$）[20]。

1999 年，法国 Lyon 心脏病饮食干预研究（Lyon-Diet-Heart research）发现严格的地中海饮食使心肌梗死患者再发心血管事件发生率降低 45%。欧洲心脏学会推荐将地中海饮食作为透壁性心肌梗死的二级预防，1 类推荐（B 级证据）[78]。

Interheart 研究（Interheart Study）对 52 个国家心肌梗死患者及对照组的膳食结构进行了分析，基本证实摄入地中海饮食中的"健康"食物与心肌梗死风险呈相反关系。研究中确定了 3 种膳食结构，称为"东方"模式、"西方"模式、谨慎模式。"东方"模式含大量豆腐、酱油和其他调料。第二种模式之所以称为"西式"是因为含大量油炸食品、咸味零食及肉类。第三种饮食模式被称为"谨慎"模式是因为强调蔬菜和水果的摄入。

作者发现摄入生蔬菜、绿叶蔬菜、煮熟的蔬菜及水果与急性心肌梗死之间呈显著负相关关系。与此相反，研究者观察到摄入油炸食品以及咸味零食与心肌梗死之间呈正相关关系（$p<0.001$）。摄入肉类与 AMI 之间的关系较弱（$p=0.08$）[26]。

2.2.10.2　地中海饮食对风险指标和危险因素的影响

地中海饮食导致心肌梗死、心血管死亡及全因死亡减少的确切机制尚不明确，但某些风险指标（如炎症指标）和明确的心血管危险因素可因地中海饮食而降低。

Estruch 等在 PREDIMED 随机对照试验（PREDIMED-trial）纳入了 772 例年龄为 55~80 岁的无症状心血管疾病高危患者，对比地中海饮食加每周 1 升橄榄油或每天 30 克坚果与低脂饮食对受试者的影响。

3 个月后与低脂饮食相比，地中海饮食使血浆葡萄糖水平、收缩压、胆固醇/高密度脂蛋白胆固醇比率降低。与低脂饮食相比，地中海饮食加橄榄油也可降低C-反应蛋白水平[14]。

同一研究评估了地中海饮食对体内脂蛋白氧化的影响。在3个月的干预后，传统地中海饮食加初榨橄榄油组显著降低了氧化低密度脂蛋白的平均水平，而加坚果组程度改变较小，即低脂饮食组无显著改变。与低脂饮食组相比，传统地中海饮食中增加原橄榄油组的氧化低密度脂蛋白水平出现显著改变。（$p=0.02$）。

与低脂饮食相比，选择地中海饮食加坚果（30 g/d）或橄榄油（135 ml/d）可使血压、空腹血糖和炎症指标在3个月内降低[17]。

2.2.10.3　地中海饮食和炎症

我们使用上述饮食评分对超过300名坚持地中海饮食的中年男性双胞胎的机体炎症反应进行评价。在饮食评分中每一个单位的绝对差异伴随着白细胞介素-6水平降低9%（95%可信区间，4.5～13.6）。白细胞介素-6是一种与动脉粥样硬化疾病进展相关的炎症标记物。

因此，全身的炎症反应减少似乎是联系地中海饮食和降低心血管风险的一个重要机制[9]。最近一项研究首次提出体内的功能性证据来支持这项假说，即胆固醇逆转运通路中的许多步骤都受到炎症反应的损害，包括最初从巨噬细胞流出到高密度脂蛋白受体功能途径，以及最后胆固醇通过肝排泄到胆汁和粪便的途径。地中海饮食的抗炎作用不仅在某种程度上对心血管有益，也可能对降低癌症发病率有益[42]。

然而，摄入大量植物性食物、鱼类和少量红肉、加工肉类不仅可使动脉系统获益，而且也可使静脉血栓栓塞事件的风险降低。在一项前瞻性研究中，随访近15 000名中年人在12年中的静脉血栓栓塞事件，该研究为社区动脉粥样硬化风险（ARIC）研究的一部分。研究参与者的基线平均年龄为54岁。研究人员用食物频率问卷评估研究开始和6年后的膳食摄入情况。根据水果、蔬菜摄入量分5个阶层评估静脉血栓栓塞的发生风险。

与第1阶层相比，第3～5阶层参与者的静脉血栓栓塞发生率显著下降 40%～50%。

第 2～5 阶层与第 1 阶层相比，每周摄入 1 次或多次鱼类与静脉血栓栓塞发生率下降 30%～45% 有关，提示存在阈值效应。摄入大量红肉及加工肉类（第 5 阶层）则使静脉血栓栓塞发生率加倍（$P=0.02$）。校正Ⅶc 因子、Ⅷc 因子和冯-维勒布兰德因子（vWF）后其危害比仅有轻度下降[71]。

2.2.10.4 地中海饮食和糖尿病

考虑到地中海饮食的组成，我们对其能预防糖尿病进展就不足为奇。最近西班牙的一项前瞻性队列研究显示，在校正性别、年龄、大学教育年限、能量摄入总量、体重指数、体力活动、久坐习惯、吸烟、糖尿病家族史和高血压个人病史等变量后，坚持地中海饮食与入组时健康受试者（大学毕业生）的糖尿病发病率有关。坚持越接近地中海饮食的受试者患糖尿病的风险越低。完全校正分析中的发病率显示，地中海饮食积分每提高 2 分，患糖尿病相对风险降低 35%，在多元分析中两者之间有显著负线性相关趋势（$p=0.04$）。与低饮食积分（0～2 分）者相比，高饮食积分（7～9 分）者的糖尿病发病率降低 80%[41]。因此，传统地中海饮食可能对抑制糖尿病有相当大的保护效应。

对心肌梗死患者的研究也得到了类似结果[48]。

意大利的一项前瞻性研究对 8 291 名新近（＜3 个月）心肌梗死患者（在入组测定时未患糖尿病）随访 3.5 年，评估新发糖尿病（新用糖尿病药物或空腹血糖≥7 mmol/L）和空腹血糖调节受损（空腹血糖≥6.1 mmol/L 且＜7 mmol/L）的发生率。地中海饮食积分根据生和熟的蔬菜、水果、鱼类和橄榄油的食用量来确定。用多元 COX 相对危险回归分析法评估人口统计学、临床和生活方式危险因素与糖尿病及空腹血糖受损发生率之间的关系。

平均随访 3.2 年（共 26 795 人-年），患者空腹血糖受损的年发生率是同年龄普通人群发病率的 15 倍，糖尿病的发病率是普通人群的 2 倍多。摄入典型的地中海食物、戒烟及预防体重增加与新发糖尿病风险降低有关。

2. 2. 10. 5　地中海饮食研究的 meta 分析

最近一项 meta 分析评价了地中海饮食模式的益处，该分析包括 514 816 名受试者，观察期间共有 33 576 例死亡。坚持地中海饮食与总体死亡率的相关性显示：地中海饮食积分每增加 2 分，全因死亡率下降 9%，心血管疾病死亡率降低 9%，癌症死亡率降低 6%。从这些研究中获得的信息提示坚持摄入完整的地中海饮食而不是仅选择地中海饮食的个别成分，对改善疾病预后有效。令人意外的是，帕金森病和阿尔兹海默病的发病率也显著下降 13%[70]。

因此，坚持地中海饮食不仅与动脉心血管疾病的死亡率显著下降有关，也与静脉血栓栓塞发生率下降有关。此外，其他未来几年威胁身体健康和生活质量的疾病（如癌症、帕金森病和阿尔兹海默病等）发生率也下降。对于这些疾病目前仍无特殊的预防策略，这使内科医生能很容易将此类型饮食推荐给心肌梗死后的心血管疾病患者：因为此种饮食的副作用是最易被接受的[43]。

2. 2. 10. 6　膳食风险积分（DRS）和急性心肌梗死（AMI）

Interheart 研究的作者利用他们的数据计算出膳食风险积分，观察到膳食风险积分与急性心肌梗死风险之间呈一种分级的正相关关系。膳食风险积分通常对冠心病有预示作用（肉类、咸味零食和油炸食品）或保护作用（水果和绿叶蔬菜，其他煮熟的蔬菜和其他生蔬菜）的食物项目构成。作者使用一种点样分数系统。与最低的四分位数相比，优势比（校正了年龄、性别和地区）的变化范围从膳食风险积分中第 2 个四分位数的 1.29 到第 4 个四分位数的 1.92。得分与 AMI 的相关性随地区的变化而变化（$p <$ 0.000 1），但是在所有地区均相似。在 Interheart 研究中，参与者该得分的人群归因百分比（The Population Attributable Ratio）为 30%（95% 可信区间，0.26～0.35）（图 2.6）。

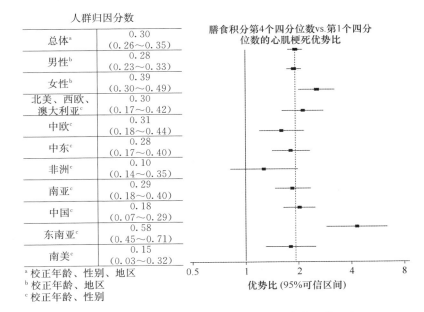

图 2.6 急性心肌梗死风险的人群归因危险度百分比和
优势比与膳食风险积分有关（Modified from *Iqbal et al. 2008*[26]）

因此，Interheart 研究（一项观察性病例对照研究）证实摄入健康（谨慎）食品和与心肌梗死风险降低有关。然而，有必要对伴有心血管疾病和不同代谢问题的患者提出特殊饮食建议，进行随机干预性研究（图 2.7~图 2.10）。

2.2.11 饮料

机体对液体的需求量根据环境和体力活动而变化。满足机体需求的首选液体类型取决于传统和环境。

2.2.11.1 摄入咖啡或茶与心血管事件

咖啡、茶和少量巧克力已经成为近一个世纪或数十年间饮用最广泛的日常饮料，但它们与冠心病风险之间的关系仅在最近几年才被证实。

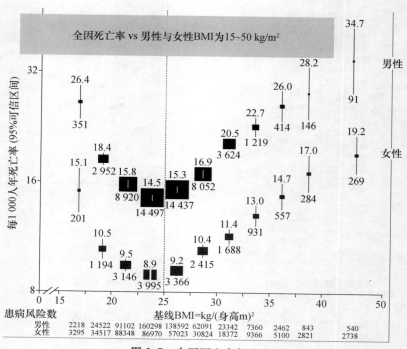

图 2.7 全因死亡率与 BMI

(Modified after *Whitlock et al. 2009*[80])

2.2.11.2 咖啡

冠状动脉疾病患者的风险增加与摄入咖啡有关，在 1989 年已经验证咖啡对胆固醇水平的影响。饮用煮沸的咖啡 9 周之后，低密度脂蛋白胆固醇水平增高 10％，而摄入过滤咖啡组与未摄入咖啡组的低密度脂蛋白胆固醇水平无差异[1]。

健康专业人员随访研究对约 42 000 名医院的男性职员（年龄为40～75 岁）随访 12 年，每 2 年收集一次咖啡饮用情况、生活方式和危险因素信息。同样在护士健康研究中对超过 84 000 名年龄为 30～55 岁的护士随访 18 年，每 2 年收集一次咖啡饮用情况信息。这两项研究中均检查糖尿病的患病率，经多元分析发现每天饮用 4～5 杯咖啡使男性和女性糖尿病患病率降低29％～30％。每天饮用超过 6 杯

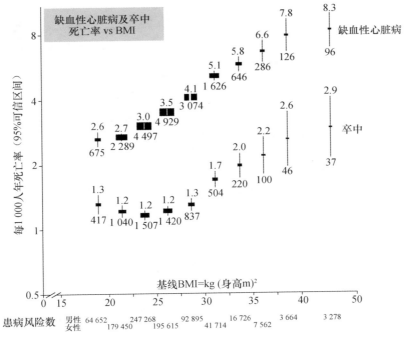

图 2.8　缺血性心脏疾病及卒中死亡率 vs BMI

（Modified after *Whitlock et al. 2009*[80]）

咖啡使男性患糖尿病的风险降低 46%，而饮用超过 5 杯咖啡并未进一步降低糖尿病女性的患病率[65]。

　　一项系统性回顾发现习惯饮用咖啡与患 2 型糖尿病风险显著降低有关，同时也观察到绝经后女性[59]、中年和年轻美国女性[77]饮用不含咖啡因咖啡后患 2 型糖尿病风险降低。因此，咖啡中除去咖啡因后的一些成分可能是糖尿病的保护因素。

　　两项观察性研究发现摄入咖啡后未使冠心病的发生风险增加。每天摄入多达 5 杯的咖啡对冠心病患者无害，并可能有益于阻止或延缓糖尿病的发生——但要注意糖和奶油！

　　对护士健康研究中超过 83 000 名妇女进行摄入各种咖啡的研究发现，饮用咖啡可降低卒中的相对风险。校正高血压、高胆固

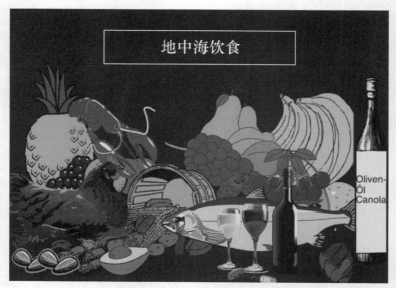

图 2.9　地中海饮食的主要构成

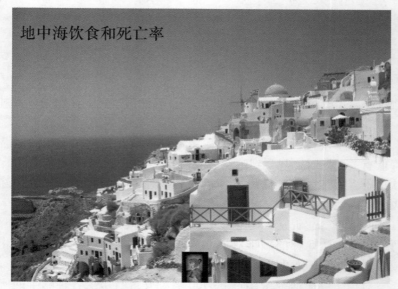

图 2.10　地中海饮食一瞥——心血管疾病发病率低的地区（Mykonos 岛）

醇血症和 2 型糖尿病因素后，对于未吸烟和既往吸烟者，每天摄入超过 4 杯咖啡组较每月少于 1 杯咖啡组的卒中相对危险性降低了 43%（$p < 0.001$），但在目前吸烟的人群中并无显著差异。同样，饮用咖啡对无高胆固醇血症（HR 为 0.77；$p < 0.003$）、无糖尿病（HR 为 0.79；$p = 0.009$）和无高血压（HR 为 0.72；$p = 0.001$）的人群也有保护效应。然而，对患有糖尿病、高血压和高胆固醇血症的女性无保护作用，这表明适量摄入咖啡的有利影响并不能超越重要危险因素的有害效应。作者也观察到适量饮用不含咖啡因的咖啡的女性卒中风险轻度降低（每天饮用 2～3 杯咖啡与每月少于 1 杯咖啡相比，HR 为 0.84，$p = 0.002$），这表明咖啡中除去咖啡因后的成分可能是其有利于降低卒中风险的原因。

2.2.11.3 茶

茶对于心血管疾病的进展一直有较好的影响。一项前瞻性研究验证了饮茶与急性心肌梗死后患者死亡率之间的关系。心肌梗死发生前 1 年饮茶与心肌梗死后死亡率降低有关[50]。

短期和长期饮用红茶可能逆转冠心病患者内皮功能障碍，这可在一定程度上解释一级和二级预防中饮茶与心血管疾病事件发生率下降之间的联系[13]。然而，同时饮用牛奶可抵消茶有利于血流介导的血管扩张这种有益效应[39]。同样，饮用绿茶与心血管疾病及各种原因导致的死亡率下降有关，但主要是因为卒中风险降低。癌症患者的死亡风险与未饮茶人群相比无显著差异[37]。饮茶常常伴有放松、从压力中解脱。Steptoe 及其同事的一项随机双盲试验报道，规律饮茶与血小板白细胞聚集减少、血小板单核细胞聚集减少以及血小板中性粒细胞聚集减少有关。他们也发现在人工测试环境下，受试者出现应激后皮质醇水平降低和较强的主观放松感觉。饮用红茶可能就是通过心理内分泌机制和炎症机制使人从压力中更好地恢复健康[72]。

总之，咖啡对冠心病风险无不利影响，并且可能降低卒中和糖尿病的发生风险，这一观点也适用于不含咖啡因的咖啡。红茶

（不含牛奶）有利于血流依赖性的血管舒张作用。饮茶与降低心肌梗死后死亡率有关，绿茶可降低卒中风险，但可能对降低冠心病风险无作用。

2.2.11.4　心肌梗死后饮酒

大量社区和临床人群的流行病学研究发现，适量饮酒与心血管疾病的发病率及死亡率风险降低有关[33]。

在横断面研究中，饮酒特别是红酒与饮用啤酒相比有更好的预后。

这种有益作用部分归因于红酒中含有多酚和低聚原花青素成分，它们对血管内皮功能有良好作用[6]。Johansen 等在一项横断面研究中考察购买葡萄酒或啤酒者的食品购买习惯。购买葡萄酒的人更常购买橄榄油和低脂牛奶制品或低脂肉类，而购买啤酒的人更青睐香肠、冷切肉和猪肉。因此，仅通过评价饮酒类型就能发现显著的社会选择偏倚[28]。

对于心肌梗死后患者，只有 ONSET、Lyon 饮食心脏研究、存活率和心室扩大试验及最近的斯德哥尔摩心脏流行病学项目（Stockholm Heart Epidemiology Program，SHEEP）前瞻性比较了饮酒类别不同的新近急性心肌梗死幸存者的死亡率。

在大多数研究中适度饮酒的有利影响都得到重现，虽然在缺乏随机对照研究的情况下未知混杂因素仍可能存在，但在很大程度上"社会选择偏倚"的可能性已被多元分析消除。在 SHEEP 研究中，饮用葡萄酒和饮用啤酒的益处并无差异，并且在少量饮酒时（每天酒精摄入量少于 5 g）益处就已出现[27]。

含少量酒精的饮料——可能是乙醇本身，有抗炎和降低纤维蛋白原的作用。干预研究已证明经过 3 周的饮食控制即女性每天饮用 3 杯啤酒或男性每天饮用 4 杯啤酒，C 反应蛋白浓度和纤维蛋白原可大幅度下降。此外，连续 4 周每天饮用 30 g 红葡萄酒可使健康成年男性 C 反应蛋白显著降低（21%）[14]。

酒精也具有增加高密度脂蛋白胆固醇浓度、增强血管内皮功能、抗氧化、促进纤维蛋白溶解作用，并且可降低血浆黏度和抑制血小板聚集。这些作用相结合，可在一定程度上解释酒精对心血管事件发病率的有利影响[33]。

医师健康研究[12]发现，一级预防中适度饮酒对缺血相关的心力衰竭发病率有益，作者认为适度饮酒可能降低发生心力衰竭的风险，这一益处可能是通过酒精对冠状动脉疾病的有益作用表现的。但研究还表明，适量饮酒不能防止非缺血性心肌病的发生。女性每天饮酒超过 2 杯[5]，男性每天饮酒超过 5 杯，心房颤动风险就会增加。每周 3～4 天，每天饮酒 1～2 杯则不会增加风险[51]。心力衰竭患者应避免饮酒，以防止心房颤动发作（也称为假日心脏综合征），且酒精性心肌病患者应戒酒以改善预后！

女性耐受较少酒精或许与少量饮酒有类似益处，可能是因为其胃内乙醇脱氢酶活性较低。女性饮酒对心脏的益处被其可增加乳腺癌风险所抵消[10]。

饮酒也会带来一些危险：男性每天饮酒超过 2 杯，其缺血性卒中发病风险可升高[49]。

尽管理论上饮酒有益，但每年德国有 40 000 人死于饮酒，2 000名儿童因酒精而导致畸形[69]。因此，尽管最近一项来自于ARIC-研究的观察发现，自中年时自发开始饮酒者很少饮酒超过推荐量，但似乎目前饮酒的建议并不合理并且可能对人体有害。那些开始适量饮酒者可获得相对短期的益处，即心血管疾病发病率降低，但 4 年后的死亡率则无区别[32]。

在具有全国代表性的 9 个美国成年人样本中，少量和适量饮酒与心血管疾病死亡率呈负相关关系，即使与终身戒酒者相比也呈相同的负相关关系。但若饮酒量超过建议量则无此益处[52]。

这项调查结果还肯定成年人持续少量饮酒的安全性，前提是他们可以适当调节饮酒量、酒精类型和饮酒时间。因此，饮酒的决定应当个性化。

2.2.11.5 软饮料

软饮料是由美国研制出来的，代表了全世界一个重要的营养问题，尤其是美国。几项研究已分析了这个问题。含糖软饮料占总摄入能量的 7.1％，代表了美国式饮食中最大的单一食物热量来源。目前儿童和青少年摄入饮料的热量甚至占总热量的10％～15％。每天多饮 1 罐或 1 杯含糖饮料，儿童肥胖的可能性增加 60％[2]。

经常饮用软饮料与超重、代谢综合征和糖尿病有关。

在美国，肥胖和 2 型糖尿病者增多与含糖软饮料摄入量增加相并行[40]。

在护士健康研究的纵向观察中，每天饮用 1 份或更多含糖软饮料及果汁的女性与每月饮用少于 1 份的女性相比，发展成为 2 型糖尿病的风险几乎为后者的 2 倍。

同样，在长达 24 年的随访中，即使考虑了其他不健康的生活方式和饮食因素，经常饮用含糖饮料（如每月 1 份和每天 2 份相比）仍然可使女性冠心病风险升高 35％（CI 为 7％～69％）。然而，添加人造甜味剂的饮料与冠心病的发生则无关系[19]。

2.3　结束语

因此，强有力的证据支持摄入蔬菜、坚果、单不饱和脂肪酸、地中海饮食具有心血管保护作用，并且后者也是一种高质量或"审慎"的饮食模式。有足够证据支持摄入鱼类、ω-3 脂肪酸、全谷物、水果、纤维和少量酒精有保护作用。

来源于地中海饮食的证据可间接证明，较低的饱和脂肪酸/单不饱和脂肪酸比率具有有益作用。

西方的饮食模式、反式脂肪酸、高血糖指数或高热量的食品（或饮料）对健康则有负面影响。

参考文献

1. Bak AA, Grobbee DE. The effect on serum cholesterol levels of coffee brewed by filtering or boiling. *N Engl J Med*. 1989;321:1432-1437.

2. Brownell KD, Frieden TR. Ounces of prevention – the public policy case for taxes on sugared beverages. *New Engl J Med.* 2009;360:1805-1808.
3. Büttner HJ, Mueller C, Gick M, et al. The impact of obesity on mortality in UA/Non-ST-segment elevation myocardial infarction. *Eur Heart J.* 2007;28(14):1694-1701.
4. Calle EE, Rodriguez C, Walker-Thurmond K, Thun MJ. Overweight, obesity, and mortality from cancer in a prospectively studied cohort of U.S. adults. *N Engl J Med.* 2003;348:1625-1638.
5. Conen D, Tedrow UB, Cook NR, Moorthy MV, Buring JE, Albert CM. Alcohol consumption and risk of incident atrial fibrillation in women. *JAMA.* 2008;300:2489-2496.
6. Corder R, Mullen W, Khan NQ, et al. Oenology: red wine procyanidins and vascular health. *Nature.* 2006;444:566.
7. Corti R, Flammer AJ, Hollenberg NK, Lüscher TF. Cocoa and Cardiovascular Health. *Circulation.* 2009;119:1433-1441.
8. Covas M-I, Nyyssönen K, Poulsen HE et al for the EUROLIVE Study Group. The effect of polyphenols in olive oil on heart disease risk factors. A randomized trial. *Ann Intern Med.* 2006;145:333-341.
9. Dai J, Miller AH, Bremner JD, et al. Adherence to the Mediterranean Diet Is Inversely Associated With Circulating Interleukin-6 Among Middle-Aged Men. A Twin Study. *Circulation.* 2008;117:169-175.
10. Di Castelnuovo A, Costanzo S, Bagnardi V, Donati MB, Iacoviello L, de Gaetano G. Alcohol dosing and total mortality in men and women. *Arch Intern Med.* 2006;166:2437-2445.
11. Digenio AG, Mancuso JP, Gerber RA, Dvorak RV. Comparison of methods for delivering a lifestyle modification program for obese patients – a randomized trial. *Ann Intern Med.* 2009;150:255-262.
12. Djoussé L, Gaziano JM. Breakfast cereals and risk of heart failure in the physicians' health study. *Arch Intern Med.* 2007;167:2080-2085.
13. Duffy SJ, Keaney JF Jr, Holbrook M, et al. Short- and long-term black tea consumption reverses endothelial dysfunction in patients with coronary artery disease. *Circulation.* 2001;104:151-156.
14. Estruch R, Martinez-Gonzalez MA, Corella D, Salas-Salvado J, Ruiz-Gutierrez V, Covas MI, Fiol M, Gomez-Gracia E, Lopez-Sabater MC, Vinyoles E, Aros F, Conde M, Lahoz C, Lapetra J, Saez G, Ros E, For the PREDIMED Study Investigators. Effects of a mediterranean-style diet on cardiovascular risk factors – a randomized trial. *Ann Intern Med.* 2006;145:1-11.
15. Ezzati M, Vander Hoorn S, Rodgers A, Lopez AD, Mathers CD, Murray CJL, The Comparative Risk Assessment Collaborating Group. Estimates of global and regional potential health gains from reducing multiple major risk factors. *Lancet.* 2003;362:271-280.
16. Farzaneh-Far R, Lin J, Epel ES, Harris WS, Blackburn EH, Whooley MA. Association of marine omega-3 fatty acid levels with telomeric aging in patients with coronary heart disease. *JAMA.* 2010;303(3):250-257.
17. Fitó M, Guxens M, Corella D, Sáez G, Estruch R, de la Torre R, Francés F, Cabezas C, del Carmen M, López-Sabater, Marrugat J, García-Arellano A, Arós F, Ruiz-Gutierrez V, Ros E, Salas-Salvadó J, Fiol M, Solá R, Covas M-I, For the PREDIMED Study Investigators. Effect of a traditional mediterranean diet on lipoprotein oxidation: a randomized controlled trial. *Arch Intern Med.* 2007;167:1195-1203.
18. Flammer AJ, Hermann F, Sudano I, et al. Dark chocolate improves coronary vasomotion and reduces platelet reactivity. *Circulation.* 2007;116:2376-2382.
19. Fung TT, Malik V, Rexrode KM, Manson JAE, Willett WC, Hu FB. Sweetened beverage consumption and risk of coronary heart disease in women. *Am J Clin Nutr.* 2009;89:1-6.
20. Fung TT, Rexrode KM, Mantzoros CS, et al. Mediterranean diet and incidence of and mortal-

ity from coronary heart disease and stroke in women. *Circulation*. 2009;119:1093-1100.

21. Gruppo Italiano per lo Studio della Sopravivenza nell'Infarto miocardico. Dietary supplementation with n-3 polyunsaturated PUFAs and vitamin E after myocardial infarction: results of the GISSI-Prevenzione trial. *Lancet*. 1999;354:447-455.

22. Hajer GR, van Haeften TW, Visseren FLJ. Adipose tissue dysfunction in obesity, diabetes, and vascular diseases. *Eur Heart J*. 2008;29:2959-2971.

23. Hammer S, Snel M, Lamb HJ, et al. Prolonged caloric restriction in obese patients with type 2 diabetes mellitus decreases myocardial triglyceride content and improves myocardial function. *JACC*. 2008;52:1006-1012.

24. Harris WS, Mozaffarian D, Rimm E, et al. Omega-6 fatty acids and risk for cardiovascular disease. a science advisory from the American Heart Association Nutrition Subcommittee of the Council on Nutrition, Physical Activity, and Metabolism; Council on Cardiovascular Nursing; and Council on Epidemiology and Prevention. *Circulation*. 2009;119:902-907.

25. Hu FB, Bronner L, Willett WC, et al. Fish and omega-3 fatty acid intake and risk of coronary heart disease in women. *JAMA*. 2002;287:1815-1821.

26. Iqbal R, Anand S, Ounpuu S, Islam S, Zhang X, Rangarajan S, Chifamba J, Al-Hinai A, Keltai M, Yusuf S, On behalf of the INTERHEART Study Investigators. Dietary patterns and the risk of acute myocardial infarction in 52 countries: results of the INTERHEART Study. *Circulation*. 2008;118:1929-1937.

27. Janszky RL, Ahnve S, Hallqvist J, Bennet AM, Mukamal KJ. Alcohol and long-term prognosis after a first acute myocardial infarction: the SHEEP study. *Eur Heart J*. 2008;29:45-53.

28. Johansen D, Friis K, Skovenborg E, Ml G. Food buying habits of people who buy wine or beer: cross sectional study. *Br Med J*. 2006;332:519-524.

29. Joshipura KJ, Hu FB, Manson JE, et al. The effect of fruit and vegetable intake on risk for coronary heart disease. *Ann Intern Med*. 2001;134:1106-1114.

30. Katan MB. Weight loss diets for prevention and treatment of obesity. *N Engl J Med*. 2009;360:923-925.

31. Khaw K-T, Bingham S, Welch A, et al. Relation between plasma ascorbic acid and mortality in men and women in EPIC-Norfolk prospective study: a prospective population study. *Lancet*. 2001;357:657-663.

32. King DE, Mainous AG, Geesey ME. Adopting moderate alcohol consumption in middle age: subsequent cardiovascular events. *Am J Med*. 2008;121:201-206.

33. Kloner RA, Rezkalla SH. To drink or not to drink? that is the question. *Circulation*. 2007;116:1306-1317.

34. Knoops KT, de Groot LC, Kromhout D, et al. Mediterranean diet, lifestyle factors, and 10-year mortality in elderly European men and women: the HALE project. *JAMA*. 2004;292:1433-1439.

35. Kris-Etherton PM, Hu FB, Ros E, Sabaté J. The role of tree nuts and peanuts in the prevention of coronary heart disease: multiple potential mechanisms. *J Nutr*. 2008;138:1746S-1751S. Supplement: 2007 Nuts and Health Symposium.

36. Kumanyika SK, Obarzanek E, Stettler N, et al. Population-based prevention of obesity: the need for comprehensive promotion of healthful eating, physical activity, and energy balance: a scientific statement from American Heart Association Council on Epidemiology and Prevention, Interdisciplinary Committee for Prevention (formerly the Expert Panel on Population and Prevention Science). *Circulation*. 2008;118:428-464.

37. Kuriyama S, Shimazu T, Ohmori K, et al. Green tea consumption and mortality due to cardiovascular disease, cancer, and all causes in Japan: the Ohsaki study. *JAMA*. 2006;296:1255-1265.

38. Lopez-Garcia E, Rodriguez-Artalejo F, Rexrode KM, Logroscino G, Hu FB, van Dam RM.

Coffee consumption and risk of stroke in women. *Circulation.* 2009;119:1116-1123.

39. Lorenz M, Jochmann N, von Krosigk A, et al. Addition of milk prevents vascular protective effects of tea. *Eur Heart J.* 2007;28:219-223.

40. Malik VS, Popkin BM, Bray GA, Despres JP, Hu FB. Sugar-sweetened beverages, obesity, type 2 diabetes mellitus, and cardiovascular disease risk. *Circulation.* 2010;121:1356-1364.

41. Martınez-Gonzalez de la Fuente-Arrillaga C, Nunez-Cordoba JM, Basterra-Gortari FM, et al. Adherence to Mediterranean diet and risk of developing diabetes: prospective cohort study. *Br Med J.* 2008;336:1348-1351.

42. McGillicuddy FC, de la Llera MM, Hinkle CC, et al. Inflammation impairs reverse cholesterol transport in vivo. *Circulation.* 2009;119:1135-1145.

43. Mente A, de Koning L, Shannon HS, Anand SS. A systematic review of the evidence supporting a causal link between dietary factors and coronary heart disease. *Arch Intern Med.* 2009;169:659-669.

44. Mitrou PN, Kipnis V, Thiébaut ACM, et al. Mediterranean dietary pattern and prediction of all-cause mortality in a US population. Results from the NIH-AARP diet and health study. *Arch Int Med.* 2007;167:2461-2468.

45. Mokdad AH, Marks JS, Stroup DF, Gerberding JL. Actual causes of death in the United States, 2000. *JAMA.* 2004;291:1238-1245.

46. Mozaffarian D, Ascherio A, Hu FB, et al. Interplay between different polyunsaturated fatty acids and risk of coronary heart disease in men. *Circulation.* 2005;111:157-164.

47. Mozaffarian D, Katan MB, Ascherio A, Stampfer MJ, Willett WC. Trans-fatty acids and cardiovascular disease. *N Engl J Med.* 2006;354:1601-1613.

48. Mozaffarian D, Marfisi R, Levantesi G, et al. Incidence of new-onset diabetes and impaired fasting glucose in patients with recent myocardial infarction and the effect of clinical and lifestyle risk factors. *Lancet.* 2007;370:667-675.

49. Mukamal KJ, Ascherio A, Mittleman MA, et al. Alcohol and Risk for Ischemic Stroke in Men: The Role of Drinking Patterns and Usual Beverage. *Ann Intern Med.* 2005;142:11-19.

50. Mukamal KJ, Maclure M, Muller JE, Sherwood JB, Mittleman MA. Tea Consumption and Mortality After Acute Myocardial Infarction. *Circulation.* 2002;105:2476-2481.

51. Mukamal KJ, Psaty BM, Rautaharju PM, et al. Alcohol consumption and risk and prognosis of atrial fibrillation among older adults: the cardiovascular health study. *Am Heart J.* 2007;153:260-266.

52. Mukamal KJ, Chen CM, Rao SR, Breslow RA. Alcohol consumption and cardiovascular mortality among U.S. adults, 1987 to 2002. *JACC.* 2010;55:1328-1335.

53. Nicholls SJ, Lundman P, Harmer JA, et al. Consumption of saturated fat impairs the anti-inflammatory properties of high-density lipoproteins and endothelial function. *JACC.* 2006;48:715-720.

54. Nöthlings U, Schulze MB, Weikert C, et al. Intake of vegetables, legumes, and fruit, and risk for all-cause, cardiovascular, and cancer mortality in a European diabetic population. *J Nutr.* 2008;138:775-781.

55. O'Keefe JH, Gheewala NM, O'Keefe JO. Dietary strategies for improving post-prandial glucose, lipids, inflammation, and cardiovascular health. *JACC.* 2008;51:249-255.

56. Oh K, Hu FB, Manson JE, Stampfer MJ, Willett WC. Dietary fat intake and risk of coronary heart disease in women: 20 years of follow-up of the Nurses' Health Study. *Am J Epidemiol.* 2005;161:672-679.

57. Okie S. New York to trans fats: you're out! *N Engl J Med.* 2007;356:2017-2021.

58. Pereira MA, O'Reilly E, Augustsson K, et al. Dietary fiber and risk of coronary heart disease: a pooled analysis of cohort studies. *Arch Intern Med.* 2004;164:370-376.

59. Pereira MA, Parker ED, Folsom AR. Coffee consumption and risk of type 2 diabetes mellitus:

an 11-year prospective study of 28 812 postmenopausal women. *Arch Intern Med.* 2006;166:1311-1316.

60. Pischon T, Boeing H, Hoffmann K, et al. General and abdominal adiposity and risk of death in Europe. *N Engl J Med.* 2008;359:2105-2120.

61. Retterstøl K, Hennig CB, Iversen PO. Improved plasma lipids and body weight in overweight/ obese patients with type III. *Clin Nutr.* 2009. doi:10.1016/j.clnu.2009.01.018.

62. Romon M, Lommez A, Tafflet M, et al. Downward trends in the prevalence of childhood overweight in the setting of 12-year school- and community-based programmes. *Public Health Nutr.* 2009;12:1305-1306.

63. Sacks FM, Bray GA, Carey VJ, et al. Comparison of weight loss diets with different compositions of fat, protein, and carbohydrates. *N Engl J Med.* 2009;360:859-873.

64. Salas-Salvado J, Fernandez-Ballart J, Ros E, et al. Effect of a Mediterranean diet supplemented with nuts on metabolic syndrome status-one-year results of the PREDIMED randomized trial. *Arch Intern Med.* 2008;168:2449-2458.

65. Salazar-Martinez E, Willett WC, Ascherio A, et al. Coffee consumption and risk for type 2 diabetes mellitus. *Ann Intern Med.* 2004;140:1-8.

66. Shai I, Schwarzfuchs D, Henkin Y, Shahar DR, Witkow S, Greenberg I, Golan R, Fraser D, Bolotin A, Vardi H, et al For the Dietary Intervention Randomized Controlled Trial (DIRECT) Group. Weight loss with a low-carbohydrate, mediterranean, or low-fat diet. *N Engl J Med.* 2008;359:229-241.

67. Shai I, Spence JD, Schwarzfuchs D, Henkin Y, Parraga G, Rudich A, Fenster A, Mallett C, Liel-Cohen N, Tirosh A, Bolotin A, Thiery J, Fiedler GM, Buher M, Stumvoll M, Stampfer MJ For the DIRECT Group. Dietary intervention to reverse carotid atherosclerosis. *Circulation.* 2010;121:1200-1208.

68. Shinmura K, Tamaki K, Saito K, Nakano Y, Tobe T, Bolli R. Cardioprotective effects of short-term caloric restriction are mediated by adiponectin via activation of AMP-activated protein kinase. *Circulation.* 2007;116:2809-2817.

69. Singer MV, Teyssen S. Alcohol associated somatic hazards. *Dtsch Ärztebl.* 2001;98:A2109-A2120.

70. Sofi F, Cesaro F, Abbate R, Gensini GF, Casini A. Adherence to Mediterranean diet and health status: meta-analysis. *Br Med J.* 2008;337:a1344.

71. Steffen LM, Folsom AR, Cushman M, et al. Greater fish, fruit, and vegetable intakes are related to lower incidence of venous thromboembolism. The longitudinal investigation of thromboembolism etiology. *Circulation.* 2007;115:188-195.

72. Steptoe A, Gibson EL, Vounonvirta R, et al. The effects of tea on psychophysiological stress responsivity and post-stress recovery: a randomized double-blind trial. *Psychopharmacology.* 2007;190:81-90.

73. Streppel MT, Ocke MC, Boshuizen HC, Kok FJ, Kromhout D. Long-term fish consumption and n-3 fatty acid intake in relation to (sudden) coronary heart disease death: the Zutphen study. *Eur Heart J.* 2008;29:2024-2030.

74. Sun Q, Ma J, Campos H, et al. A prospective study of trans fatty acids in erythrocytes and risk of coronary heart disease. *Circulation.* 2007;115:1858-1865.

75. Trichopoulou A, Costacou T, Bamia C, Trichopoulos D. Adherence to a Mediterranean diet and survival in a Greek population. *N Engl J Med.* 2003;348:2599-2608.

76. Trichopoulou A, Orfanos P, Norat T, et al. Modified Mediterranean diet and survival: EPIC-elderly prospective cohort study. *Br Med J.* 2005;330:991-997.

77. Van Dam RM, Willett WC, Manson JE, Hu FB. Coffee, caffeine, and risk of type 2 diabetes. A prospective cohort study in younger and middle-aged U.S. women. *Diab Care.* 2006;29:398-403.

78. Van de Werf F. The European Heart Journal – the challenge of the next years. *Eur Heart J.* 2003;24:28-66.
79. von Schacky C, Harris WS. Cardiovascular benefits of omega-3 fatty acids. *Cardiovasc Res.* 2007;73:310-315.
80. Whitlock G, Lewington S, Sherliker P, et al. Body-mass index and cause-specific mortality in 900 000 adults: collaborative analyses of 57 prospective studies Prospective Studies Collaboration. *Lancet.* 2009;373:1083-1096.
81. Committee WHO-Expert. Physical status: the use and interpretation of anthropometry: report of a WHO expert committee. *World Health Organ Tech Rep Ser.* 1995;854:1-452.
82. www.chocosuisse.ch facts and figures – per capita consumption of chocolate (accessed on 21.11.2010).

心脏病患者的心理护理

Paul Bennett

目前心脏康复已经广泛应用于绝大多数发生过急性心脏事件的患者。心脏康复的主要目标包括:

- 改变危险行为,例如吸烟和运动量不足;
- 帮助患者进行生量和心理两方面的调整,以适应他们所患的疾病。

人们可以通过直接或间接的方式实现这些目标。例如,他们可以参加一项运动计划,由于运动会使人们觉得能够控制自己的疾病和生活,这样既可提高心血管的健康水平,也可以减少抑郁或焦虑。同样,抑郁或焦虑状态的改变也能使患者坚持服药或运动。广义上,任何干预方法都可以被分为针对行为改变的方法和针对情绪问题的方法。解决心理问题是实现每一个目标的核心。因此,本章将介绍许多实现各个目标的心理学干预方法。这些方法不是心理学家用于少数经历严重疾病患者独特干预方法。相反,这些方法或其所依据的原则可以有效地纳入任何心脏康复计划。不过,在解决这些问题之前,本章将简要介绍急性心脏事件对人们的心理影响以及使人们愿意充分参与心脏康复计划的心理因素。

3.1 急性发作的心脏病对心理的影响

对于那些经历过明显急性胸痛或呼吸急促症状的人来说,初次冠心病(coronary heart disease,CHD)可能会引发严重的焦虑。对所有患者来说,就医经历以及得知患有心脏病都会使其产生威胁感并由此引发焦虑。对很多人而言,这标志着他(她)们从健康人转变为患者，所患疾病潜在威胁到生命。因而心肌梗死（myocardial infarction，MI）后果对心理的影响深刻而持久就不足为奇了。例如，Lane 等[18]发现，住院期间 26% 的心肌梗死患者的焦虑症状达到临床水平，出院 4 个月后出现焦虑症状的 MI 患者增加到 42%，1 年后随访时，出现焦虑症状的 MI 患者占 40%。他们还发现，抑郁症的发病率也很高，在住院期间、出院 4 个月、心肌梗死 1 年后，其抑郁症发病率分别为 31%、38% 和 37%。创伤后应激障碍（post-traumatic stress disorder，PTSD）是心肌梗死患者的另一种情绪障碍，心肌梗死 1 年后，其发病率通常为 8%～10%[5]。

　　与苦恼相关的因素可能随着时间的流逝而发生变化。住院时生存的恐惧可能占据主导地位。后来，在康复期间及康复后一段时间，其他因素会越来越重要。例如，Dickens 等[6]发现心肌梗死期间导致抑郁症状的因素包括相对年轻、女性、既往有精神疾病史以及缺乏亲密知己。其后 1 年内出现情绪障碍与心绞痛频繁发作相关。创伤后应激障碍的可预测因子很多，包括神经质、住院期间对心脏事件焦虑以及缺乏社会支持[5]。尽管出现这些危险指标，但只有当满足这些标准的人存在明显情绪沮丧时，我们才能假定其存在创伤后应激障碍。在这种情况下，重要的是应注意，心肌梗死的严重程度对心理状态的影响很小[2]。因此，我们不能假定那些心肌梗死相对较轻和医疗预后良好的患者不会出现严重的心理问题。

　　心肌梗死可能触发适当但有限的行为改变；一些改变的持续时间可能相对较短。例如，Hajek 等[9]发现，心肌梗死 6 周后，60% 吸烟者不再吸烟。心肌梗死后 1 年内，不吸烟患者的百分数降到 37%。短期内患者的饮食结构也会发生改变，但旧习惯可能会随着时间的推移而恢复。例如，Leslie 等[20]发现，在计划结束时，65% 参与者的营养计划是每天吃 5 份水果或蔬菜，1 年后这个数字下降到 31%。参加运动项目后，患者的健康水平会显著改善[12]。然而，这种转变能否持续我们还不清楚。例如，Lear 等[19]

报道心肌梗死后 1 年随访时，患者的休闲运动时间与心肌梗死之前相比变化很小。

当然，情感与行为结果并不是彼此独立的。心境可以影响行为，行为改变成功和失败也能够影响心境。抑郁和焦虑的人比很少苦恼的人更少参加心脏康复课程[17]。但矛盾的是，这些人在心肌梗死后几年内更容易联系医生、做门诊预约，并被再次收入医院治疗[38]。情绪对行为改变的影响并不大，但针对这一问题的高质量纵向研究资料还十分缺乏。Huijbrechts 等[14]报道，与很少苦恼的人比较，抑郁和焦虑患者可能更不大可能在心肌梗死后 5 个月停止吸烟。与之相似，Havik 等[11]报道那些戒烟可能性最小的患者在心肌梗死后几个月后会变得越来越沮丧。Bennett 等[4]报道，运动量与抑郁有关，但是存在抑郁症状和没有抑郁症状的患者在吸烟、饮酒量或饮食方面并没呈现差异。最后，Shemesh 等[33]发现，PTSD 症状较严重但没有抑郁症状，是不坚持服用阿司匹林显著的预测因素。

心情沮丧与功能恢复之间有强烈的联系。特别是抑郁始终与延迟或无法回到以前的工作岗位、对工作或社会满意度低密切相关。例如，Soderman 等[34]发现，抑郁意味着较低水平地恢复全职工作和减少工作时间。特别在意健康和社会支持水平较低提示会延迟返回工作岗位。文献也报道，抑郁可能在冠心病病程中具有重要作用。尽管有一些阴性结果，但大多数研究显示抑郁是初发心肌梗死和再发心肌梗死较强的独立预测因子[10]，这可能是 5-羟色胺失调的缘故。5-羟色胺失调与抑郁和血小板聚集有关，两者可能会导致血栓形成和心肌梗死的危险[35]。

最后值得一提的是，患者的配偶也会经历较高程度的沮丧，且程度经常超过患者本人。患者和其配偶的情绪状态也可相互作用。Moser 和 Dracup[25]发现，当患者配偶比患者本人更焦虑或抑郁时，其对疾病的调节更差，如果患者对疾病的焦虑或抑郁程度超过其配偶，则其对疾病的调节是最好的。与之相反，Stern 与 Pascale[36]报道，否认患有心肌梗死患者的配偶常处于极度抑郁或焦虑的危险状态，特别是当他们从事那些被认为不安全的活动（例如较重的体力活动）时。Bennett 和 Connell[3] 发现两个相反的影响患者配偶出现焦虑或抑郁的过程。配偶焦虑的主要原因是心肌梗死后患者机体的健康状况不佳和体力活动受限。与之相反，患者抑郁的最强预测因子是配偶的情绪状态、婚姻关系的质量，以及他们能否获得更广泛的社会支持。

3.2   影响患者对疾病反应的因素

一些患者能通过心理学专家的专业心理干预获益。然而，大多数患者却未曾看过心理医生。然而，心理医生的心理护理通常都要通过理解支配我们情绪和行为的心理过程来获得所需信息。对相关心理学理论进行系统评论或总结不是本部分的目的。而本部分将归纳一些重要的能够促进情绪调节和行为改变的心理因素。任何心脏康复计划无论是针对有特殊问题的患者，还是针对大多数患者，都应当考虑从这些心理因素中获益。

3.3   对疾病的信心

患者对疾病的信心会影响他（她）们对疾病的行为反应。例如，Petrie 等[30] 发现，如果患者相信疾病可治愈或得到控制，就更可能参加心脏康复计划。在 6 周内返回工作岗位就是信心的一个显著预测因子，表明他们相信疾病持续时间短且不良预后结果相对较少。最后，患者认为心脏病会带来严重后果的想法与疾病后期患者无法在住宅附近劳动、娱乐和进行社交活动密切相关。Weinman 和其他一些研究者确定了我们在思考任何疾病时都应考虑的 5 个重要方面：

● 疾病的本质：不能假定专业人士有关疾病症状的观点与患者所持的观点相同。事实上，两者可能存在明显冲突。例如，作者就见到一位患者坚信发生过 2 次心肌梗死才算是致命的。因此，他认为初次心肌梗死后不需要参加心脏康复计划：可以等到发生第二次心肌梗死时再参加。

- 疾病的原因：近来，Perkins-Porras 等[28]研究报道，心脏问题最常见的原因是应激（他们的样本中有 64%）、吸烟（56%）、高血压（55%）、偶然或运气差（49%）、遗传（49%）。这些资料是不典型的，对患者对心肌梗死的反应有很强的心理暗示作用。例如，与那些相信心肌梗死是由吸烟或高血压等可变因素导致的患者相比，相信心肌梗死是由偶然、运气差或遗传等因素造成的那些患者可能更不容易参加心脏康复计划。特别有趣的是，应激被人们肯定地认为是引起心脏病的一个主要原因。这个病因的具体含义还不清楚。它可能意味着心肌梗死的外在原因："不是因为我所做过的事情，而是因为我一直承受着压力。"这个信念会限制个人愿意在多大程度上改变自己的生活方式。对卫生专业人员而言，吸烟会导致冠心病的观点很少受到质疑。但是患者很少接受这一观点。吸烟引起肺癌的机制是显而易见的。但吸烟是如何影响那些没有与烟雾或其成分直接接触的器官的呢？

- 可能的持续时间：冠心病是一种需要进行长期管理的慢性病还是一种能通过抗血栓药或血管成形术治愈的短期病情？目前通过医疗干预可以缓解冠心病症状，这让人印象深刻，但它可能改变人们对疾病本质的认识以及他（她）们进行长期行为改变的动力。如果病情是短期的并且能够得到有效治疗，那我为什么还要进行艰难的行为改变呢？

- 无论是作为医疗干预的结果还是自我管理的结果，心脏病在多大程度上可以治愈或得到控制？这个问题与病情的持续时间相关，患者对病情可治愈或可管理的想法，对他（她）们改变行为有很大影响。很明显，那些相信行为方式改变（如戒烟、饮食更健康）能够改善病情的人比不相信这一观点的人更可能从事健康的保护性行为。深信医学治疗效果的患者可能并不太相信自我管理，他们只有在服用药物（如他汀类药物）时才会感觉舒服。

● 对人们可能的影响可依据其对工作、休闲等的影响加以衡量。一些人会认为，疾病可察觉的影响越大，人们越可能投入更多时间和精力来改善健康或做出那些艰难的行为改变。但是一些人可能被他们患有疾病的暗示压倒而无法参与康复计划，自己认为自己面临的问题非常难以解决，自己在改善病情方面几乎无能为力。

患者对他们所接受医疗的信心也可能与这方面因素有关。Horne[13]指出，我们使用药物治疗的意愿以我们对疾病和治疗所持有的信念为前提。与那些认为病情会持续较长时间、治疗可能有益的患者比较，认为病情较轻、持续时间很短、可能自愈的患者很少进行积极治疗。第二种想法涉及对服用药物成本和收益进行评估：治愈这种病情的可能性有多大？"成本"可能是多少？这里说的成本包括药物可能的副作用。在降压治疗中，我们可以找到这种思维过程的例子。因此，一般来说，患者对降压治疗的依从性并不理想：例如，Nabi等[26]发现，60％的患者完全能够坚持，36％的患者能够部分坚持，4％的患者完全不能坚持进行抗高血压治疗。这种情况至少在一定程度上可由患者对自身所患疾病的本质和对治疗的信心解释。很多人相信高血压是一种短期疾病。即使他们不这么认为，任何药物治疗带来的好处也不会立刻显现，除非能够规律地测量血压。再加上高血压药物有很多副作用，如头晕、口干、便秘、嗜睡、头痛和阳痿等，其结果是出现这样一种情况：服用降血压药的患者没有意识到必须每天坚持服药，最终导致降压治疗效果不明显，并产生一些令人不满意的副作用。难怪坚持服药的患者比例会如此低。

对疾病的信心会影响患者的心境和行为：例如，相信受损的心脏功能不可挽回或者病情不能被治愈都可能导致焦虑或抑郁。Beek[1]确认了能触发负面情绪的多种想法。灾难性想法（如"这是一场灾难，我没办法解决这个问题！"）将会导致焦虑或抑郁。

平静，更冷静的思考（"这是一个困境，但是有方法解决"）可能会产生一个较为平静的心态。灾难性想法往往在人们应激或有压力的时候涌现（想想你上次丢车钥匙的情景——你想到了什么？你感觉怎样？）如果人们在后期能够更理性、更清晰地思考，这可能就不是长期的问题。但如果他们继续持有灾难性想法，则将显著影响他们的情绪和康复。

可能影响人们参加心脏康复计划的其他类型想法如下：

- 自我效能（自信心）：个人是否可能做出任何形式的行为变化的一个重要预测因子是他们相信自己能够实现预期改变的程度。如果他们自信心较弱，就不太可能去尝试改变，即使他们认为行为改变具有潜在益处。

  —— 恐惧和威胁：由于存在威胁生命或生活等的相关疾病，许多人会变得很焦虑。对有些人来说，这可以激励他们进行适当的行为改变。但对另一些人而言，严重的威胁可能会阻碍行为变化，因为他们感觉疾病毫无治愈希望并担心改变行为并不会减少威胁。由于这个原因，"除非患者停止吸烟，否则将会再次发生心肌梗死"这样的规劝不太可能引起患者的行为改变（但可能加重焦虑程度），除非患者相信自己能够戒烟。

  —— 否认：想法太过"乐观"，甚至否认心肌梗死的事实（"现在回想起来，我认为这只是轻微的烧心症状而已"）可能会导致患者决定完全退出心脏康复计划。

3.4　改变行为的动机

一个突然发生的消极事件（如心肌梗死）可能会激发许多患者做出恰当的行为变化，但不是所有患者都会产生这些变化。但这种动机可能不会持续很久，尤其是当他们没有因行为改变而明显获益时。因此，我们不能假定所有患者都会主动做出可能改善自身健康的行为改变。

Prochaska 和 di Clemente[31] 的改变阶段模型确定了人们在思维转换时可能经历的五个阶段：

1. 沉思前阶段：他们没有考虑改变。
2. 沉思阶段：他们正在考虑改变，但是没有考虑其确切性质或实现方式。
3. 准备阶段：他们正在计划如何进行改变。
4. 改变阶段：他们正在积极进行改变。
5. 维持改变或旧习复发：他们正维持行为改变（超过 6 个月）或重新恢复旧的行为习惯。

Prochaska 和 di Clemente 注意到，使人们从一个阶段转向另一阶段的因素因人而异，并随时间改变。结果是该模型并未试图说明这些影响因素是什么，而只是明确了它们的出现。因此，由于患有心肌梗死，吸烟者可能从沉思前阶段转变为沉思阶段，在当地图书馆阅览一本关于戒烟的书后着手准备并开始戒烟，但是外出和朋友喝啤酒时抵制不住诱惑而复吸。从干预的角度看，改变阶段的方法是有用的，这种方法重点考察每个阶段需要执行的最佳干预方法是什么。这一模型最明显的含义是，如果人们处在沉思前或沉思阶段，向他们展示如何实现行为改变就没有多少意义。这些人不太可能有足够的动机尝试改变，向他们展示如何进行行为改变没有多少好处。与此形成鲜明对比的是，一个人在计划或行动（改变）阶段则可能受益于这种方法。

3.5 个人应对策略

之前已经确认我们关于疾病的想法可能会如何影响我们的行为。但是这个过程中的一个复杂情况是：我们对疾病引起的苦恼作出反应时所使用的应对策略。想象一个场景，一名既往患有心肌梗死的男性患者开始了他的心脏康复。他相信他的病可以得到控制，甚至可以治愈，同时他相信锻炼能增强心脏功能，保持身体健康。他自信他能够进行锻炼，也相信锻炼会使他受益。因此，他不仅拥有锻炼的动机，并且相信自己能够做到。这是一个预测他会参加运动的简单逻辑跳跃。但是想象一下在运动期间他经历胸闷、呼吸急促，这将使他想起自己患有心肌梗死。这种想法会使他焦虑，他会停止锻炼。尽管"症状"随后停止，但他发现运动前和运动期间出现的情绪和担心都让他感到很不舒服。现在他陷入两难的局面：对改善健康的渴望与运动导致的焦虑感。其中一个因素促使他锻炼；另一个却使他避免运动。现在想象一下，忧心忡忡的妻子对他说："不要强迫自己，如果你非要那么做，我会很担心"，一个经不住劝的人可能会选择完全停止运动。他解决自己与伴侣焦虑的方法与我们起初预测的方法截然不同。另一种选择和更积极的应对方法是让他坚持锻炼，使他确信他经历的那种感觉是正常的运动感觉，而不是急性心肌梗死的迹象，如果他继续练习，则症状不久便会减弱，他的心脏功能也会变得更强。如果他以这种方式作出反应，就更有可能继续锻炼。因此，决定我们对心肌梗死或心脏康复反应的关键问题是如何应对由疾病引起的任何焦虑或担心。这使得监测患者的任何担忧变得很重要（正如许多人所做的那样），找出其原因，（如果可能的话）尽可能减少他们继续坚持康复期间的焦虑。

3.6 改变行为

在这一部分，本章关注与患者一起有效工作的 3 条途径。它遵循改变阶段的方法，在讨论与人们更相关的干预措施之前，首先侧重于那些可能缺乏行为改变动机的个体。它侧重于如下内容：

- 动机性访谈。
- 教育方法。
- 以问题为中心的咨询。

3.7　动机性访谈

正如改变阶段模型所表明的，即使出现心肌梗死等急性事件，也不是所有人都愿意改变使疾病进展的危险行为。这类人群对卫生专业人员可能特别具有挑战性，尤其是由于这些人不可能对改变行为方式的劝告作出回应，他们也就不可能从干预策略中受益。针对这类个体，最好的办法是增加他们做出行为改变的内在动机。

通常认为最有可能实现这一目标的干预方法被称为动机性访谈[24]。该方法被设计来帮助人们探索和做出解决他们关于改变行为的任何矛盾心理。它假设当人们需要做出行为改变时，他们会同时有支持和反对行为改变的想法和态度。反对行为改变的思想占优势，或者人们会积极做出行为改变。然而，访谈的目的是引出两种想法和态度，并使其成为人们关注的焦点（也许是第一次）："我知道吸烟有害健康"、"我喜欢吸烟"等。通过拒绝一种思想并接受另外一种思想，我们认为这种方法可以将个人想法引入最后决策。这可能（或不可能）支持行为改变。如果某人决定改变行为方式，那么干预要侧重于如何实现行为改变。如果一个人尚不愿改变自身行为，那么试图说服其改变行为的价值不会太大。相反，一旦他们在后期决定改变行为，那么合适的办法是约他们在另一个时间面谈。

干预措施在设计之初基于以下 2 个关键问题：

- 你当前行为好的方面是什么？
- 你当前行为不太好的方面是什么？

第一个问题特别重要，因为它承认个人将从目前的行为中获益，这样也能减少潜在的阻力和争论。最近，Miller 和 Rollnick 建议患者可被鼓励考虑行为改变的好处，以及改变后事情可能会有怎样的不同。实现这些目标的关键策略包括以下几点：

- 使用反映式聆听的方法表达同情：这包括个人参与，试图从他们的角度看待事情，而不是一个健康专业人士的视角试图鼓励改变行为方式。这有助于形成一个患者与健康专业人员之间联盟，而不是一个潜在的博弈关系。

- 通过假设个人有责任决定是否做出行为改变避免争论：这将消除卫生专业人员积极规劝的义务。最终，由个人决定是否改变自身的行为，而不是由卫生专业人员决定。
- "带着阻力滚动"而不是正面对抗或提反对意见：这也意味着避免争论和试图直接规劝。
- 支持人们认为自己有能力进行积极行为改变的想法：如果个体因不确定能实现目标而不打算改变，那么，部分交谈内容通常侧重于寻找患者有能力改变行为的证据，并将此反馈给他们，以增强其实现行为改变的信心。

　　激励的办法非常强大，甚至当人们表现出较高的低抗情绪时。以琼斯先生为例，他发生过 2 次心肌梗死但仍然继续吸烟，他被告知如果继续吸烟，则双膝下可能会因缺血而需要进行截肢：

琼斯先生：我知道你想要我戒烟。医生们告诉我必须戒烟，但是我不打算戒烟。我知道这是你的工作，但你说服不了我！这是我的快乐，我不会放弃它。

护　　士：好吧，好吧。我不是想说服您戒烟。最终是否戒烟由您自己决定。然而，我感兴趣的是您为什么吸烟，尽管从医生那里接受了很多规劝，为什么您仍然如此坚决地反对戒烟。什么能够使你摆脱烟草的诱惑呢？

琼斯先生：噢！（看起来很惊讶，情绪有所缓和，开始以不太对抗性的方式谈论）。嗯，我已经吸了一辈子烟，自从我还是小孩的时候就开始了，真的。已经吸了那么久，戒烟真的很难。吸烟是我生活中的一部分。那真的是很重要的事情——它就是我生活中的一部分。如果不吸烟我无法生活。吸烟帮助我保持冷静，我的大多数同伴都是吸烟者，它是我社会生活的一部分。

护　　士：的确，放弃吸烟确实很难，如果不吸烟，不知道您
的生活将会怎样……

琼斯先生：这就是我吸烟的经历，真的。我曾经试图戒烟，但这真
是件很困难的事。我很快就开始复吸了，所以我很难想
象自己会真的戒烟，即使我有这个打算……

护　　士：哦，您过去曾经努力戒烟，是什么原因使您戒烟
的呢？

琼斯先生：嗯，我知道吸烟对我的心脏确实没什么好处，我吸
烟的时候喘不过气来。所以，吸烟对我的害处确实
变得很明显。是的，我的妻子一直对我抱怨。她十
分担心我的健康。但这只是戒烟的一个理由，真的
这么去做是出于另一个原因。我知道我戒不了，所
以有必要尝试吗？

请注意这一点，不是采用挑战或积极试图说服琼斯先生，谈
话已经从他不打算放弃转到感觉不能够放弃——尽管因为对抗性
的方式之前已讨论过，但是这种方法的有效性尚未清楚。所以，
护士的提议应从突出行为改变的利弊开始，并把这作为一个线索
来观察以前如何犯错误以及为什么犯错误，希望这样可能会引导
他考虑做出行为改变。

护　　士：您提到曾经试图戒烟。您是怎样开始戒烟的呢？

琼斯先生：哦，我就是自己尽力戒烟，那也许可以称之为是一
种意志力？

护　　士：效果怎样？听您的叙述，看来不是太好……

琼斯先生：是的，效果并不好。我开始感觉到难受：摇晃不稳、
汗流浃背，不得不去吸 1 支烟。而且一旦屈服，就又

> 开始复吸了。
>
> 护　　士：听起来您似乎出现了尼古丁戒断症状。您有没有使用尼古丁替代品，如 icorette（一种含烟碱的口香糖）或其他类似替代品？
>
> 琼斯先生：没有，我仅仅是独自戒烟而已。
>
> 护　　士：这可能就是为什么您会遇到困难。如果您采取措施应对戒断症状，也许您戒烟就容易得多了。
>
> 琼斯先生：哦，是吗？那么应对戒断症状的措施包括哪些内容呢？

在这里请注意护士并没有尽力劝说琼斯先生说他能戒烟，而是开始寻找证据，为以前戒烟失败找寻原因。事实上，毫无根据的一再保证并不会带来任何改变。不过，这里已经发现他以前戒烟失败的一些线索，以及如何改正这些问题以增加琼斯先生成功戒烟的可能性。而这都已经巧妙地反馈给他，他现在开始考虑戒烟了，尽管护士在谈话中并没有积极地说服他去戒烟。

3.8　教育干预

假设个体想要改变，这个问题就变成了怎样才能最好地帮助他们成功改变。在心脏康复方面最常使用的方法包括对康复的主要方面进行教育：治疗、应激、饮食等信息。教育计划通常是基于这样的假设：如果你告诉人们做什么，他们就会（合理性的人）开始这样做。然而，这种方法经常被证明不是最优的方法，现在良好的教育计划是告知人们哪些行为需要改变，以及如何进行行为改变。本书中就有一个在英国如何成功戒烟很好的例子，该方法的重点从主要关注疾病和肺部损害转移到行为改变的计划和实施策略。

在心脏康复和心绞痛管理方面实施这种方法最好的例子或许可以从 Lewin 及其同事的著作中找到[21]。心脏手册用于指导曾发生过心肌梗死的患者，该手册主要是指导患者通过循序渐进的过

程逐渐改变冠心病危险因素，包括饮食、锻炼和应激。每星期的
计划要求参与者阅读计划中的靶目标相关信息，然后设定自己能
够达到的目标：增加运动强度、改变饮食、放松等。一条重要的
干预原则能够在很大程度上促进成功，在于每一个阶段的改变是
逐渐开始和不断进步的。每一步既要有"可行性"，又要足够显
著，让使用者感觉到他们正成功实现有意义的行为改变。这两方
面内容会使他们在行为改变的能力和动机方面增强信心，以便使
他们按照行为计划不断努力。

《心脏手册》提供了一个规范化程序。这有很多好处，至少能
便于人们在各种各样的环境中有效实施该计划。它是经过精心制
订和测试数年，有效性已得到证实。但是一个更简单和更特别的
方法也可能带来好处。Petrie 及其同事研发了这样一种需要较少心
理咨询技能的方法[29]。在心肌梗死患者住院期间，他们进行访谈
以发现患者有关自身疾病的主要想法：导致心肌梗死的因素、对
生活的可能影响、疾病治愈的可能性怎样（通过药物治疗和改变
危险行为）、对疾病进展有多大控制能力，以及可能的时间界限。
在随后的访谈过程中他们纠正了那些很明显的误解。这个相对简
单方法的好处是提供了一个卫生专业人员和患者之间能够经常交
流的环节，并且在提高对更正式的心脏康复计划的理解方面是一
种有效办法。

很遗憾，作者最近参与的心脏康复网络的结论是，在心脏康
复计划中没有强有力的证据表明"哪种方法会起作用"。这可能
是目前状况的一个真实陈述。但在这种情况下，有两项研究是特
别重要的。首先，一项评价心脏手册有效性的英国研究发现它与
一个由卫生专业人员传递的"住"的计划同样有效[16]。也许结
果令人失望，因为研究表明在卫生专业人员在场的情况下似乎没
有增加获益，但是确保了心脏手册是一种被广泛使用的方法。其
次，一项相对较早的研究也许并不著名，但同样重要。澳大利
亚一项由 Oldenburg 等完成的研究[27]比较了一个说教式的教育
项目和一个提供相同信息但加入小组讨论的项目。在小组讨论

中，参与者考虑如何在自己的生活中贯彻项目所建议的行为改变。在几乎每一个所采用的多重结果措施中，后一种方法被证明在项目完成后长达 1 年的时间里依然很优越。

在这种情况下同样值得注意的是一组对简单干预进行评估的研究，这些评估涉及"执行意图"通常指的是什么。这些干预使用较少的学术用语，仅是要求那些被建议进行行为改变的参与者考虑在什么时候，通过什么方式来实现所要求的改变。这种方法在促进简单的一次性行为方面（如进行宫颈筛查）非常有效[32]。更让人印象深刻的是，在肥胖患者减轻体重方面，这种方法也是很有效的[22]，这是非常难取得的结果。总之，一系列研究表明，旨在促进行为改变的信息不仅要告诉人们相关信息，还应该鼓励他们思考所给信息与其自身的相关性如何，以及怎样才能实现所讨论的任何行为改变。

3.9 解决问题的方法

上述方法施行起来可能相对简单，而且对很多参加心脏康复的人具有潜在益处。但是在我们复杂的生活环境中进行行为改变（如吸烟、运动或选择食物）可能是很难的。我们通常知道应该做些什么，但却无法将想法付诸行动。在本章前面的部分中，我们考察了一种能够促进将行为改变的意图付诸行动的方法，使人们开始计划和思考如何才能实现理想的行为改变。但是约 5 min 的这种计划可能不足以使一些人改变行为。一个更复杂的诸如 Egan 所建立的咨询过程对于这些人可能有好处[7]。当一个人想改变行为但内心还在纠结时，最好使用这种方法。

这种方法所依据的原理是，卫生专业人员的作用不在于提供忠告或解决人们所遭遇的问题。相反，其作用在于促使人们自己找到解决自身问题的方法。但有时抑制自己提供解决方案的欲望是很难的。然而，它会产生两个重要的结果。首先，它可防止卫生专业人员提供错误的建议（在我们没有真正了解个人背景的情况下，很容易给出错误的建议）。其次，通过帮助个人解决他们自身的问题可提高他们解决问题的能力，以便在将来遇到类似的问题时可以鼓励他们有效解决问题。

侧重于问题咨询服务的 Egan 模式包括三个阶段，通过这三个阶段，阻碍行为改变的因素能够被识别和纠正：

- 对问题的探索和解释。
- 设定目标。
- 促进行动。

下面的章节将对 Egan 方法的一些主要工作方式予以简要介绍。

3.9.1 对问题的探索和解释

Egan 提供了一种通用的咨询服务模式。在这一模式中，他假定许多参加咨询的人正经历说不清楚的不安或沮丧，但是还没有找到引起沮丧的明确原因。因此，咨询服务的第一阶段是确定所有引起问题或困难的确切原因。也就是说，从模糊的没有解决的问题到更清晰的明确定义有可能解决的问题。关于心脏康复，目标可能包括确定应该从事哪些新的行为和（或）识别哪些因素阻碍其做出行为改变。对每一个需要考虑的具体因素进行了详细分析。"我发现健康饮食真的很难"可以转化为"我总是下班太晚而不能做饭，所以我需要叫外卖"或"我家里没有进行健康烹调的调味品"或"我似乎总是煮一些其他家庭成员不喜欢吃的东西"。后面每一个问题的定义更严密，因此与前面模糊的陈述相比，这些问题更容易解决。

这个阶段的目标是要准确地解释个人所面临的到底是什么问题，并确定这些问题的细节。这需要一定程度的努力和意愿来寻找那些可能不会即刻明确的问题和疑问（见琼斯先生的例子）。但是如果没有明确具体问题，就不能正确地应用解决问题的方案。

获得这类信息最明显的方式是直接提问，通常采用开放式而不是封闭式问题。Egan 也建议使用提示和试探的口吻（"告诉我有关……""描述……"）。鼓励探索问题的进一步方法是使用 Egan 称之为"情感反馈"的方法："因此，当您努力健康地烹饪时，让所有家庭成员都满意是很难的……"他认为这是一个非常有效地获取信息的方式，他甚至建议在直接提问后应用情感反馈，而不是立即开始进一步直接提问。

3.9.2　设定目标

一旦特定的问题得到确认，有些人可能就会觉得能够应付它们而不需要再做进一步适当的改变。在决定他们想要改变什么以及如何进行改变的过程中，其他人可能需要给予进一步的支持。这一过程的第一阶段是帮助他们决定他们想要达到的目标，并使他们将目标具体化，而不是笼统地说（例如，"我想要更放松些"对比"我将每天花 20 min 练习瑜伽"，诸如此类）。在这一阶段值得一提的是，人们不知道如何实现自己的目标，而是仅仅确定了想达到的目标是什么。

如果最终目标太难而无法一步实现，我们就应该鼓励其确定实现最终目标的次级目标。与追求难以实现的长期目标相比，适度实现短期目标更有可能激励人们进一步改变行为。1 周内减少 1 kg 体重比在不明确的时间内减少 15 kg 体重的目标更容易实现。所设定的目标必须了解个人的资源，目标即使不是最优，但也总比不改变好。对一段时间没有锻炼的人来说，最初设定每周 2～3 次，每次只花10 min 步行的目标就足够了。

在这个阶段末期，卫生专业人员应该了解个人想要设定的目标，并邀请他们考虑目标中的哪一个是他们可能想要最先实现的。图 3.1 和图 3.2 显示了心脏手册如何鼓励患者设定适当的目标并对这些目标的实现过程进行监测。

你能够运动多长时间？

阅读适合你的方框内容

少于 5 分钟

问你自己是否会尽力尝试。

如果是，那你就处于这一阶段。不同的人以不同的速度康复，这取决于年龄、在心脏病发作之前，他们是否健康、他们住院多长时间等。

超过 5 分钟

现在是确定你每天练习，延长行走路程的时间。

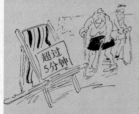

在简单阶段确定是很重要的。

选择一个要去的地方，你知道如何轻松管理。这是你的目标。可能是公园、路的尽头或更远。记住你也将不得不往返旅行。不要选择你认为能走的最远距离。重点是发现你能轻易管理什么，并且确定一个距离，使你能更努力。记住这个标志—锻炼应该使你呼吸加快，感觉更温暖。在一个平坦的地方开始行走是一个好主意。如果你住在山区，就想办法让某人带你到平坦的地方。

下一页的图表可用于记录你的步行情况。与运动一样，标出你认为的难易程度。如果连续 2 天选择"相当容易"，你就应当选择一个新的距离，使其程度介于"相当容易"与"相当难"之间。坚持这一目标直至其变得"相当容易"。然后选择下一个目标，依次类推。

尽量每天步行 1 次，并坚持每天进行 2 次其他运动。

15 分钟或更长

如果你正确地坚持执行这一计划，就不应该锻炼这么长时间。你是否确定已经熟读说明书？你推动自己很艰难吗？急于恢复不会有助于你的康复。

当然，在心脏病发作之前，你可能一直很安静，发现这个计划太慢，如果是这样，与促进者或医生讨论你感觉怎样。

坚持每天 2 次的家中锻炼是一个好主意。在这一阶段我们不建议你参加步行以外的任何活动。记住填好记录表，经常检查你没有超负荷工作。

图 3.1 你能够运动多长时间？

《心脏手册》鼓励患者设定合适的目标

步行记录表

当你的家庭锻炼时间每阶段均超过5分钟时，选择你的步行目标。当那变得容易时，选择另一个目标。

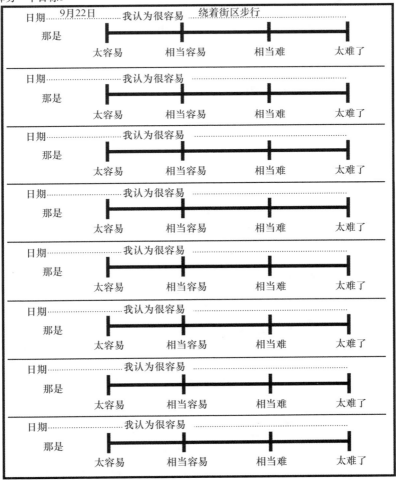

图3.2 步行记录表

心脏手册鼓励患者记录他们的进展，完成是容易还是困难

3.9.3 促进行动

　　一旦目标确立，在实现这些目标时有些人可能就不需要进一步的支持。而其他人可能仍然不能计划如何实现自己已经确立的任何目标。因此，最后阶段包括实现已确立目标的计划方法。它可以帮助你在行为改变的初始阶段朝相对容易的目标努力，当人们在获得改变行为的技能和信心时，再开始尝试进行更难改变的目标。例如，可以鼓励一个患者尝试戒烟，而不是在饮食方面作小的调整。但是如果他们还没有准备好尝试这样的改变，那么鼓励他们尝试这种改变可能会产生反作用。

　　这个阶段无疑包含了卫生专业人员和患者之间的讨论。但其他策略可能也是有益的。Egan 鼓励的一种方法是运用"发表创造性意见"：在没有自我删改的情况下，列出所有可能的解决方案（"不，我不会这么做……"）。一旦列出可能的问题解决方案，就可以对这些可能性进行筛选，从而找到一个解决特定问题的最佳策略了。表 3.1 中的个案研究提供了一个侧重问题的咨询示例，以及对问题进行恰当的评估是怎样确保改变的试图能够成功。

表 3.1 T 女士：侧重问题咨询的个案

　　T 女士在相对较年轻就发生心肌梗死后，被查出体型肥胖、血清胆固醇水平升高。在咨询营养师之后，她同意接下来的几个月里每星期减重 2 磅。她接受了一份介绍有关脂肪和各种食物热卡含量信息的清单，这份清单描述了许多"健康"的食谱。在后期随访中，她的胆固醇水平和体重并没有改变。于是营养师改变了策略，开始研究 T 女士为什么没有应用提供给她的建议。T 女士解释说她知道哪些食物是"健康"的，哪些是"不健康"的。事实上，她之前确实进行了节食，但没有取得多大成效。其后，他们开始探索为什么会出现这种情况。这时候，关键的问题开始显现。T 先生支持太太减重，并准备改变自己的饮食来帮她减重。然而，她的两个儿子从酒吧回家时，喝得酩酊大醉，经常在深夜要求吃薯片和汉堡包，其结果，T 女士经常要在深夜开始做饭，一边做饭，一边吃点高热卡的食物。要是没有这种情况，她这一整天的节食会很成功。这产生了两个后果。首先，她增加了热卡摄入量。其次，她经常小题大做（"我已经吃多了，今天我就不减肥了"），并饱餐一顿。这也削弱了她第二天节食的动力。

续表

> 在确定这一具体问题后，T女士设立了一个目标：深夜不再给儿子们做饭。她决定，如果儿子们想吃饭，就由他们自己做。目标确立后，T女士有点担心，自己不给儿子们做饭他们会作何反应。于是，她和咨询师商量用什么方法告诉他们，并坚持自己的决定。最后，她决定在接下来1周内告诉他们，她要解释自己为什么不能在深夜煮东西给他们吃。她甚至排练了自己要说的话。她确实这样做了，当她停止给他们做饭时，真的产生了一些效果，她的体重开始减轻。
>
> 如果没有其他的事，这个场景就显示对阻止改变的因素做出含糊假设所带来的危险（在这种情况下，营养学家认为是由于人们缺乏关于食品健康方面的知识）。花时间对个人所经历问题的原因进行评估是十分值得的，它确保其后干预所针对的是恰当的问题。

3.10　促进情绪调节

3.10.1　减少苦恼

　　为减少苦恼，了解形成苦恼经历的因素就显得非常重要。因此，本部分在概述许多经常使用的减少苦恼的策略之前，先简要回顾一下简单的应激模型。我们将应激视为一种消极的情感和心理状态，这种状态来自于我们对发生在身边的事情的负面想法。也就是说，应激可以被看做是一个过程，而不是一个结果。缓解应激的方法基于一些原则，这些原则假定：我们对事件本质、而非对事件本身的想法决定了我们的心情；苦恼或其他负面情绪是"错误"或"非理性"思考的结果（见图3.3）。也就是说，他们认为压力源于对周围事件的误解或夸大事件消极方面而没有看到事情积极方面的内心想法。

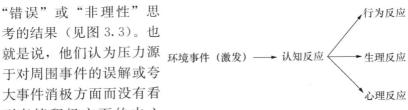

图3.3　一个基本的应激认知行为模式

　　Beck 将这种导致负面情绪的想法视为自动消极假设。这些想法作为人们对特定情境的第一反应，自动出现在人的脑海中，事实上它们没有任何逻辑或依据。尽管如此，它们仍然具有高度自动性，这意味着它们没有受到任何质疑就被认为是真实的。产生应激的那些想法驱动了一系列进一步的反应，包括交感神经系统唤醒增加（例如在愤怒或焦虑的情况下），以及出现或多或少有助于解决个人所面临问题的行为。与所有这些过程有关的是人们的情感经历，这可能是愤怒、焦虑或其他负性情感。当然，这并不一定是线性过程，例如，抑郁想法所导致的高水平唤醒或行动脱离可以反馈到负的下行周期（见图 3.4）。

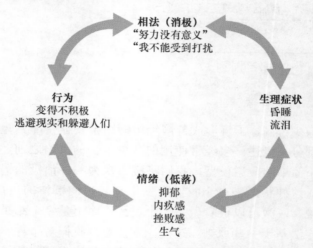

图 3.4　应激过程的每个要素可组合为消极反馈环路。

　　Beck 确定了许多导致消极情绪的想法类型，包括：

● 灾难性想法：考虑一个事件是完全消极的，并且可能是灾难性的："就是因为它，我患上了心脏病。我将会失去我的工作，我不可能挣不到足够的钱来支付抵押贷款。"
● 过度概括：基于单一事件就得出一般性（负面的）结论："就是它，疼痛使我去不了电影院，连这种事我都做不了。"

- 武断推理：没有足够的证据就下结论："我就知道，疼痛意味着我有严重的健康问题。"
- 选择性抽象：侧重于从背景中选取一个（负面的）细节："好吧，我知道我能出去，但我必须服 1 片治疗心绞痛的药，而且我知道将来我就出不去了。"

3.10.2 应激管理培训

这一应激模型建议，为了缓解个体压力，可以改变一系列因素，包括：

- 触发应激反应的环境事件。
- 在回应事件时产生的不当行为、生理或认知反应。

大多数应激管理计划侧重于改变人们对发生在其周围或自身事件的反应。许多人仅仅是教大家放松，以最大限度地降低与应激相关的高水平机制。更复杂的干预措施试图改变参与者对这些事件的认知（情感方面的）反应。很少有针对最先引起应激反应的因素。这可以被认为是一种严重的局限——减轻应激最有效的方法是事先防止其发生。

3.10.3 改变触发因素

这是一个应激管理培训中经常被忽视的部分，也许是因为没有标准化的干预手段供应用。每个人应激的触发因素并不相同，因此设计用来减少应激发生频率的任何策略也将会不同。改变它们的方法包括：首先确认增加个体应激的情境，然后改变其本质或者减少其发生频率。例如在开车上班过程中减少个体应激水平的一个简单策略可能是比以往出发得早一些，以减轻行程中的压力感。通过使用以问题为中心的 Egan 方法，关注与应激有关的具体问题，能够最有效地识别应激的触发因素以及减少应激的方法。

3.10.4 放松训练

教授放松技巧的目的是使个体在日常生活中和处于特定应激时尽可能恰当地放松。这与沉思等程序相反，后者通常是提供一段"休息时间"。除对身体有益处外，有效使用放松技巧还能使实际或预期的对应激反应的控制增加。尽管作用相对较弱，但放松可使人们冷静并进行建设性思考，这表明不同应激要素之间可以相互作用。通过如下三个阶段可使放松技巧掌握得最好：

1. 学习基本的放松技巧。
2. 监测日常生活中的紧张感。
3. 在应激时使用放松技巧。

第一阶段包括学会在理想条件下放松，即在一个安静的房间里有一把舒适的椅子。最理想的情况是，一名训练有素的医生应该讲授深度放松的过程。该放松过程可在家中持续练习，通常使用录音讲解。规律练习一段日子（有时是几周）在这一阶段很重要。技能需要很好地练习并使之相对熟练，然后才能在"真实生活"环境中得到有效的使用。

最常用的放松过程是基于 Jacobson 的深度肌肉放松技巧。这包括以一定顺序交替紧张和放松全身的肌群。随着时间的推移，练习的重点要转向放松那些以前没有紧张的肌肉，或者在其他肌群紧张期间放松特定的肌群，以模仿在"真实情况"下放松肌肉。肌群放松的顺序可以不同，但典型的练习可能包括以下阶段（括号中描述了肌肉紧张的过程）：

- 手和前臂（做握拳动作）。
- 上臂（用手指触摸肩部）。
- 肩部和下颈部（耸肩）。
- 颈背（用颏部触碰胸部）。
- 嘴唇（将嘴唇抿在一起）。
- 额（做皱眉动作）。

- 腹部或胸部（做深呼吸动作）。
- 腹部（做腹肌紧张动作）。
- 腿部和足部（足跟分离，足尖指向头部：不抬腿）。

练习放松技巧的同时，人们可开始监测机体全天的紧张水平。最初，这作为一个学习过程，可帮助他们确定特定时期的紧张程度以及触发过度紧张的因素。这个过程还可能有助于确定未来可能触发应激的因素，并提供放松程序在何时特别有用的线索。这经常包括使用"紧张日记"，其中个人以某种形式的数值范围（0＝不紧张，100＝可能最高的紧张水平）记录一天中规律时间段或特定应激时的紧张水平。作为认知或行为干预的前奏，这种日记在此时也可以关注想法、情绪或行为经历。图 3.5 提供了一个典型的应激日志摘录，摘录中测量了患者遭遇的应激峰值。当他们开始使用额外策略对抗应激时，他们可以增加使用放松技巧后的紧张水平一栏，以及他们用以应对应激的想法等。

时间	场景	紧张度	行为	想法
8：32	开车去上班——迟到！	62	紧张——握紧方向盘；伤害其他司机；诅咒交通灯	又迟到了!! ……老板一定会注意到……快点……我全天都没来！为什么这些红色交通灯要那么长时间才变绿？
10：00	锻炼期间无法呼吸	100	心情烦躁；给家里打电话说认为自己心脏病发作了	哦，不……我心脏病又发作了……我要死了吗？我的胸口像上次一样疼……

图 3.5 一份记录应激触发因素、紧张度、相关行为和想法的应激日志摘录

学习放松技巧与监测紧张度一段时间后，患者开始将放松融入他们的日常生活。在这一阶段，放松包括在日常活动时将紧张降低到适当的水平。最初这可能包括在压力相对较低时尽可能保持放松。这样在压力逐渐增加时，人们就能越来越熟练地使用放松技巧。这些时候，放松的目标不是逃避产生应激的原因，而是在处理特定应激源时尽可能保持放松。一个替代策略是在全天中固定的时间段进行放松（如喝咖啡休息时间）。

3.10.5　认知干预

　　改变认知经常使用两种策略。最简单的策略被称为自我教育训练，这是由 Meichenbaum 发明的[23]。该方法包括打断产生应激的想法，并以预先排练好的应激想法——"积极的自我交谈"来替换。它们一般属于这两类中的一种。第一种是提醒使用个人已经学会的应激处理策略（"你到这儿来弯弯腰，别紧张，放轻松一点，记住要放松、深呼吸、放松你的肌肉"）。自我教育的第二种形式是安慰，提醒个体他们以前就能有效地处理沮丧情绪，现在也能处理得很好（"加油，你以前处理过这种问题，你现在应该还能够应付它，保持冷静，事情不会失控"）。要保证这些与个体相关，在应激时有助于唤起这些想法，Meichenbaum 建议在应激事件发生之前，特别是处理思想法时应该尽可能预先排演——无论是在治疗期间或预期应激可能出现的几分钟前。至少，这种想法打断了应激想法；至多，他们积极地降低了人们的应激水平。

　　认知重组是一种更复杂的干预措施，它包括首先识别，然后质疑产生应激的想法是否准确。它要求个人将应激想法看作假设而非事实，并且毫无偏见地评估其有效性。为了教授这一技能，治疗师通常使用被称为"苏格拉底方法"或"引导发现"的过程[1]，在这个过程中，患者确认了许多种想法，然后在卫生专业人员指导下质疑这种想法是否准确。注意，这里的关键问题是卫生专业人员没有试图说服个人，使他们认识到自己是错误的；相反，他们的询问路线是引导个人质疑他们自己的想法。当然，苏格拉底式的对话也可以在其他场合应用。例如，看看下面的对话，汤姆是怎么夸大他心肌梗死的消极后果的？护士如何鼓励他从其他角度看待这种情况：

　　汤　姆：噢，是这样。我得了心脏病……我知道我会失去工作……我会遭受经济损失。我也可以预测，我们将不得不

　　　　卖掉房子或者至少是卖掉汽车……

护　士：确实有很多让您担心的事情……告诉我，您为什么认
　　　　为自己会失去工作？

汤　姆：嗯，患心脏病是个坏消息，不是吗？大多数患有心脏
　　　　病的人必须停止工作，难道不是吗？

护　士：有些人确实必须停止工作，但是大多数人能够重返工
　　　　作。心脏病发作并没有使你残废和停止工作……但是
　　　　大多数人能够回到与心脏病发作之前相同或相似的生
　　　　活中……您做什么工作？

汤　姆：我是一家大型销售公司的经理。

护　士：哦，您的工作对身体素质的要求不高……心脏负担不
　　　　会很大。所以，从体力恢复的角度看，返回工作岗位
　　　　不会很难。

汤　姆：不，我不这样想……

护　士：我想知道……您一定知道在您的同行中很多人都患过
　　　　重病。公司如何对待他们？他们必须离开公司吗？

汤　姆：在一定程度上，要真那样就太疯狂了。如果他们是优
　　　　秀员工，还能工作，公司就会让他们继续工作。

护　士：至少根据您的了解，即使员工生病了，公司也会继续
　　　　留他们。

汤　姆：这么说公司真的不必和我过不去？

护　士：也许不会……

汤　姆：所以，事情可能没那么坏。哇，想通以后我觉得好
　　　　多了……

　　在这种情况下，汤姆被鼓励重新考虑公司对他疾病反应的假
设，而不是简单认为它们真会发生。需要注意的是，护士没有尝
试直接安慰他，而是给了他一些相关信息，然后鼓励他寻找证据
来质疑自己错误的假设——一个更有效的程序。在一个更为正式

的认知行为干预中，卫生专业人员可能会讨论个体做出的任何不适当假设，并教授他们如何在现实生活中质疑它们。通过询问下面的关键问题，他们可以质疑自己的应激假设：

- 有什么证据支持或否定我的假设？
- 还有考虑这种状况的其他方法吗？
- 我考虑问题的方式错了吗？

在治疗期间，一旦人们开始参与这个过程，就可以鼓励他们在日常生活中经历应激时使用苏格拉底方法。

3.10.6　沉思

将沉思放在本章的认知策略部分似乎有些奇怪，但沉思确实是一种认知过程。沉思的最基本含义是指对某些"思考与认知对象"集中注意力的状态。沉思有两种大家熟知的状态。抽象沉思（Transcendental Meditation，TM）是由 Maharishi Mahesh Yogi 引入西方的。每天进行 2 次典型的沉思练习，包括在 20 min 左右重复一个咒语之前的较短时间内安静地休息一会儿。第二种沉思形式越来越受欢迎，被称之为注意力[15]。基于佛教教义，该技巧教授人们停留在"这一刻"（无论是在沉思或简单从事日常工作）。它包括对现在的意识和注意，而不把重点放在担心自己的未来或过去。思想被视为潜在的真理而不是现实的真理（如前面章节中的认知模型）。注意力训练的技巧就是要了解人们可能拥有的任何想法或担忧，但是要摆脱它们，并关注此时此地人们经历的其他因素。医生经常使用报警钟或者红色交通灯来触发这个过程，即使它是一个简单的程序，如连续呼吸 3 次。当人们难以建立规律的沉思练习时，这种方法特别有用。

3.11　一些结论性的思考

所有心脏病患者均可受益于高质量的心理护理。它不仅仅是有严重心理问题的人的特权。这样的护理不必很复杂。相反，它包括：首先明确个体的需求；其次，调整任何干预措施以适应他们。考虑到可能的行为变化，有三个关键的问题需要解决。患者意识到改变的需要了吗？他们积极改变自身行为吗？他们有能力这样做吗？这些问题的答案可能导向：一个教育计划（带有内置的简单规划程序）、某种形式的动机性干预和（或）一个基于标准程序的更复杂的行为改变计划，如《心脏手册》或使用更具个性化的以问题为中心的咨询方法。图 3.6 提供的简单流程图概述了具有不同信心和动力水平的患者可遵循的潜在通路。在忙碌、可能超负荷和心脏康复背景下，这些目标可能有些理想化而难以实现。然而，它可为这种背景下需要作出的决策提供基础。

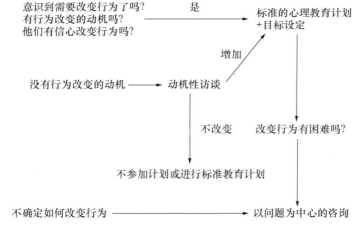

图 3.6 知识、动机和改变能力的自信心水平不同患者的可选路径流程图

在情绪问题方面，问题就变成：这是对所接受的专业治疗（由精神科医师或心理学家提供）正当性的严重情绪反应？抑或是对能通过简单应激管理技巧加以管理的应激事件的正常反应？这个决定可辅以使用简单筛选问卷，如医院焦虑和抑郁评分[39]或一般健康问卷[8]，这个问卷分别提供了具有临床意义的焦虑、抑郁、或苦恼的临界分数。但在使用这些工具时，需要观察一些注意事项。首先，因为随着时间的推移苦恼的程度变化很大：许多人在

康复计划开始一段时间后变得不那么紧张，有些人也许由于遇到了意想不到的问题而变得更紧张。其次，判断需要参考个人需求，这些需求基于个人信息并且需要征得其同意，而不是简单地基于调查问卷数据。

致谢   感谢《心脏手册》—NHS Lothian 允许本章复制相关内容。

参考文献

1. Beck AT. *Cognitive Therapy and the Emotional Disorders*. New York: Penguin; 1991.
2. Bennett P. Coronary heart disease: impact. In: Ayers S et al., eds. *Cambridge Handbook of Psychology, Health and Medicine*. 2nd ed. Cambridge: Cambridge University Press; 2007.
3. Bennett P, Connell H. Dyadic responses to myocardial infarction. *Psychol Health Med*. 1999;4:45-55.
4. Bennett P, Mayfield T, Norman P, Lowe R, Morgan M. Affective and social cognitive predictors of behavioural change following myocardial infarction. *Br J Health Psychol*. 1999;4:247-256.
5. Bennett P, Owen R, Koutsakis S, Bisson J. Personality, social context, and cognitive predictors of post-traumatic stress disorder in myocardial infarction patients. *Psychol Health*. 2002;17:489-500.
6. Dickens CM, Percival C, McGowan L, et al. The risk factors for depression in first myocardial infarction patients. *Psychol Med*. 2004;34:1083-92.
7. Egan G. *The skilled helper: models, skills, and methods for effective helping*. Monterey: Brooks Cole; 1998.
8. Goldberg DP, Hillier VF. A scaled version of the general health questionnaire. *Psychol Med*. 1979;9:139-45.
9. Hajek P, Taylor TZ, Mills P. Brief intervention during hospital admission to help patients to give up smoking after myocardial infarction and bypass surgery: randomised controlled trial. *Br Med J*. 2002;324:87-9.
10. Halaris A. Comorbidity between depression and cardiovascular disease. *Int Angiol*. 2009;28:92-9.
11. Havik OE, Maeland JG. Verbal denial and outcome in myocardial infarction patients. *J Psychosom Res*. 1988;32:145-157.
12. Hevey D, Brown A, Cahill A, Newton H, Kierns M, Horgan JH. Four-week multidisciplinary cardiac rehabilitation produces similar improvements in exercise capacity and quality of life to a 10-week program. *J Cardiopulm Rehabil*. 2003;23:17-21.
13. Horne R. Representations of medication and treatment: advances in theory and measurement. In: Petrie KJ, Weinman J, eds. *Perceptions of health and illness*. Chur: Harwood; 1997.
14. Huijbrechts IP, Duivenvoorden HJ, Deckers JW. Modification of smoking habits five months after myocardial infarction: relationship with personality characteristics. *J Psychosom Res*. 1996;40:369-78.
15. Kabat-Zinn J. *Full Catastrophe Living: How to Cope with Stress, Pain and Illness Using Mindfulness Meditation*. London: Piatkus Books; 2001.
16. Lacey EA, Musgrave RJ, Freeman JV, Tod AM, Scott P. Psychological morbidity after myo-

cardial infarction in an area of deprivation in the UK: evaluation of a self-help package. *Eur J Cardiovasc Nurs*. 2004;3:219-24.

17. Lane D, Carroll D, Ring C, Beevers DG, Lip GY. Predictors of attendance at cardiac rehabilitation after myocardial infarction. *J Psychosom Res*. 2001;51:497-501.

18. Lane D, Carroll D, Ring C, Beevers DG, Lip GY. The prevalence and persistence of depression and anxiety following myocardial infarction. *Br J Health Psychol*. 2002;7:11-21.

19. Lear SA, Ignaszewski A, Linden W, et al. The Extensive Lifestyle Management Intervention (ELMI) following cardiac rehabilitation trial. *Eur Heart J*. 2003;24:1920-7.

20. Leslie WS, Hankey CR, Matthews D, Currall JE, Lean ME. A transferable programme of nutritional counselling for rehabilitation following myocardial infarction: a randomised controlled study. *Eur J Clin Nutr*. 2004;58:778-86.

21. Lewin B, Robertson IH, Irving JB, Campbell M. Effects of self-help post-myocardial-infarction rehabilitation on psychological adjustment and use of health services. *Lancet*. 1992;339:1036-1040.

22. Luszczynska A, Sobczyk A, Abraham C. Planning to lose weight: randomized controlled trial of an implementation intention prompt to enhance weight reduction among overweight and obese women. *Health Psychol*. 2007;26:507-12.

23. Meichenbaum D. *Stress Inoculation Training*. New York: Pergamon; 1985.

24. Miller W, Rollnick S. *Motivational Interviewing: Preparing People to Change Addictive Behaviour*. New York: Guilford; 2002.

25. Moser DK, Dracup K. Role of spousal anxiety and depression in patients' psychosocial recovery after a cardiac event. *Psychosom Med*. 2004;66:527-32.

26. Nabi H, Vahtera J, Singh-Manoux A, et al. Do psychological attributes matter for adherence to antihypertensive medication? The Finnish Public Sector Cohort Study. *J Hypertens*. 2008;26:2236-43.

27. Oldenburg B, Allam R, Fastier G. The role of behavioral and educational interventions in the secondary prevention of heart disease. *Clinical and Abnormal Psychology*. 1989;27:429-438.

28. Perkins-Porras L, Whitehead DL, Strike PC, Steptoe A. Causal beliefs, cardiac denial and pre-hospital delays following the onset of acute coronary syndromes. *J Behav Med*. 2008;31:498-505.

29. Petrie KJ, Cameron LD, Ellis CJ, Buick D, Weinman J. Changing illness perceptions after myocardial infarction: an early intervention randomized controlled trial. *Psychosom Med*. 2002;64:580-6.

30. Petrie KJ, Weinman J, Sharpe N, Buckley J. Role of patients' view of their illness in predicting return to work and functioning after myocardial infarction: longitudinal study. *Br Med J*. 1996;312:1191-4.

31. Prochaska JO, di Clemente CC. Towards a comprehensive model of change. In: Houston BK, Heather N, eds. *Treating Addictive Behaviors: Processes of Change*. New York: Plenum; 1986.

32. Sheeran P, Orbell S. Using implementation intentions to increase attendance for cervical cancer screening. *Health Psychol*. 2000;19(2):83-9.

33. Shemesh E, Yehuda R, Milo O, et al. Posttraumatic stress, nonadherence, and adverse outcome in survivors of a myocardial infarction. *Psychosom Med*. 2004;66:521-6.

34. Soderman E, Lisspers J, Sundin O. Depression as a predictor of return to work in patients with coronary artery disease. *Soc Sci Med*. 2003;56:193-202.

35. Steptoe A. *Depression and Physical Illness*. Cambridge: Cambridge University Press; 2006.

36. Stern MJ, Pascale L. Psychosocial adaption postmyocardial infarction: the spouses' dilemma. *J Psychosom Res*. 1979;23:83-7.

37. Stewart M, Davidson K, Meade D, Hirth A, Makrides L. Myocardial infarction: survivors'
    and spouses' stress, coping, and support. *J Adv Nurs*. 2000;31:1351-60.
38. Strik JJ, Lousberg R, Cheriex EC, Honig A. One year cumulative incidence of depression
    following myocardial infarction and impact on cardiac outcome. *J Psychosom Res*. 2004;56:
    59-66.
39. Zigmond AS, Snaith RP. The Hospital Anxiety and Depression Scale. *Acta Psychiatr Scand*.
    1983;67:361-370.

第 2 部分

特定患者的心脏康复

心脏康复中的运动训练　　4

Birna Bjarnason-Wehrens and Martin Halle

体力活动咨询、个体化运动方案以及监测下的运动训练是综合性心脏康复计划的重要组成部分，占所有心脏康复计划的30％～50％（最高达＞70％）。运动训练适用于心脏康复的第Ⅱ、第Ⅲ阶段，主要针对的人群是急性冠状动脉综合征后、经皮冠状动脉介入治疗后、心脏外科手术后（包括心脏旁路移植手术、心脏瓣膜手术、心脏移植）以及慢性心力衰竭患者。

大量meta分析及循证医学数据证实，运动训练干预使冠状动脉疾病患者的总体死亡率下降27％，（风险下降0.73；置信区间为0.54～0.98），心血管疾病死亡率下降31％（风险下降0.87；置信区间为0.71～1.05）[1-2]（图4.1）。然而，目前的流行病学研究尚不能够提供充分证据证实非致死性心脏病及心脏性猝死与以运动训练为基础的康复治疗之间的关系[1-3]。

4.1　术语定义

体力活动被定义为，任何由肌肉收缩引起基础代谢率以外能量消耗的身体运动[4]。运动或运动训练被定义为有计划、有组织、可重复的以提高体能水平为目的的体力活动[4]。体能包括一系列与完成体力活动相关的方面：心血管耐量、肌力、身体组成成分、灵活性和协调性[4-5]。心肺耐量是指最大心肺运动能力。心肺耐量代表着机体的肺与心脏从空气中携带氧气并将氧气转运到肌细胞的能力，而这部分氧气则用于线粒体供能（ATP酶）。评价心肺耐量的金标准是检测最大摄氧量（VO_{2peak}），主要是通过在自行车或跑步机的测力计上完成最大运动耐量试验来进行评估的。最大运

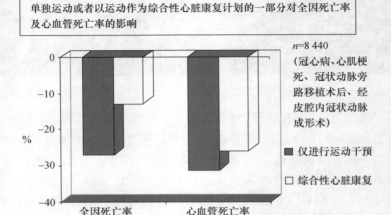

图 4.1　单独运动或者以运动作为综合性心脏康复计划的一部分
对全因死亡率及心血管死亡率的影响（根据 Jolliffe 等人的研究[1]）

动能力指的是一个人在运动耐量试验中所能承受的最大运动量，
且在此过程中不出现病态症状和（或）医学体征[6]。运动耐量指
的是在不出现病态症状和（或）医学体征的前提下能承受的最大
运动量[7]。对于一个健康人来说，上述两个概念可以互换，但对
于一名患者来说，二者定义的范围有本质上的不同[6]。制订体力
活动或运动的运动量时，首先要了解体力活动时运动动量与运动
动强度之间的关系。运动量指的是总的能量消耗，而运动动强度
反映的是体力活动时能量消耗的速度。绝对强度反映的是进行运
动时能量消耗的速率，通常用代谢当量（METs）来表示。1 个代
谢当量相当于坐位时消耗的能量或氧耗量，相当于每千克体重每
分钟消耗 3.5 ml 氧。代谢当量小时是用运动强度乘以运动时间得
出的[4]。相对强度指的是在运动中有氧代谢能力利用百分比。相
对强度用占最大心率或者最大摄氧量的百分数来表示。在此基础
上，如果运动的相对强度小于最大摄氧量的 40%，则为低强度；
相对强度为最大摄氧量的 40%～60%，为中等强度；相对强度大于最大摄氧量的 60%，为高强度[4]。在评估运动强度时，要把个人因素考虑进去。例如以每小时 4.8 km 的速度快步行走时，其绝对强度为 4 METs。对于一个年轻的健康成人来说，这个运动的相对强度为低强度，但对于一位 80 岁的老年人来说，这项运动为高强度。

运动疗法"必须在医生的指导及处方下进行，由治疗师制订运动的计划及运动量，内科医师负责共同监督，由患者独立或在一个小组里完成"[8]。运动疗法"是一种以治疗措施为基础的运动方式，其目的是通过适当的运动治疗来改善受损的生理、心理以及社会功能，提高自愈能力、再生恢复能力、防止二次损伤的能力，并鼓励健康导向的行为方式。运动疗法基于生物学原理，特别是生理学、医学、教育心理学以及社会治疗方面，并试图构造持久的健康状态"[8]。

4.2 运动训练干预的目的

心脏康复中以运动为基础的训练干预的主要目的是延缓疾病的进展以及改善疾病的预后。这主要对冠心病及其相关不良事件（急性冠状动脉综合征、猝死、缺血性心力衰竭）、非缺血性慢性心力衰竭的患者有很好的疗效[4,9-12]。运动训练的第二个主要目的是提高无症状的运动耐量以及整体的生活质量[4,10-12]，此外还包括克服因缺乏运动（特别是慢性心力衰竭以及开放式心脏手术后的患者）引起的心血管及肌肉骨骼系统的限制性，提高运动性、独立性、心理愉悦感、重返社会和工作岗位，改善心血管危险因素，从而减少未来家庭-病房护理的需求。为达到这些目标，全面个体化的体力活动咨询以及督导下的运动训练尤为重要[4,9-10,12-15]。

个人目标的制订应当基于患者心脏病的诊断、运动能力、潜在的限制运动的合并症、年龄、性别、运动经验、患者的动机、个人的运动目标以及偏好（表 4.1）。

表 4.1　个体化处方及监督下心脏康复运动训练中的躯体、心理社会学
以及教育学目标（根据 Bjarnason-Wehrens 修订[16]）

躯体目标
- 积极改善疾病的进展及预后
- 克服因缺乏运动引起的心血管及肌肉骨骼系统的限制
- 提高无症状的运动耐量
  - —提高心肺运动耐量
  - —改善协调性、柔韧性及肌细胞长度
- 积极控制心血管危险因素

心理社会学目标
- 增强机体的感知能力，特别是患者在进行运动训练过程中对应激的感知
  的能力
- 减轻患者在运动训练过程中对超负荷的焦虑状态
- 增强患者对其个体化运动耐量的实际判断能力
- 促进全方位的健康
- 改善社会心理健康以及应对疾病的能力
- 提高适应社会的能力
- 提高独立的水平
- 改善生活质量

教育学目标
- 强化常规体力活动及运动训练对自身影响及益处的知识
- 提高患者在体力活动或运动训练中自我控制及适度调整的实践能力
- 提高长期改变生活方式的依从性
- 营造坚持积极运动的生活方式

4.3　如何建立心脏康复中的运动训练计划

　　心脏康复中的运动训练需要在有经验的运动治疗师（或者理疗师）的医学监测下进行。在心脏急性事件发生后的最初阶段，运动计划应当在严密的医学监测下开始实施。监测内容包括体格检查，在运动起始、运动过程中及运动结束阶段监测心率和血压[10,12]。一项严密的监督包括记录个体的应答及耐受性、临床稳定性，迅速识

别预示需要调整或终止运动计划的各种征象。对于易发生心血管事件〔严重的冠心病、心力衰竭心功能分级为 NYHA Ⅲ级、室性心律失常、植入心脏除颤仪（ICD）、心脏移植〕的高危人群需要长期监测。对于这类患者，建议住院行心脏康复治疗[10]。

　　心脏康复中的运动训练需要在详细的临床评估后制订个体化方案，临床评估包括危险分层；症状限制的运动试验（在自行车或跑步机上完成）；可能限制运动的合并症；患者的机体功能情况〔特别是在小组中机体功能减退可能性较大者，如老年患者、女性和（或）心力衰竭患者〕；患者的行为特征（运动及锻炼经验、体力活动水平、改变行为的主观意愿、自信、增加体力活动的障碍、做出积极改变的社会支持情况）；患者的个人目标和运动喜好。对患者所患疾病的种类及严重程度同样需要重视，如患者的年龄及性别等个人特征[10,12]（图 4.2）。

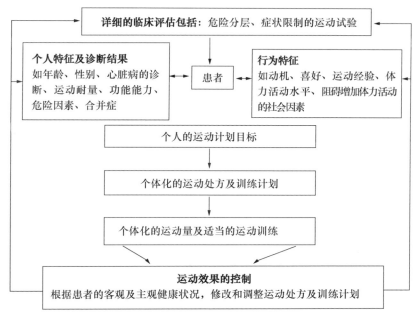

图 4.2　如何建立一个运动量个体化、运动训练适度的心脏康复计划

　　心脏康复中的运动训练应当以有氧耐力训练为主。在此基础上增加更多的内容，如阻抗练习、体操运动（包括协调性、灵活性及力量的锻炼），以及感知能力方面的训练等。

　　在进行详细的临床评估后，每位患者能够得到一份个体化的运动训练建议，包括以下内容[12]：

● 运动训练的目标（例如提高运动能力、增加肌肉强度）。

● 运动训练的模式（例如有氧耐力训练、适度的阻抗训练）。

● 运动训练的内容，根据喜好的运动种类（例如：自行车测力计、跑步机、步行、北欧竞走、应用承重仪器或弹力带进行阻抗训练）。

● 运动训练的方法（持久性锻炼、间断性锻炼等）。

● 运动训练的强度（例如单次可重复的极限运动可达到最大心率的百分比和最大摄氧量的百分比）。

● 运动训练的持续时间［个体化训练单元的持续时间（如30～60 min）以及监督下训练计划的持续时间（如3～6个月）］。

● 运动训练的频率（如每周3～7个训练单元）。

　　运动训练的持续时间、强度及频率需要从较低水平开始逐渐增加。对于长期缺乏运动的患者，在实施运动训练期间对其各个器官、系统适应训练阶段的变化进行及时了解是十分重要的。心血管系统及肌肉系统在运动后能够迅速适应，而骨骼、肌腱、韧带以及关节适应的速度则较慢。最初设定的目标应当首先以增加训练的持续时间频率为主[10]。如果能够较好地适应，则再增加运动强度。

　　运动训练需要设定三个阶段：初级阶段、提高阶段及维持阶段（图4.3）。

　　初级阶段的目的是让患者做好运动训练的准备，确定患者在较低运动训练强度时的个人反应及耐受性水平。在这个阶段，还要提高协调性及灵活性，增强患者对运动强度的感知能力。对于那些缺乏运动的人和老年人群，要给予特殊关注。在初级阶段，

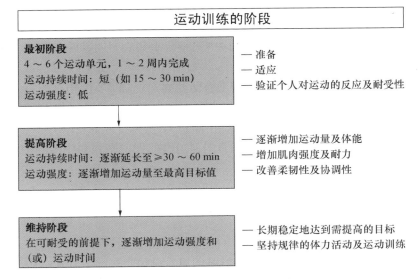

图 4.3 心脏康复中运动训练的步骤

运动强度应保持在一个较低的水平。根据患者的临床表现，运动的持续时间可以延长（例如从 15 min 延长到 30 min）。这个阶段运动持续时间的长短取决于患者的临床表现及运动耐量，但是在前 1~2 周内每周不能超过 4~6 个运动单元。

运动训练的提高阶段，旨在逐渐增加运动耐量及体能的其他内容，例如协调性、灵活性、肌力以及耐受力。在这个阶段，根据患者的运动处方及运动目标，逐渐增加患者的运动强度。同样，每个运动单元的运动时间可延长至 30~60 min 甚至更长，也可将运动频率增加至每天 1 次。然而，这同样要视患者的客观病情及主观健康状态而定。

维持阶段以稳定及维持各方面的改善水平为主要目的，并且尽量延长维持时间。在可耐受的前提下，可以逐渐增加运动强度、运动持续时间及运动频率。在这个阶段需要特别关注的是患者的积极性以及指导其维持及强化现有体力活动及运动训练水平。在此阶段还应当教会患者如何在体力活动和（或）运动训练时自我控制及适当处理问题的实践技能。详细说明常规体力活动及运动训练对身心健康的影响及益处有助于帮助其改善对积极运动的生活方式的依从性。

总体来说，在心脏康复过程中，个人的运动训练计划必须个体化，且须在健康状况、服用药物、住院治疗或合并疾病改变后重新进行评估。

4.4　体力活动的建议——采取积极体力活动生活方式的动机

长期进行规律的体力活动和运动训练对健康有多种益处。因此，促进患者采取积极的生活方式以及开始长期规律的运动训练是心脏康复计划的主要目标。调查表明，对于患者而言，由主治医师提供的全面信息及鼓励是实现这种行为变化最有效的手段[17]。康复过程中，在医生的鼓励下，通过个人以及团体辅导，所要达到的目标可顺利实现并得到强化。因此，医生很有必要强调久坐的生活方式是心脏病的一个独立危险因素，而增加体力活动可使健康获益。然而，要知道，只告诉患者实现健康获益是远远不够的。在康复治疗过程中，患者对于体力活动和运动训练的观念、态度以及健康评估都会对治疗产生一定影响。患者在进行心脏康复治疗的运动训练时，最好将这种训练当成一项简单的任务，即与幸福、快乐以及社会交际有关的能够应对的活动。从长远看，若医疗福利能够支持个人，患者就能够将体力活动与运动训练融入自己的生活。这种为了健康而运动的动机通常只能维持几个月[18]。将患者次要动机（为了健康进行运动训练）转变为主要动机（例如，我喜欢运动训练，训练让我快乐、幸福以及能结交朋友）是很重要的，否则患者将在短时间内恢复不活动的生活状态。

在心脏康复计划中，患者应得到个体化的体力活动及运动训练的建议及指导，并且应当在监测下将这些建议和指导付诸实践。这些个体化的建议应当考虑到患者的年龄、性别、既往生活习惯、合并症、喜好以及目标。此外，还应考虑患者的意愿、自信及积极的社会支持、参加独立活动的潜在障碍。如果有条件，应该推荐患者参加长期维持项目，例如心脏组织。

4.5　认知训练、自身意识及自我控制的实践技能

在经历急性心脏事件（急性冠状动脉综合征、PCI 或心脏手术）后，大多数患者不知道该进行哪种体力活动，特别是他们能够耐受的活动量和活动的种类。正是这种不确定的心理与患心脏病的经历共同导致患者回避任何身体劳损，培养了不愿运动的习惯。其他患者宁愿经历可能与超负荷运动同样危险的心脏事件。在运动训练过程中，患者应该知道自己运动的耐力限度及运动极限。其目的是帮助患者对自身现况有一个正确的评价，接受运动耐量下降这一现实。运动训练是改善患者自我意识和感受的最佳手段。患者在运动训练期间主观和客观症状的经历应当用于帮助患者辨认这类症状以及帮助患者评估与所完成负荷的联系。所以，改善患者自我意识和感受应当成为每项运动训练的一部分，解释运动的步骤及其对患者身体有利和可能不利的影响。通过运动训练，患者应当学会感知和观察自身的局部和全身反应（例如加快的心率和呼吸、肌力水平、主观的幸福感）以及学会将其与客观的运动水平相联系。通过逐渐增加运动强度，患者应当认识到自己运动耐量极限。运动治疗学家应当与患者交流，要求患者留意运动时出现主观及客观症状时的感觉。这些自我控制的实践技能是患者进行体力活动安全而有效的基本手段。这种启蒙教育将减少患者的焦虑情绪，并能改善其在工作、娱乐及日常生活中的体力（图 4.4）。

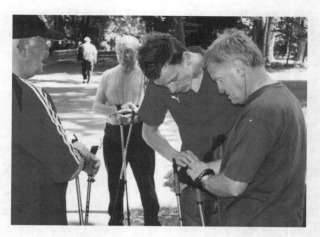

图 4.4 患者应当学会感知和观察自己的局部和全身反应，如加快的心率

4.6 有氧耐力训练

氧耗量（VO$_{2peak}$）是一种评估心肺运动试验的手段，是冠心病及慢性心力衰竭患者疾病预后最有力的预测指标[19-24]（图 4.5）。氧耗量每减少 1.0 ml/（kg·min），心血管死亡率降低 9％～10％[19-20]。系统地采取有氧耐力运动计划能够提高运动能力及无症状运动的耐受力[11,25-29]。据报道，心血管患者的运动能力可增加11％～36％[11,26,29]，这取决于患者的运动耐量、临床状态、及运动训练的强度和量[11,30-31]。已证实久坐的未经训练及身体虚弱的患者都从中获得了最大的收益[11,30-31]。另外，长期规律的有氧耐力训练的确对众所周知的心血管危险因素（如高血压、糖尿病、血脂异常、腹型肥胖）也有改善[32-42]（图 4.6）。

4.7 运动方案与个人运动强度的定义

基于详细的包括症状限制性运动试验在内的临床评估及危险分层，能够保证有氧耐力训练以安全、有效的方式进行[1-2,29]。

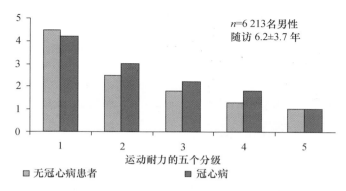

图 4.5 根据运动耐量的五个分级，冠心病与无冠心病受试者的相对死亡风险（根据 Myers 等的研究[24]）

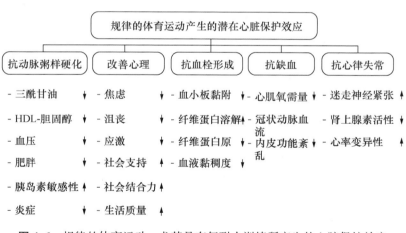

图 4.6 规律的体育运动，尤其是有氧耐力训练所产生的心脏保护效应

　　除了能够达到的最大运动能力，患者的运动方案中还包括患者在不出现任何不适情况下所能承受的运动强度（运动耐量）的定义和考虑。

　　有氧耐力训练的绝对禁忌证总结见表 4.2[12]。

表 4.2   有氧耐力训练的禁忌证[12]

- 急性冠状动脉综合征（ACS）
- 恶性高血压，尽管通过严格的抗高血压药物治疗，但在运动训练过程中收缩压＞190 mmHg
- 运动过程中收缩压下降≥20 mmHg，特别是冠状动脉性心脏病患者
- 严重的二尖瓣关闭不全，具体来说是运动时出现二尖瓣反流
- 心力衰竭 NYHA Ⅳ级
- 引起症状或血流动力学障碍的室上性及室性心律失常，持续性的室性心动过速
- 继发于左心功能不全的频繁室性期前收缩、非持续性室性心动过速或更具体地说是心肌梗死之后由运动引起的或运动恢复过程中发生的频繁室性期前收缩或非持续性室性心动过速
- 没有根据 4.1.3 进行危险分层的心血管疾病以及没有根据临床预后指南推荐进行治疗的心血管疾病（例如，服用 β 受体阻滞剂的冠心病患者及服用 ACEI 药物的心力衰竭患者）或尤其是需要血流动力学控制的疾病（例如，需要采用最大量的药物治疗的严重高血压患者）。对于存在恶性心律失常而有运动训练禁忌证的患者，可以推荐他们在抗心律失常治疗后进行训练（例如，植入 ICD 的患者或药物治疗有效的患者）

4.7.1   怎样定义运动强度

训练强度应当根据自行车测力计（包括心电图及血压监护仪）运动负荷试验结果来设定和调控。训练强度应当涉及最大心率、以瓦特为单位的最大运动负荷、可能的缺血阈值，以及运动中的血压反应。这些数据将作为决定个人训练负荷及训练心率的基础。若在运动负荷试验中出现心脏病并发症和（或）症状，那么应当采用全面的心血管检查及更加个体化的治疗。如果尽最大努力治疗但并发症与症状仍持续存在，将运动负荷维持在一个能够不引发症状及缺血事件的水平就显得十分重要。通常建议训练强度应当设定在缺血阈值以下[9-11]。

在心脏康复治疗中，心率作为一个客观又易测量的参数常用于调控运动负荷。最大心率（HRmax）是进行递增的运动耐量试验时由于主观上的精疲力竭或达到客观指标而终止运动之前所达到的最

高心率。训练心率可以用最大心率的百分数来表示[6]。在心脏康复中，建议训练心率为最大心率的 60％～75％。要知道，在实际药物治疗中，只有反映运动负荷试验的心率才能作为制订运动方案的参考。特别是应用 β 受体阻滞剂的患者（图 4.7）。

患者：老年男性，52岁，既往有急性冠状动脉综合征及PCI 史
药物：β受体阻滞剂、他汀类及ASS

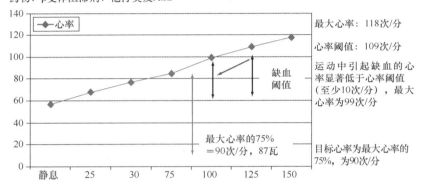

图 4.7　心脏康复治疗中运动训练的目标心率及运动负荷的设定

训练心率可以用 Karvonen 公式计算得出，心率储备同样可用此公式计算获得。心率储备不同于最大心率及静止心率，是由最大运动负荷试验决定的（图 4.8）。对于心脏病患者，推荐训练心率为心率储备的 40％～60％。心率储备的测量尤其适用于变时功能不全的患者。训练心率应当设定为明显低于缺血心率阈值（如一般低 10 次/分）。

最大运动能力以瓦特为测量单位，其作为可靠的可重复的参数用来调控在自行车测力计上进行的运动训练[9]。在心脏康复中，建议运动强度是症状限制性运动中最大负荷量的 40％～60％（若耐受，则为最大负荷量的 70％～80％）。对于运动耐受力极低，心率储备极低及负荷运动情况下窦房结不能增加起搏的窦房结功能障碍患者（包括变时能力差的患者、心房颤动患者、起搏器植入术后患者、心脏移植术后患者），应当根据运动负荷及 Borg 量表调整训练强度。

Borg 量表（自感用力度分级，RPE）是个人用来主观评价 6 至

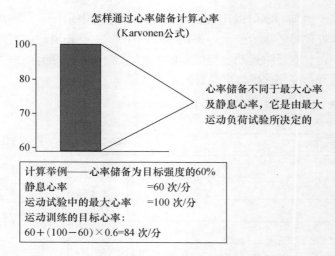

图 4.8 用 Karvonen 公式来确定心脏康复治疗中运动训练的目标心率

20 不同级别运动强度感受的指标[43] （图 4.9）。然而，只根据 Borg 量表来调整训练负荷是不恰当的，因为从患者角度来看，它包含了太多影响因素（例如不熟悉的方法、较弱的身体意识、过于积极的态度及来自同辈的压力)[44]。Borg 量表一方面可用来作为其他训练调整方案的补充，另一方面能够促进培养运动负荷的自我感知能力。目标值设在 Borg 量表的 11～14 级相当于轻度至中度运动强度。

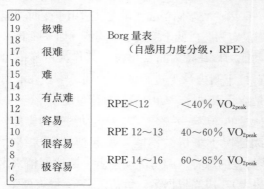

图 4.9 Borg 量表——自感用力度分级（RPE）

运动负荷试验过程中所达到的最大氧耗量（VO_{2peak}）及无氧阈值（VO_2-AT）是调整训练时训练负荷的参数[45]。后者也可以通过次级量运动试验决定，不受个人动机水平的影响[46]。若用心肺运动试验来决定有氧训练的强度，那么目标值应设为最大氧耗量的40%～70%（若耐受则为最大氧耗量的80%），且应接近个体的无氧阈值（图4.10）。

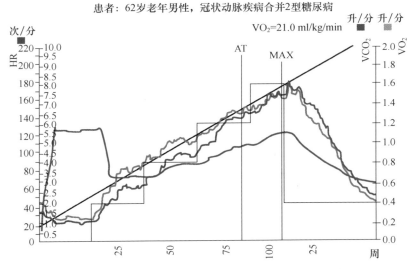

图 4.10　一位冠状动脉疾病合并 2 型糖尿病的 62 岁男性患者的典型心肺运动训练试验结果

4.7.2　有氧耐力训练的持续时间和频率

长期规律的有氧耐力训练才能使健康获益并且维持下去。有氧耐力训练应该每次大于 30 min，每周 3～5 次，最好每天都进行，即每周总的训练时间≥150 min（或者每周 2.5 h）。每周理想的训练时间应该为 3～4 h。在训练计划期间，对于没有经过训练的人来说，开始的有氧耐力训练阶段每次持续时间应为5～10 min，然后逐渐增加到≥30 min。像在平坦路面步行这样的低强度体力活动，能够也应该每天都进行（最好每天多于 1 次）[10,12]。

4.7.3　如何进行有氧运动训练

在心脏康复训练中，提高有氧耐力最常见的训练方式就是在一辆自行车或是跑步机上的测力计训练。其他常见的有氧运动有散步、北欧行走、骑自行车、慢跑，如果能够耐受的话，还可以游泳。心脏康复中选择恰当训练方式的关键因素在于能规律地服药、调控及逐渐增加适当的运动强度，能够监测关键参数（即心电图、心率、血压）是很有必要的。

选择训练方式时，个体一般特征（如年龄、性别、运动经验、运动耐受性和伴随疾病）、喜好和动机同样需要考虑。对于超重和肥胖个体，应该选择非承重耐受训练模式（也就是脚踏车、自行车测力计训练和游泳）。如果没有先前存在的联合问题，也可以考虑步行和北欧行走。

4.7.4　在自行车测力计上的有氧耐力训练

在心脏康复的第 Ⅱ 阶段，自行车测力计上的有氧耐力训练被视为标准方案。这项训练形式的优势在于它与承重无关，运动负荷能够不依赖于患者的体重而很好地得到测量。此外，运动过程中即使有最小幅度的机体运动，血压和心电图也能得到高质量的监测。这项运动可以在站立或者仰卧姿势下进行，特殊的设备能够满足患者特殊的需求，如极其肥胖的个体、有危险的老年患者、有卒中史的患者（图 4.11）。计算机控制的自行车测力计训练和监测系统专门为心脏康复而设计。自行车测力计训练可以应用于群体训练，也可以应用于个体。这项训练应该在一个有电力刹车的自行车测力计上进行，每周 3~5 次。如果可能，心脏康复应该每天都进行此项训练。

耐力训练（即 10~30 min）是提高有氧耐力最有效的方法。自行车测力计上的每个训练单元应该分为 4 个阶段（表 4.3 和图 4.12）。表 4.4 列出了心脏康复中有氧耐力训练实施的推荐。

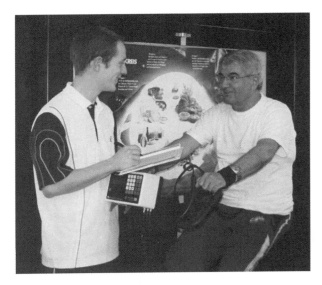

图 4.11　在自行车测力计上监督运动训练

表 4.3　在自行车测力计上的有氧耐力训练。一次运动的组成：

阶段 I （准备活动阶段 I）运动强度： 运动持续时间：	＜靶运动强度的 50% ＞2 min
阶段 II （准备活动阶段 II）运动强度： 运动持续时间：	以 1～10 瓦特/分的标准逐渐增加运动强度（取决于患者的运动耐量）直至达到靶运动强度 5～10 min
阶段 III （运动阶段）运动强度： 运动持续时间：	100% 的靶运动强度和或 100% 的靶运动心率 ＞5 min 并逐渐延长到 20～30 min（直到 45～60 min）
阶段 IV （整理活动阶段）：	3 min 内逐渐降低运动负荷至 0 瓦特

　　间断训练同样被证实有益，尤其对于运动能力显著降低（如严重慢性心力衰竭）的患者，大多数应用于心脏康复的间断训练模式的特点是短期（20～30 s）高强度运动与一个长期最小负荷的恢

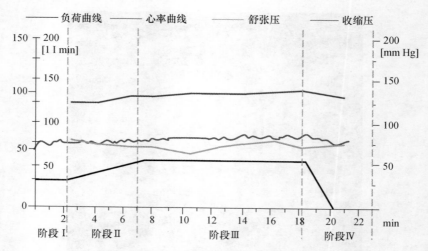

图 4.12 在自行车测力计上的有氧耐力训练
此图显示了一次典型运动的组成部分

表 4.4 在自行车测力计上的有氧耐力训练。一项长期运动训练计划
应当由三个阶段组成：起始阶段、提高阶段和维持阶段（改良后[12,14]）

自行车测力计上监测下的有氧耐力训练		
阶段 运动强度	运动持续时间	运动频率
起始阶段 低强度，即最大氧耗量的 40%～50% 最大心率的 60% 心率储备的 40% 自感用力度分级<11	从 5 min 开始（在运动阶段），然后逐渐增加到 10 min	每周 3～5 天
提高阶段 从低运动强度逐渐增加到中等运动强度，直至达到目标值，取决于患者的运动耐受力和临床情况，即最大氧耗量的 50%、60%、70%（80%） 最大心率的 65%、70%、75% 心率储备的 45%、50%、55%、60% 自感用力度分级为 12～14	逐渐延长运动训练时间，从 10 min 到 20 min（直至 30～45 min）	每周 3～5 天

续表

阶段	运动强度	运动持续时间	运动频率
维持阶段	长期维持提高阶段所达到的运动强度和运动持续时间的稳定；如果有需要和在身体能够很好耐受的条件下，可逐步增加运动强度，尤其是运动时间和频率	如果身体可耐受，可逐步延长运动训练时间，从 20 min 到 45 min（直至＞60 min）	每周3～5天

复阶段相交替，恢复阶段的时间是运动阶段时间的 2 倍（运动时间：恢复时间＝1：2）（图 4.13 和表 4.5）。这种训练类型的优点在于短期高强度训练能刺激腿部肌肉的外周适应，而不因运动超负荷影响中心循环的调解。这种运动强度取决于在症状性限制运动负荷试验过程中达到的最大负荷（最大瓦特）的百分比，通常推荐 85%～100% 的瓦特强度，关于此类训练安全性和有效性的明确证据，应该通过随机对照研究加以证实。

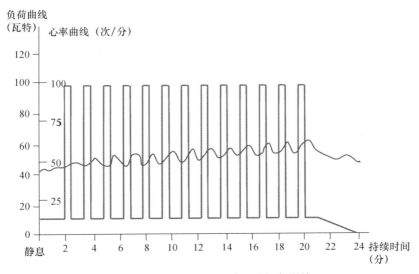

图 4.13 在自行车测力计上的间断训练

图示为一个典型运动单元的组成

表 4.5　在自行车测力计上的间断训练。一个运动单元的组成（修改后[50]）

阶段Ⅰ（准备活动阶段） ＞2 min，不伴有或伴有非常低的负荷
阶段Ⅱ（运动阶段） 短时间（20～30 秒）100％的靶运动强度运动，然后迅速转换成 40～60 秒 的恢复期，恢复期的强度为无负荷或伴有非常低的负荷强度
阶段Ⅲ（整理活动阶段） ＜3 min，不伴有或者伴有非常低负荷

4.7.5　心脏康复有氧耐力训练的其他形式

　　为进一步提高有氧耐力，其他运动形式（如：步行、北欧行走、规律慢跑、骑自行车）可以根据患者的运动耐受力和表现加到个体化训练计划中。这同样适用于心脏康复的第Ⅱ阶段。

　　散步这种耐力训练模式能增强体能，并且对于诸多心血管危险因素有积极影响[51-53]。对不健康人群、老年人和（或）绝经后女性，不伴有心血管呼吸系统疾病风险的人群开始进行训练，散步或者常规走路（利用手臂的快走），都是有氧耐力训练的理想方式。

　　康复训练方案应为患者提供机会参与有监测的行走锻炼，保证患者达到必须的运动耐量标准并且对身体没有任何不良影响。步行的路线、速度以及耐受力应当适合于患者的需要。将徒步训练计划融入患者每天的生活中的好处是能促使患者增加他们每天的体力活动，同时也提供给他们一个非常好的机会来提高自身感受及自我意识。通过了解训练中的生理参数，例如心率、呼吸频率、劳累程度，个体能将这种运动经历转化到自己的日常生活中。运动强度由有氧耐力训练的目标心率决定。这种方法适用于大多数类型的耐力训练（图 4.14）。

　　快速行走（"北欧行走"）可以通过增加肌肉使用率明显地提高训练强度。这可提高氧摄取率［可达到＋4.4ml/（kg·min)］和总体能量消耗（可达到＋1.5kcal/min)[54]。北欧行走更多的益处包括减少关节负重和提高身体的稳定性（特别是在下坡步行过程中）[55-56]。近年来，北欧行走变得很流行，特别是老年人和女性患者可以很好地耐受。为了从这种运动方式中获益，应该强调正确的方法（图4.15）。可以根据有氧耐力训练的目标心率控制运动强度[56]。

自行车运动是对于各年龄段都适用的耐力休闲运动。康复训练方案中包括自行车运动，它也可以用于心脏康复训练。要特别注意自行车的舒适度（自行车的齿轮、好的转换器、离合器、舒适的手柄）、地形（坚固的地面）、安全性（自行车头盔）。监测下的自行车运动可以激发患者把骑车运动融入其日常生活。在坚硬的地面上骑车是不承重的活动，对低运动耐量的患者比较适用。自行车上可以装备骑车踏板，但是只有较低强度的训练才考虑使用。运动强度根据有氧耐力训练的靶心率来控制。

对于具备良好运动耐量的患者，慢跑是理想的改善有氧运动耐量及改善心血管危险因素的运动方式。这种运动的强度小，而获得的收益大[6]。运动强度根据有氧耐力训练的靶心率来控制。

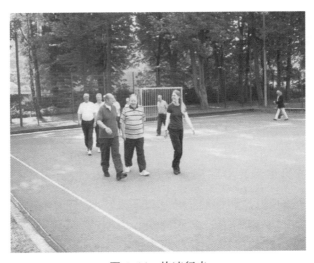

图4.14 快速行走

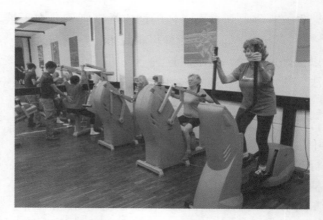

图 4.15   北欧行走

4.7.6   抗阻运动训练

抗阻运动训练的目的是通过动态或静态肌肉收缩增加肌力。动态（等张）运动可引起四肢的运动，而静态（等长）运动不会引起四肢的运动。大多数体力活动都包括静态和动态肌肉收缩，因此可基于这个特点进行分类。

肌肉肥大被定义为肌肉总量的增加。肌肉肥大训练主要依赖于等长收缩（肌肉收缩时没有肌肉长度的改变）。肌肉耐量是指肌肉动态收缩而能量输出最小并长时间维持肌肉一定长度的能力。

抗阻训练的强度是通过 1 次最大负荷量（1-RM）方法评定的，重复 1 次动态肌肉收缩的最大承重[57]。动态抗阻训练的运动强度被定义为 1-RM 的百分比。

4.7.7   抗阻运动在心脏康复中的作用

抗阻运动通过增加肌肉质量和（或）改善肌肉协调性和代谢来增加肌力和肌肉耐力。众所周知，体能改善包括：减少与心脏病或者老龄相关的肌肉质量和肌力的丢失，同时增加运动和提高功能能力（表 4.6）。

表 4.6　心脏康复计划中抗阻运动的目标和可能的获益

心脏康复计划中抗阻运动的影响
目标：
通过增加肌肉质量和/或改善顺应性及肌肉代谢来增加肌力和肌肉耐力（包括改善胰岛素抵抗和周围组织脂肪分解）
对抗以下原因引起的骨骼肌质量和力量的丢失
● 老年人[58-59] ● 因病长期卧床或不活动 ● 骨骼肌萎缩（例如心力衰竭患者）[60-61] ● 长期免疫抑制治疗（心脏移植患者）[62]
为减少和（或）防止骨量丢失（年龄相关的、妊娠后期或长期免疫抑制治疗）[63]
为改善本体感觉（提高协调性和平衡能力，防止摔伤）
通过充分的抗阻训练增加肌力和耐力： ● 增加运动能力[61] ● 提升功能能力 ● 减少功能受损 ● 改善日常活动水平[64-65] ● 有助于提升自信和改善心理状态，使患者重返并重新适应社会 ● 改善生活质量 ● 对心血管危险因素的改善 　— 维持减重效果[42] 　— 改善胰岛素敏感性（不依赖于体重和耐受力的改变）[66-68] 　— 降低血压

对于心脏病患者来说，个体化的充分抗阻训练是安全和有效的，当前的心脏康复运动训练也推荐进行此种训练[9-11]。此种训练特别适合左心室功能好、运动耐量强的冠状动脉病患者。抗阻训练对老年人和（或）女性患者有效且耐受性好[69-73]。近 10 年，对于慢性心力衰竭的高危患者，阻力训练的安全性和有效性还存在争议。为探索这个问题，已经进行大量的研究，其中很多都是小规模的对队列研究。然而，没有任何研究发现阻力训练增加心脏

危险，这些研究都证明抗阻训练有效。根据新近的证据，低至中强度的个体化动态抗阻运动训练是安全且有效的，因此低至中度的抗阻训练应作为有氧运动训练的补充。抗阻运动有助于延缓心力衰竭患者的肌萎缩和外周改变[74-77]。

　　然而需要强调的是，只有氧抗阻运动能够改善患者的临床预后。前瞻性比较研究的次级重点不包括抗阻运动[78]。在心脏康复训练中推荐将充分的抗阻运动作为有氧耐力训练的补充。

　　抗阻训练的绝对禁忌证与有氧耐力训练的绝对禁忌证相同（表 4.2）。

4.7.8　抗阻运动过程中的血压反应

　　众所周知，抗阻运动可以导致血压明显升高，但如果选择合适的锻炼强度（强度、重复的次数、选择的训练方法），则可避免这种情况。抗阻运动的血压反应与参与肌肉静态（等长的）收缩的程度、实际负荷（个体 1-RM 的百分比）[79-80]和参与肌束的数量相关。血压反应还取决于阻抗运动的次数和总的肌肉收缩持续时间。反复进行 70%～95% 1-RM 运动量时血压可达到最高水平，因为血压同样受运动强度和运动时间的影响。达到这个运动量时的血压水平比低强度抗阻运动或单次最大运动量的血压水平要高。运动负荷低于 70%1-RM 和 95%1-RM 以上运动量的肌肉收缩持续时间不足以引起血压明显升高[82]。

　　低度到中度强度的动态抗阻训练可以重复多次［肌肉耐力训练（15～30 次），中度肥大训练（10～15 次）］不会引起血压明显升高。这种训练的血压反应比中度耐力训练的血压升高程度要低。

　　在抗阻运动中做 Valsalva 动作（紧闭声门用力呼气）血压升高会更明显。Valsalva 动作会导致主动脉内压升高，静脉回流和潜在的心排血量减少[83]。生理反应包括通过增加心率维持心排血量和收缩血管维持血压，这会导致心排血量的进一步降低。一旦张力下降，静脉回流会有明显升高，继而心排血量也会升高。血压的急剧升高和下降会限制心肌氧气输送，导致恶性心律失常和

（或）冠状动脉灌注减少而致心肌缺血[83]。即使是健康人，血压快速下降也会导致晕厥发生[84]。

抗阻运动训练时做 Valsalva 动作应特别小心。在进行抗阻训练前应该告知患者与高强度抗阻运动相关的（特别是 Valsalva 动作相关的）危险。他（她）应该学习注意训练中的呼吸，学习将训练与呼吸结合起来避免 Valsalva 动作。这是训练起始阶段准备的一部分。

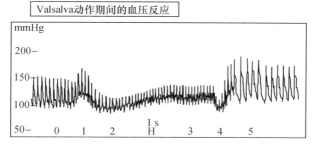

图 4.16 Valsalva 动作期间的血压反应[84]

4.7.9 心脏康复抗阻训练的实施

心脏康复中的运动训练以中等强度的有氧训练作为起始。进入 Ⅱ～Ⅲ 阶段心脏康复训练的患者才考虑进行抗阻训练，对于 Ⅰ 阶段（住院期）康复训练的患者，抗阻训练是禁忌。抗阻训练是有氧运动的补充，可以加在训练过程中，也可以无此项运动，抗阻训练可以在持续进行 4～6 节耐力训练后加入训练计划。

稳定的心血管疾病患者、运动耐量很好的患者［包括心肌梗死患者和（或）接受介入手术治疗患者］、左心功能中等及良好的患者、没有心力衰竭体征的患者、无症状的心绞痛患者或者在运动负荷试验过程中出现缺血性 ST 段压低的患者，如果没有并发症，都属于低危患者，推荐这样的患者进行抗阻训练。在急性心肌梗死后 2 周内和（或）介入手术后 7 天内不应该进行哪怕是低强度的抗阻训练。

冠状动脉旁路移植术后患者及接受其他开胸心脏手术患者的运动能力明显受限。胸廓切开术和（或）隐静脉切除术的伤口愈合需要 4～6 周。应该避免在术后 3 个月内进行对胸骨伤口及其周围组织产生横向拉力（压力和切应力）的体力活动。在抗阻训练开始前，训练师必须确认胸骨已经足够稳定。如果患者有较好的运动耐量并且没有术后并发症，其躯干的稳定性很好，就可以较早开展对下肢的抗阻运动。

心脏移植的患者因为长期应用免疫抑制治疗而致肌萎缩和骨量丢失，而且这些患者长期患病，其骨骼肌结构状态很差。抗阻训练对此类患者有很好的功效[62-63]。临床状况比较稳定的患者，应该在术后尽早进行个体化中等强度的抗阻训练，并且持之以恒，以减少与免疫抑制治疗有关的副作用。

慢性心力衰竭患者的抗阻训练程度与左心功能不全的程度是不相关的。众所周知，患者运动耐量的下降与其外周肌肉形态、代谢及功能的改变相关。研究已经证明：低至中等强度的抗阻运动有助于延缓心力衰竭患者的肌萎缩。稳定的慢性心力衰竭患者（NYHAⅠ级～Ⅲ级）可以把抗阻训练作为有氧耐力训练的补充。

4.7.10 如何进行抗阻运动训练

在心脏康复中，抗阻训练应当在监测下进行，并且由有经验的运动治疗师/运动理疗师指导。客观的训练目标应当针对具体的患者加以调整。使用弹力带和（或）小哑铃对于抗阻训练来说很合适。无论是针对个人制定的抗阻训练还是集体训练，这些设备都很容易使用。它们的另一大优势是价格便宜、易于保管。不过，一定要做到慎重地指导每一位患者，尤其是弹力带的使用，保证其使用时的安全性。

通过使用举重器材可以实现更精确但超负荷风险又较少的训练。它们使个体化的训练计划更加精确，操作起来更加安全。但对于这种类型的训练，必须有专人指导。

表 4.7 列出了在心脏康复中实施抗阻训练的建议。

表 4.7 在心脏康复中实施抗阻训练的建议（修改后[83-85]）

训练计划	训练目标	训练方法	训练强度	重复次数	训练量
开始阶段前期训练	学习和练习正确运动操作，增加对身体的感知，促进肌肉协调运动	动态运动	<30% 1-RM	5～10	每周 2～3 个训练单元，每单元 1～3 组。
提高阶段 I 肌肉耐力运动	改善局部有氧耐力和促进肌肉间的协调性	动态运动	1-RM 的 30%～50% RPE 12～13	12～25	每周 2～3 个训练单元，每单元 1 组。
提高阶段 II 力量/肥大训练	增加肌肉的横截面积（肥大），促进肌肉协调运动	动态运动	1-RM 的 40%～60% RPE ≤15	8～15	每周 2～3 个训练单元，每单元 1 组。

训练的特殊指导

● 在热身、准备和整理活动中采用标准的伸展运动方式
● 着重强调学习如何正确操作
● 单组应进行 6～10 次训练
● 针对主要肌群进行各种各样的训练，包括胸部、肩部、手臂、后背、腹部、大腿和小腿训练（有些训练可以单侧进行）
● 在包括上肢和下肢主要肌群的训练中，交替运动身体上肢和下肢运动，可以使患者在不同的训练之间得到充足的休息
● 通过全方位的运动进行中等至慢速有节奏的抗阻训练
● 避免持续紧张的握力练习
● 通过在用力伸举阶段（向心收缩）呼气和在训练的放松阶段吸气，可以避免屏住呼吸和呼吸紧张（Valsalva 动作）
● 如果出现症状（眩晕、心律不齐、呼吸困难和心绞痛），应当立即停止训练

在开始阶段，所有患者都需要在超低强度（<30% 1-RM）下开始训练，以学习和练习正确操作动作。在提高阶段 I，强度逐渐从 30% 增加到 50%。老年患者和（或）运动耐量较低的患者（如心力衰竭患者）应当从较低的强度开始训练（<30%），而运动耐量较好的患者可以从中等强度（50%）开始训练。在提高阶段 II，

训练强度应逐步增加（30％～50％ 1-RM 直至 60％ 1-RM），取决于患者的运动耐量及其对抗阻训练的反应。对于训练有素、具有较好的运动耐量和较低心脏病风险的患者，如果已经完成了 4～6 周抗阻运动训练计划，就可以考虑更高的训练强度。

4.7.11 如何确定适当的抗阻训练运动量

一次重复承受的最大负荷量的测试结果可以用来确定适当的抗阻训运动量。训练强度可以由 1-RM 的百分比确定（表 4.8）。

由于最大负荷量测试（1-RM）可能导致 Valsalva 动作现象和血压升高，为了避免这种情况，可以通过分级运动试验确定正确的训练强度。患者开始时采用较低的强度，并不需要太大的努力，抗阻训练量逐步增加，直到患者可以在正确的操作下，达到 10～15 次重复，并且没有腹肌紧张和相关症状。除了测量客观的生理参数，Borg 量表也可以用来评估患者的自感用力度。中等的患者自感用力度应该介于 12 和 13 之间，但不能超过 15（图 4.17）。

表 4.8 一次最大负荷量的测试

最好在随后训练中使用的机器上进行运动试验，以避免 Valsalva 动作现象

- 重复 5 次，强度为 1-RM 的 40％～60％
- 重复 5 次，强度为 1-RM 的 60％～80％
- 逐步增加重量，在尝试 3～5 次后，应当确定一个人在一次重复过程中可以举起的重量。

监督者和受试者之间的沟通尤其重要

4.7.12 心脏康复运动训练计划的其他内容

提高柔韧性、灵敏性、协调性、肌肉力量和肌肉耐力的体育运动应成为所有综合性心脏康复训练计划中必不可少的一部分。其主要目标是为有效的训练提供条件，并预防肌肉骨骼损伤。提高平衡能力、肌肉运动知觉能力及其他协调能力的训练对于预防老年人和以前长期不参加体育运动、未受过训练的人摔倒非常重

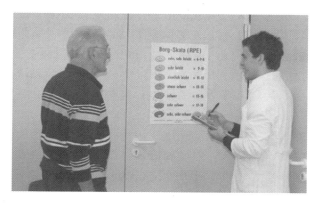

17 使用 Borg 量表增强患者的自我意识和对身体感知能力

要。为避免运动量超负荷和肌肉骨骼损伤风险，尤其应注意选择适当的训练类型和采取正确的动作。所有训练必须针对具体患者确定其运动量，并且由运动治疗师掌控。由于相较于有氧健身运动，在抗阻训练中确定正确的训练强度更加困难，所以运动治疗师使用心率监视器控制强度对提高患者对身体的认知和感觉尤其重要。对于运动中的监护，可使用的手段包括指导患者控制呼吸和观察运动过量的症状（即出汗、发白和训练动作），此外还可使用主观的自感用力度（Borg 量表），并结合运动治疗师与患者的沟通进行监护。为了防止血压升高的危险，必须避免 Valsalva 动作。

应根据患者的运动耐量、身体状况、存在的相关训练和（或）行动限制和（或）合并症、年龄和体力活动运动经验将其分成若干个治疗组。

针对不同的运动耐量，大部分康复中心将患者至少分为"椅子组"（＞0.3～0.5watt/kg 体重）、低强度训练组（＞0.5～1.0 watt/kg体重）和中等强度训练组（＞1.0 watt/kg 体重）。在较大一些的康复中心，可以根据运动耐量、康复指标、年龄和性别设定更多更细化的组别。

在特殊条件下，即对胸廓切开术和（或）隐静脉切除术后患者，需要针对其术后影响进行治疗。针对这些情况的特殊训练计划应包括呼吸训练和避免胸廓反复运动、提高呼吸质量，以及通过锻炼促进静脉血回流。应当尽量避免导致胸骨部位产生切向力（即由不对称训练导致的压力或切应力）的强体力活动。由于心脏外科手术后不久对体育活动的限制，这些训练通常由患者坐在凳子上进行（椅子组）。

可以通过改变个体运动速度、训练持续时间、涉及的肌肉数量、运动幅度、柔韧性、力量和协调性等进行正确和适当的训练所必需的条件来改变训练强度（表 4.9）。

表 4.9　在提高柔韧性、灵敏性、协调性和力量的训练中影响训练强度的因素

高	快	长	多	大	高	高	高
强度	运动速度	训练时间	涉及的肌肉块	运动幅度	柔韧性需要	力量需要	协调性需要
低	慢	短	少	小	低	低	低

为提高治疗小组中患者的动机及相互交流，建议在训练计划中适当引入修改后的运动比赛和团队比赛。简单的可变更规则的小型运动比赛适用于组织要求不高的小型团队。如果引入修改后的团队比赛，最好在分开的场地上进行。因为活动范围分开，训练强度和受伤的风险都可以降低。总的来说，可以通过修改规则、增加/减少活动场地、改变参加者的人数、增加/减少活动距离、加快/减慢运动速度和改变比赛设备等调整运动强度和团队比赛。这些调整可以使引入运动计划的比赛更好地适应团队和体育运动而没有超负荷风险。由于不可能控制运动强度，所以不适合引入需要较强有氧耐力或肌力的比赛。

参考文献

1. Jolliffe JA, Rees K, Taylor RS, Thompson D, Oldridge N, Ebrahim S. Exercise-based reha-bilitation for coronary heart disease. *Cochrane Database Syst Rev Update*. 2001;(1): CD001800:Update Software.

2. Taylor RS, Brown A, Ebrahim S, et al. Exercise-based rehabilitation for patients with coronary heart disease: systematic review and meta-analysis of randomized controlled trials. *Am J Med.* 2004;116(10):682-692.

3. Clark AM, Hartling L, Vandermeer B, McAlister FA. Meta-analysis: secondary prevention programs for patients with coronary artery disease. *Ann Intern Med.* 2005;143(9):659-672.

4. Thompson PD, Buchner D, Pina IL, et al. Exercise and physical activity in the prevention and treatment of atherosclerotic cardiovascular disease: a statement from the Council on Clinical Cardiology (Subcommittee on Exercise, Rehabilitation, and Prevention) and the Council on Nutrition, Physical Activity, and Metabolism (Subcommittee on Physical Activity). *Circulation.* 2003;107(24):3109-3116.

5. U.S. Department of Health and Human Services. Rdt. Physical activity and health: a report of the surgeon general. Atlanta: U.S Department of Health and Human Services. Centers for Disease Control and Prevention National Center for Chronic Disease and Health Promotion; 1996.

6. Hollmann W, Hettinger TH. *Sportmedizin. Grundlagen für Arbeit, Training und Präventivmedizin. 4., völlig neu bearbeitete und erweiterte Auflage ed.* Stuttgart: Schattauer; 2000.

7. Gielen S. Trainingstherapie – theoretische Grundlagen und Evidenz. In: Rauch B, Middeke M, Bönner G, Karoff M, Held K, eds. *Kardiologische Rehabilitation.* Stuttgart: Thieme; 2007:77.

8. Deutscher Verband für Gesundheitssport und Sporttherapie. www.dvgs.de. (Web Page) 2009.

9. Balady GJ, Williams MA, Ades PA, et al. Core components of cardiac rehabilitation/secondary prevention programs: 2007 update: a scientific statement from the American Heart Association Exercise, Cardiac Rehabilitation, and Prevention Committee, the Council on Clinical Cardiology; the Councils on Cardiovascular Nursing, Epidemiology and Prevention, and Nutrition, Physical Activity, and Metabolism; and the American Association of Cardiovascular and Pulmonary Rehabilitation. *Circulation.* 2007;115(20):2675-2682.

10. Piepoli MF, Corra U, Benzer W, Bjarnason-Wehrens B, Dendale PAC, Gaita D, McGee H, Mendes M, Niebauer J, Olsen-Zwisler AD, Schmid JP. Secondary Prevention Through Cardiac Rehabilitation. 2008 Update. From Knowledge to Implementation. A Position Paper from the Cardiac Rehabilitation Section of the European Association of Cardiac Rehabilitation and Prevention. *Eur J Cardiop Prev and Rehab.* 2010;17(1);1-17.

11. Leon AS, Franklin BA, Costa F, et al. Cardiac rehabilitation and secondary prevention of coronary heart disease: an American Heart Association scientific statement from the Council on Clinical Cardiology (Subcommittee on Exercise, Cardiac Rehabilitation, and Prevention) and the Council on Nutrition, Physical Activity, and Metabolism (Subcommittee on Physical Activity), in collaboration with the American association of Cardiovascular and Pulmonary Rehabilitation. *Circulation.* 2005;111(3):369-376.

12. Bjarnason-Wehrens B, Schulz O, Gielen S, Halle M, Dürsch M, Hambrecht R, Lowis H, Kindermann W, Schulze R, Rauch B. Leitlinie körperliche Aktivität zur Sekundärprävention und Therapie kardiovaskulärer Erkrankungen. *Clin Res Cardiol.* 2009;4 (4 Suppl):1-44.

13. Bjarnason-Wehrens B, Held K, Hoberg E, Karoff M, Rauch B. Deutsche Leitlinie zur Rehabilitation von Patienten mit Herz-Kreislauferkrankungen (DLL-KardReha). *Clin Res Cardiol.* 2007;Suppl 2-III/1-III/54.

14. Corra U, Giannuzzi P, Adamopoulos S, et al. Executive summary of the position paper of the working group on cardiac rehabilitation and Exercise Physiology of the European Society of Cardiology (ESC): core components of cardiac rehabilitation in chronic heart failure. *Eur J Cardiovasc Prev Rehabil.* 2005;12(4):321-325.

15. Pina IL, Apstein CS, Balady GJ, et al. Exercise and heart failure: a statement from the American Heart Association Committee on exercise, rehabilitation, and prevention.

Circulation. 2003;107(8):1210-1225.

16. Bjarnason-Wehrens B. Trainingsmaßnahmen. In: Rauch B, Middeke M, Bönner G, Karoff M, Held K, eds. *Kardiologische Rehabilitation*. Stuttgart: Thieme; 2007:77.

17. Eden KB, Orleans CT, Mulrow CD, Pender NJ, Teutsch SM. Does counseling by clinicians improve physical activity? A summary of the evidence for the U.S. preventive services task force. *Ann Intern Med*. 2002;137(3):208-215.

18. Godin G, Desharnais R, Jobin J, Cook J. The impact of physical fitness and health-age appraisal upon exercise intentions and behavior. *J Behav Med*. 1987;10(3):241-250.

19. Kavanagh T, Mertens DJ, Hamm LF, et al. Peak oxygen intake and cardiac mortality in women referred for cardiac rehabilitation. *J Am Coll Cardiol*. 2003;42(12):2139-2143.

20. Kavanagh T, Mertens DJ, Hamm LF, et al. Prediction of long-term prognosis in 12,169 men referred for cardiac rehabilitation. *Circulation*. 2002;106(6):666-671.

21. Valeur N, Clemmensen P, Saunamaki K, Grande P. The prognostic value of pre-discharge exercise testing after myocardial infarction treated with either primary PCI or fibrinolysis: a DANAMI-2 sub-study. *Eur Heart J*. 2005;26(2):119-127.

22. Lund LH, Aaronson KD, Mancini DM. Validation of peak exercise oxygen consumption and the heart failure survival score for serial risk stratification in advanced heart failure. *Am J Cardiol*. 2005;95(6):734-741.

23. O'Neill JO, Young JB, Pothier CE, Lauer MS. Peak oxygen consumption as a predictor of death in patients with heart failure receiving beta-blockers. *Circulation*. 2005;111(18): 2313-2318.

24. Myers J, Prakash M, Froelicher V, Do D, Partington S, Atwood JE. Exercise capacity and mortality among men referred for exercise testing. *N Engl J Med*. 2002;346(11):793-801.

25. Ades PA, Savage PD, Brawner CA, et al. Aerobic capacity in patients entering cardiac rehabilitation. *Circulation*. 2006;113(23):2706-2712.

26. Karmisholt K, Gotzsche PC. Physical activity for secondary prevention of disease. Systematic reviews of randomised clinical trials. *Dan Med Bull*. 2005;52(2):90-94.

27. Smart N, Marwick TH. Exercise training for patients with heart failure: a systematic review of factors that improve mortality and morbidity. *Am J Med*. 2004;116(10):693-706.

28. Piepoli MF, Flather M, Coats AJ. Overview of studies of exercise training in chronic heart failure: the need for a prospective randomized multicentre European trial. *Eur Heart J*. 1998;19(6):830-841.

29. Rees K, Taylor RS, Singh S, Coats AJ, Ebrahim S. Exercise based rehabilitation for heart failure. *Cochrane Database Syst Rev*. 2004;(3):CD003331.

30. Ades PA. Cardiac rehabilitation and secondary prevention of coronary heart disease. *N Engl J Med*. 2001;345(12):892-902.

31. Wenger NK, Froelicher ES, Smith LK, et al. Cardiac rehabilitation as secondary prevention. agency for health care policy and research and national heart, lung, and blood institute. *Clin Pract Guidel Quick Ref Guide Clin*. 1995;17:1-23.

32. Whelton SP, Chin A, Xin X, He J. Effect of aerobic exercise on blood pressure: a meta-analysis of randomized, controlled trials. *Ann Intern Med*. 2002;136(7):493-503.

33. Fagard RH, Cornelissen VA. Effect of exercise on blood pressure control in hypertensive patients. *Eur J Cardiovasc Prev Rehabil*. 2007;14(1):12-17.

34. Pan XR, Li GW, Hu YH, et al. Effects of diet and exercise in preventing NIDDM in people with impaired glucose tolerance. *The Da Qing IGT and Diabetes Study Diabetes Care*. 1997;20(4):537-544.

35. Tuomilehto J, Lindstrom J, Eriksson JG, et al. Prevention of type 2 diabetes mellitus by changes in lifestyle among subjects with impaired glucose tolerance. *N Engl J Med*. 2001;344(18):1343-1350.

36. Boule NG, Haddad E, Kenny GP, Wells GA, Sigal RJ. Effects of exercise on glycemic control and body mass in type 2 diabetes mellitus: a meta-analysis of controlled clinical trials. *JAMA*. 2001;286(10):1218-1227.

37. Kodama S, Tanaka S, Saito K, et al. Effect of aerobic exercise training on serum levels of high-density lipoprotein cholesterol: a meta-analysis. *Arch Intern Med*. 2007;167(10):999-1008.

38. Halverstadt A, Phares DA, Wilund KR, Goldberg AP, Hagberg JM. Endurance exercise training raises high-density lipoprotein cholesterol and lowers small low-density lipoprotein and very low-density lipoprotein independent of body fat phenotypes in older men and women. *Metabolism*. 2007;56(4):444-450.

39. Kelley GA, Kelley KS. Aerobic exercise and HDL2-C: a meta-analysis of randomized controlled trials. *Atherosclerosis*. 2006;184(1):207-215.

40. Kelley GA, Kelley KS, Franklin B. Aerobic exercise and lipids and lipoproteins in patients with cardiovascular disease: a meta-analysis of randomized controlled trials. *J Cardiopulm Rehabil*. 2006;26(3):131-139.

41. DiPietro L. Physical activity in the prevention of obesity: current evidence and research issues. *Med Sci Sports Exerc*. 1999;31(11 Suppl):S542-S546.

42. Garrow JS, Summerbell CD. Meta-analysis: effect of exercise, with or without dieting, on the body composition of overweight subjects. *Eur J Clin Nutr*. 1995;49(1):1-10.

43. Borg G. Perceived exertion as an indicator of somatic stress. *Scand J Rehabil Med*. 1970;2(2):92-98.

44. Ilarraza H, Myers J, Kottman W, Rickli H, Dubach P. An evaluation of training responses using self-regulation in a residential rehabilitation program. *J Cardiopulm Rehabil*. 2004; 24(1):27-33.

45. Wassermann K, Hansen JE, Sue DY, Casaburi R, Whipp BJ. *Principles of Exercise Testing and Interpretation*. 3rd ed. Baltimore: Lippincott Williams & Wikins; 1999.

46. Gitt AK, Wasserman K, Kilkowski C, et al. Exercise anaerobic threshold and ventilatory efficiency identify heart failure patients for high risk of early death. *Circulation*. 2002;106(24): 3079-3084.

47. Dubach P, Sixt S, Myers J. Exercise training in chronic heart failure: why, when and how. *Swiss Med Wkly*. 2001;131(35–36):510-514.

48. Nechwatal RM, Duck C, Gruber G. [Physical training as interval or continuous training in chronic heart failure for improving functional capacity, hemodynamics and quality of life – a controlled study]. *Z Kardiol*. 2002;91(4):328-337.

49. Wisloff U, Stoylen A, Loennechen JP, et al. Superior cardiovascular effect of aerobic interval training versus moderate continuous training in heart failure patients: a randomized study. *Circulation*. 2007;115(24):3086-3094.

50. Meyer K, Samek L, Schwaibold M, et al. Interval training in patients with severe chronic heart failure: analysis and recommendations for exercise procedures. *Med Sci Sports Exerc*. 1997;29(3):306-312.

51. Kelley GA, Kelley KS, Tran ZV. Walking and resting blood pressure in adults: a meta-analysis. *Prev Med*. 2001;33(2 Pt 1):120-127.

52. Kelley GA, Kelley KS, Tran ZV. Walking and Non-HDL-C in adults: a meta-analysis of randomized controlled trials. *Prev Cardiol*. 2005;8(2):102-107.

53. Murphy MH, Nevill AM, Murtagh EM, Holder RL. The effect of walking on fitness, fatness and resting blood pressure: a meta-analysis of randomised, controlled trials. *Prev Med*. 2007;44(5):377-385.

54. Church TS, Earnest CP, Morss GM. Field testing of physiological responses associated with Nordic walking. *Res Q Exerc Sport*. 2002;73(3):296-300.

55. Willson J, Torry MR, Decker MJ, Kernozek T, Steadman JR. Effects of walking poles on lower extremity gait mechanics. *Med Sci Sports Exerc*. 2001;33(1):142-147.

56. Schwameder H, Roithner R, Muller E, Niessen W, Raschner C. Knee joint forces during downhill walking with hiking poles. *J Sports Sci*. 1999;17(12):969-978.

57. Kreamer WJ, Frey AC. Strength testing: development and evaluation of methodology. In: Maud PJ, Foster C, eds. *Physiological Assessment of Human Fitness*. Champaign: Human Kinetics; 1995:121.

58. Narici MV, Reeves ND, Morse CI, Maganaris CN. Muscular adaptations to resistance exercise in the elderly. *J Musculoskelet Neuronal Interact*. 2004;4(2):161-164.

59. Latham NK, Bennett DA, Stretton CM, Anderson CS. Systematic review of progressive resistance strength training in older adults. *J Gerontol A Biol Sci Med Sci*. 2004;59(1):48-61.

60. Pu CT, Johnson MT, Forman DE, et al. Randomized trial of progressive resistance training to counteract the myopathy of chronic heart failure. *J Appl Physiol*. 2001;90(6):2341-2350.

61. Williams AD, Carey MF, Selig S, et al. Circuit resistance training in chronic heart failure improves skeletal muscle mitochondrial ATP production rate – a randomized controlled trial. *J Card Fail*. 2007;13(2):79-85.

62. Braith RW, Magyari PM, Pierce GL, et al. Effect of resistance exercise on skeletal muscle myopathy in heart transplant recipients. *Am J Cardiol*. 2005;95(10):1192-1198.

63. Braith RW, Magyari PM, Fulton MN, Aranda J, Walker T, Hill JA. Resistance exercise training and alendronate reverse glucocorticoid-induced osteoporosis in heart transplant recipients. *J Heart Lung Transplant*. 2003;22(10):1082-1090.

64. Hunter GR, Treuth MS, Weinsier RL, et al. The effects of strength conditioning on older women's ability to perform daily tasks. *J Am Geriatr Soc*. 1995;43(7):756-760.

65. Hunter GR, Wetzstein CJ, Fields DA, Brown A, Bamman MM. Resistance training increases total energy expenditure and free-living physical activity in older adults. *J Appl Physiol*. 2000;89(3):977-984.

66. Brooks N, Layne JE, Gordon PL, Roubenoff R, Nelson ME, Castaneda-Sceppa C. Strength training improves muscle quality and insulin sensitivity in Hispanic older adults with type 2 diabetes. *Int J Med Sci*. 2007;4(1):19-27.

67. Kim HJ, Lee JS, Kim CK. Effect of exercise training on muscle glucose transporter 4 protein and intramuscular lipid content in elderly men with impaired glucose tolerance. *Eur J Appl Physiol*. 2004;93(3):353-358.

68. Holten MK, Zacho M, Gaster M, Juel C, Wojtaszewski JF, Dela F. Strength training increases insulin-mediated glucose uptake, GLUT4 content, and insulin signaling in skeletal muscle in patients with type 2 diabetes. *Diabetes*. 2004;53(2):294-305.

69. Fiatarone MA, Marks EC, Ryan ND, Meredith CN, Lipsitz LA, Evans WJ. High-intensity strength training in nonagenarians. Effects on skeletal muscle. *JAMA*. 1990;263(22):3029-3034.

70. King PA, Savage P, Ades PA. Home resistance training in an elderly woman with coronary heart disease. *J Cardiopulm Rehabil*. 2000;20(2):126-129.

71. Brochu M, Savage P, Lee M, et al. Effects of resistance training on physical function in older disabled women with coronary heart disease. *J Appl Physiol*. 2002;92(2):672-678.

72. Ades PA, Savage PD, Brochu M, Tischler MD, Lee NM, Poehlman ET. Resistance training increases total daily energy expenditure in disabled older women with coronary heart disease. *J Appl Physiol*. 2005;98(4):1280-1285.

73. Ades PA, Savage PD, Cress ME, Brochu M, Lee NM, Poehlman ET. Resistance training on physical performance in disabled older female cardiac patients. *Med Sci Sports Exerc*. 2003;35(8):1265-1270.

74. Lee IM, Hsieh CC, Paffenbarger RS Jr. Exercise intensity and longevity in men. The Harvard Alumni Health Study. *JAMA*. 1995;273(15):1179-1184.
75. Volaklis KA, Tokmakidis SP. Resistance exercise training in patients with heart failure. *Sports Med*. 2005;35(12):1085-1103.
76. Benton MJ. Safety and efficacy of resistance training in patients with chronic heart failure: research-based evidence. *Prog Cardiovasc Nurs*. 2005;20(1):17-23.
77. Bartlo P. Evidence-based application of aerobic and resistance training in patients with congestive heart failure. *J Cardiopulm Rehabil Prev 2007*. 2007;27(6):368-375.
78. Braith RW, Stewart KJ. Resistance exercise training: its role in the prevention of cardiovascular disease. *Circulation*. 2006;113(22):2642-2650.
79. Lind AR, McNicol GW. Muscular factors which determine the cardiovascular responses to sustained and rhythmic exercise. *Can Med Assoc J*. 1967;96(12):706-715.
80. Sale DG, Moroz DE, McKelvie RS, MacDougall JD, McCartney N. Comparison of blood pressure response to isokinetic and weight-lifting exercise. *Eur J Appl Physiol Occup Physiol*. 1993;67(2):115-120.
81. Mitchell JH, Payne FC, Saltin B, Schibye B. The role of muscle mass in the cardiovascular response to static contractions. *J Physiol*. 1980;309:45-54.
82. Fleck S, Falkel J, Harman E. Cardiovascular responses during resistance training. *Med Sci Sports Exerc*. 1989; 21:114.
83. Williams MA, Haskell WL, Ades PA, et al. Resistance exercise in individuals with and without cardiovascular disease: 2007 update: a scientific statement from the American Heart Association Council on Clinical Cardiology and Council on Nutrition, Physical Activity, and Metabolism. *Circulation*. 2007;116(5):572-584.
84. Graf C, Rost R. *Herz und Sport*. Balingen: Spitta Verlag; 2001.
85. Bjarnason-Wehrens B, Mayer-Berger W, Meister ER, Baum K, Hambrecht R, Gielen S. Recommendations for resistance exercise in cardiac rehabilitation. Recommendations of the german federation for cardiovascular prevention and rehabilitation. *Eur J Cardiovasc Prev Rehabil*. 2004;11(4):352-361.

心绞痛患者的心脏康复　5

Dumitru Zdrenghea and Dana Pop

一位 62 岁女性由心血管医生转诊到心脏康复科接受治疗。

该患者为女性，已退休，不吸烟，54 岁绝经，更年期后她的血压略有升高（150/95 mmHg），但未用药物治疗。

患者自述胸骨后烧灼样疼痛 3 个月，发生在行走和上楼梯时，尤其是在活动开始时以及在天气寒冷的情况下出现。

静息心电图正常，但在踏车运动试验中，心电图 $V_4 \sim V_6$ 导联 ST 段压低 1.25 mm，与胸痛有关（图 5.1）。运动量的峰值水平为 100 瓦（7 METs），峰值心率为 130 次/分，率压乘积（SBP×HR）为 23 000，与患者的缺血阈值相对应（图 5.2）。

患者进行了 24 小时动态心电图监测，记录到 1 次胸痛发作时心

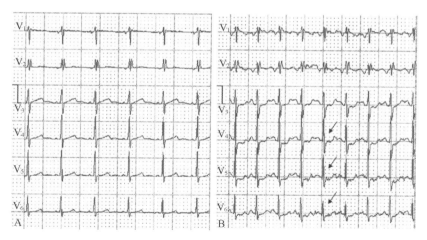

图 5.1　（a）正常静息心电图；（b）遥感负荷心电图（125 瓦）HR＝130 次/分，$V_4 \sim V_6$ 导联 ST 段水平下移 1.25 mm，与胸痛有关

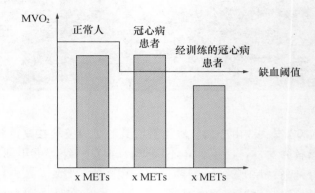

图 5.2   冠心病患者的缺血性阈值

经过训练（心脏康复），冠心病患者达到同样的负荷而没有达到缺血阈值（×METs）

电图有缺血改变（ST 段压低 1.5 mm）和 5 次无胸痛但心电图有缺血改变（ST 段压低 1 mm）。记录中总的缺血负荷为 70 分/24 小时。

冠状动脉造影显示单支冠状动脉疾病（回旋支动脉 75% 狭窄）。超声多普勒检查显示心脏收缩和舒张功能正常，二尖瓣后叶钙化，轻度二尖瓣关闭不全。冠状动脉造影时行血管内超声（IVUS）显示没有不稳定斑块；狭窄病变性质为纤维化斑块。

实验室数据结果显示：总胆固醇为（TC）220 mg/dl，LDL 胆固醇（LDL）为 135 mg/dl，HDL 胆固醇（HDL）为 40 mg/dl，三酰甘油（TG）为 260 mg/dl，空腹血糖为 9.8 mg%。体重指数（BMI）为 28 kg/m²，腰围 86 cm。

因此，该患者被诊断为慢性冠状动脉疾病和稳定型心绞痛，属于 CCS（加拿大心血管学会）Ⅱ 级，Ⅰ 级高血压，具有非常高的附加风险和代谢综合征。

患者被告诫应减重，遵循低热量的地中海饮食；用药方案为阿司匹林 75 mg/d，比索洛尔 10 mg/d，瑞舒伐他汀 10 mg/d，以及培哚普利 5 mg/d。

患者血压恢复到正常值（130/80 mmHg）时，日常活动中的心绞痛得到缓解。

患者被安排到日间康复病房，进行为期 8 周的身体康复计划，每周 5 次，每次 1 小时，其中包括有氧运动和阻抗训练。其余的 2 天建议患者坚持体育锻炼，每天在家步行至少 30 min。8 周后，患者重新进行了最大运动负荷试验，结果证明运动能力增加了 25 瓦，而心电图 ST 段压低程度没有变化。

此后，患者参加以社区为基础的培训计划，建议期限为 6～12 个月。12 个月后，再建议患者在无监督条件下进行每天 30～60 min 的中度或剧烈活动，包括体育锻炼、散步、游戏和游泳。

5.1 问题 1：根据心血管风险 SCORE 表，患者有哪些心血管风险？

SCORE 表（评分表）（图 5.3）仅用于一级预防评估未来 10 年内心血管疾病死亡风险，风险超过 5％ 即视为较高，应强制采用特定的预防措施[1]。

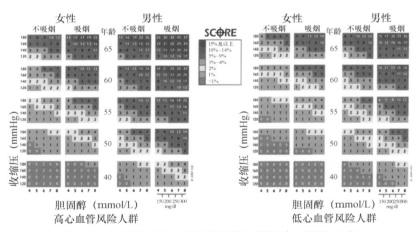

图 5.3 SCORE 量表：欧洲高风险和低风险人群的 10 年致命性心血管风险（欧洲心脏病学会）

目前该患者已经表现为缺血性心脏病，如稳定型心绞痛。这种情况的风险是很高的，需要强制实施二级预防措施，SCORE 表的使用已没有必要[1]。

5.2　问题 2：患者有代谢综合征吗？

代谢综合征的主要特征是腹部肥胖。该患者虽然超重，但根据美国糖尿病协会（ADA）腹部肥胖（女性＞88 cm，男性＞102 cm）的标准，她不算代谢综合征[2]。

相反，根据欧洲标准（腰围 女性＞80 cm，男性＞94 cm），患者符合代谢综合征。因为仍然还有其他指标存在（高血压、HDL低以及 TG 高）。由于导致动脉粥样硬化的血脂异常（TG 高、HDL 低、LDL 浓度低）和糖尿病风险增加，所以心血管风险增加[3]。

5.3　问题 3：对心绞痛推荐哪种治疗？

对所有心血管疾病患者或存在心血管危险因素的人而言，首先建议进行生活方式的改变。对于代谢综合征患者，一个特殊的目标是减重[3]。

根据现行指南，药物治疗的建议是：抗血小板药物，β 受体阻滞剂和他汀类药物。在某些情况下，可能增加长效硝酸酯类或钙拮抗药（CCB），但不属于我们正在讨论的情况[4]。

为减少心肌缺血和治疗心绞痛，心肌血运重建治疗是一个很好的方案，但它对这位患者不合适：不仅因为其心绞痛是稳定型的，而且通过率压乘积评估（DP）其缺血阈值很高（23 000）[4]。最大 ST 段压低小于 2 mm，且出现于高负荷（100 W）和高心率（最大预测心率的 87%）时。本例患者提示轻度单支血管病变（图5.4a 和 5.4b）；严重多支血管病变或左主干血管病变建议血运重建治疗。此外，血管内超声证实该患者有稳定型动脉粥样硬化斑块（图 5.5），总的缺血负荷超过 60 min（受血管造影和血运重建指征的限制），但不具备血运重建的其他标准[4]。

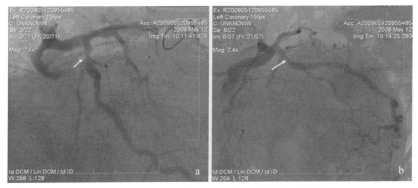

图 5.4 RAO（a）和 LAO（b）的冠状动脉造影
特别是尾侧角度，回旋支 75% 狭窄（箭头所示）

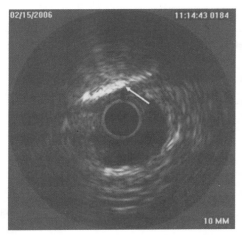

图 5.5 血管内超声：动脉粥样硬化斑块（箭头所示）钙化提示是一个
纤维化、稳定的斑块（Courtesy of Associate Professor A. Iancu）

5.4 问题 4：心脏康复有哪些内容适用于患者？

危险因素（血脂异常、超重、高血压）的治疗是适用的，但它不是专对心绞痛的。现行指南推荐如下目标[4]。

强烈推荐以体力活动为主的心脏康复治疗，因为已经证明体力活动可以改善生活质量和增加心血管疾病患者的生存率[4-5]。

体力活动由两部分组成：体能训练是一种有组织有监护的体力活动形式[6]。体能训练本身并不强烈推荐给本例患者，因为其活动能力是正常的（7 METs）[5,7]。但至少仍然有两个采用它的理由。首先，它对心血管危险因素有直接或间接的效果[8]。患者呈现高胆固醇血症、高三酰甘油血症和高血压，而体能训练对此都有积极的影响[8-9]。更重要的是，进行心脏康复计划的患者更拥护二级预防措施，特别在本例中，根据欧洲标准有代谢综合征的患者情况更应如此[3,10-12]。第二个理由是出于体能训练的效果，而非运动能力的增加。结果证明体育锻炼，尤其是高强度的锻炼，有抗动脉粥样硬化、抗炎症、抗血栓的作用，并且可延缓动脉粥样硬化斑块和其并发症的进展[11-14]（图 5.6）。最后一个很重要的理由是，为了提高患者的生活质量，在病情的情况允许下让患者获得最大的运动能力[15-16]。

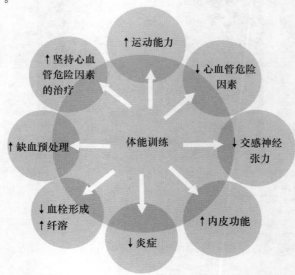

图 5.6 对心血管疾病患者（包括心绞痛患者）进行体能训练最重要的获益

关于体育锻炼，由于有了上述几方面的益处，对本例患者也提出了忠告，建议她进行每天 30～60 min 的日常体力活动，每周 5 天或每周至少 3 天[4-5]。在完成体能训练后，仍建议她进行个人的体育锻炼，但不是强制性的[6]。

5.5　问题 5：稳定型心绞痛患者体能训练的目标是什么？

对所有心血管疾病患者而言，运动能力的增加是心脏康复一个非常重要的目标[10,34]。本例表明在完成第 Ⅱ 阶段的康复计划后，运动能力（VO_2）增加了 20%～25%，同时其缺血阈值没有显著增加，在同等运动强度时，其 MVO_2 的增加显著减少（图 5.2）。

另一目标是对心血管危险因素有直接作用，但也要用专门的方法增加依从性，加强对危险因素的控制（例如戒烟）[11,15-17]。

临床研究表明，抗动脉粥样硬化机制产生的多效性效应也是很重要的[14-15]。

5.6　问题 6：推荐哪些心脏康复的模式呢？

住院心脏康复仅指在疾病的急性阶段（第 Ⅰ 阶段康复），或指复杂病情患者的第 Ⅱ 阶段[5,15,18-19]。

院外心脏康复：对我们的患者而言，如果在药物控制下症状已消除，院外康复就是唯一的方法。因为患者的心血管风险是中级（B 级），所以在一个心脏康复部门甚至在一个社区中心进行治疗是可以的，体能训练中可不需要强制实施严密的医疗监督[5,20-23]。

如果不能实施监督下的体能训练，则可以推荐家庭心脏康复[15,24]。因为在本例中，我们的患者运动能力较强，其体能训练包括体育锻炼、快速行走或室内活动（30～60 min/d），同时建议避免出现胸痛症状（即缺血阈值以下的运动强度）[25-28]。

5.7　问题7：推荐的训练类型和频率如何？

体能训练可以采用三种运动类型：

伸展运动用于保持关节的机动性和灵活性。它对运动能力的提高没有效果[15]。它可以被用来作为体能训练计划的一部分，但不能保证有训练效果[29]。

有氧训练　它代表了运动的主要类型，建议所有心血管患者（包括稳定型心绞痛患者）都应采用[30-32]，它和上述运动能力的提高都是有关联的。它不仅通过外周机制来改善运动能力，还通过中枢机制来提高运动能力[33-34]。就稳定型心绞痛患者而言，它不仅升高了缺血阈值（心绞痛阈值），减少了心绞痛发作的次数和强度，根据有关记录它还增加了生存率[35-36]。有氧训练有最好的心血管血流动力学效果（表5.1），因为事实上它并没有增加，反而在运动时降低了外周血管阻力，它增加了收缩期排血量，最大化了心排血量和VO_{2mx}，即使左心室收缩力下降的患者也能耐受[37]。

抗阻训练　日常生活中，等长运动是不可避免的，因此训练期间需要进行抗阻运动，特别对LV功能正常的患者更应如此，本例患者就是这种情况。事实表明（表5.1），在有监护情况下，由于后负荷的增加[16,31]当运动强度为MCV（最大随意收缩强度）的20%～30%时，其血流动力学效果对LV功能无害（同时也没有益处），这是因为后负荷增加的缘故[16,31]。这些训练能够及时的逐步增加患者的运动能力和降低其率压乘积，以改善生活质量，并达到稳定的或者有利于代谢的效果。在有氧训练进行时肌肉力量大有增长（表5.1），有一些训练课程也采用了有氧训练（每周2～3次）。

对心血管疾病患者（包括稳定型心绞痛患者）所推荐的训练频率是，初期为每周2～3次，但是每周5次可达到最好效果[15,38]。最理想的是每周7次，然而因实际困难，这是不可能做到的[3,5]。这就是为什么要鼓励患者在有监督的训练课程休课期间，每天需要自觉进行体育运动和步行锻炼 30 min[3,5,7]。

表 5.1 有氧运动和抗阻训练的效果比较

变量	有氧运动	抗阻运动
最大摄氧量	↑↑	↑0
肌力	0	↑↑
血流动力学影响		
收缩压（静息）	0	0
舒张压（静息）	0	0
次级量运动（MVO₂）时的率压乘积	↓↓	↓
每搏输出量，静息和最大	↑↑	0
心排血量最大值	↑↑	0
心率（静息）	↓↓	0
代谢作用		
HDL-C	↑0	↑0
LDL-C	↓0	↓0
胰岛素敏感性	↑↑	↑↑
%脂肪	↓↓	↓

↑—增加；↓—减少；0—不变；HDL-C—高密度脂蛋白胆固醇、LDL-C—低密度脂蛋白胆固醇

5.8 问题 8：训练课程中应推荐什么类型的运动，其强度和持续时间如何？

一般来说，训练课程的训练时间推荐为 $50 \sim 60\,min$，更短的时间仅推荐给心力衰竭患者[15,17]。对于我们这位稳定型心绞痛患者，最大持续时间是 $60\,min$[29-30,39]。

运动的强度可以是低度、中度、高度（表 5.2）。

低强度的体能训练：达到峰值 VO_2 的 $20\% \sim 40\%$（最大 VO_2

指在最大运动负荷测试期间的摄氧量，包括参加训练方案的患者），峰值心率的40%～50%。强度过低不能够提高运动能力和产生多效性效果。这种低强度有时会建议用于心力衰竭患者，以避免进一步的体能减退[36,40-42]。

中等强度的训练（峰值VO_2的50%～60%，峰值心率的60%～70%）增加了运动能力，但增加量仅有15%～20%，其对心血管的多效性效果是轻微的，甚至没有效果。这就是为什么中等强度的训练只推荐给有运动能力下降、左心室功能不全和心律失常等的患者。当训练不能在监督下进行时，它也可以实现家庭康复。我们不主张具有较高运动能力和没有左心室功能不全的患者使用中等强度的训练[36,40-42]。

表5.2　体能训练效果与运动强度的关系

	摄氧量	心血管危险因素控制	多效性效应
低	0	0	0
中等	↑	↓	↑
高	↑↑	↓↓	↑↑
很高	禁忌		

高强度的体能训练（峰值VO_2的60%～75%，峰值心率的70%～85%）保证了VO_2的增加（25%～35%），对心绞痛可升高其缺血阈值，对生活质量和生存率产生最大的效果，也保证了锻炼最大的多效性；其中一部分结果只有在高强度训练后才会产生[36,40]。对稳定型心绞痛患者，高强度体能训练的效果和通过心血管介入再通的效果一样，甚至更好[14]。本例患者属于中等风险级别，具备接近正常的运动能力，建议她在院外进行体能训练。可采用高强度的训练，以获得最大和最佳的效果。然而，对稳定型心绞痛患者，建议训练心率需低于缺血阈值，该值是在最大运动负荷测试时确定的。就本例患者而言，缺血阈值（心绞痛阈值）

发生在 130 次/分时，这意味着训练心率为 115～120 次/分（低于心绞痛阈值 10 次/分）对每次 30～40 min 的训练是合适的，当然，训练之前有 10 min 的准备活动，训练之后有 10 min 的整理活动[41-42]。

非常高强度的训练（最大摄氧量的 80%～90%，峰值心率的 90%～100%）会导致缺血并可能出现心绞痛，这在训练期间必须避免，因此，对稳定型心绞痛患者不推荐。而且，这种高强度训练完全不对心血管疾病患者推荐[15,36,40-42]。

5.9　问题 9：推荐患者进行多长时间的实际体能训练和体力活动？

对于其他心血管疾病患者，建议体能训练在有限的时间段内进行，心血管康复的体力活动要坚持一生，这代表了心脏康复的最后阶段。即第Ⅲ阶段[15]。体能训练本身，即康复的第Ⅱ阶段，建议定为 6～8 周的时间，约 36 个训练课。就增加运动能力和出现多效性结果而言，较短的训练时间（2～4 周）是不够的[43-46]。经典意义上，第Ⅱ阶段心脏康复治疗的目标是提高在 7 METs 基础上的运动能力。我们已经讨论过该患者有此运动能力。因此，体能训练的目标将是进一步增加其运动能力，但更主要的在于其多效性效果和长期坚持生活方式改变，同时还要有后续的体力活动。遗憾的是，如此短的时间后，长期生活方式改变的遵守做得很差。这是为什么建议继续另一阶段 8～12 个月院外（监护下）体能训练的原因。有一些作者认为这就是第Ⅲ阶段的康复期，但我们更愿意把它称作"第Ⅱ阶段康复的继续"，以避免对紧接下来心脏康复阶段理解上的混淆[43,46]。6～8 周或 8～12 个月后，患者将以个人为基础继续体育锻炼，这就是整个生存期的生活方式。这是必需的，因为训练效果（体力活动的收益）在保持久坐生活方式 3～6 周后就会消失殆尽[43-47]。

5. 10　问题 10：体能训练时，晚期缺血预处理干预是否可以保证运动能力的提高？

　　缺血预处理首先是在实验中提出，然后在临床中有所发现，它是指心肌缺血的短期发作来保护心肌免受随后缺血性事件的不利影响，保护作用发生在最初预处理后的几分钟内，并持续1~2小时，即所谓的早期缺血预处理窗口或早期缺血预处理。24 小时后，再次出现保护作用，甚至出现在其他缺血性症状不发作的时段，这种保护作用较弱但时间较长，可达 72 小时，到达预处理的第二个窗口或晚期预处理[48]。

　　两种类型的预处理（早期和晚期）都会在临床、心电、心律失常、血流动力学和代谢方面产生后果。缺血预处理与线粒体保护相关，因此保存线粒体的活性和能量产生，最终可增加细胞的存活率[48]。

　　早期和晚期预处理的机制是很复杂的（图 5.7），现已确定早期预处理主要是通过腺苷和 K^+-ATP 通道；而晚期预处理主要是通过 iNOS 和一氧化氮通道（图 5.8）[49]。将康复计划结束时（ET_2）的运动试验与康复计划初期（ET_1）的运动试验比较，证明在几个星期中度至高强度的体能训练后，ST 段压低推迟，最大的 ST 压低程度减小，缺血阈值得到提高（表 5.3）[50]。由于晚期预处理在 72 小时后消失，因此避免连续停止体力活动 2 天以上，通过这个机制以维持前期的训练效果[48]。

5. 11　问题 11：哪些药物有助于长期二级预防？改变生活方式和体力活动就足够了吗？

　　对多数患者，血脂异常和高血压控制目标非常高，单凭生活方式的改变是不够的，必须用药物来控制这些危险因素。进而言之，有些药物不仅可用以控制心血管危险因素，还有直接抗动脉

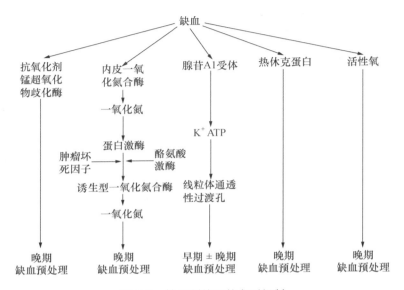

图 5.7 缺血预处理的主要机制

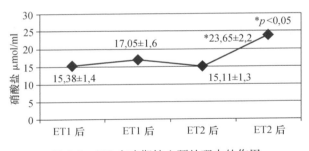

图 5.8 NO 在晚期缺血预处理中的作用

22 例冠心病患者在间隔 24 小时 2 次运动负荷试验（ET_1 和 ET_2）前、后血液硝酸盐水平。ET_1 后硝酸盐含量上升不明显，但 ET_2 后显著上升，表明 NO 参与了晚期缺血预处理

粥样硬化的效果，或者对动脉粥样硬化并发症有效果（血栓形成、心律失常等），被视为二级预防的药物。这类药物有他汀类药物、抗血小板药、β-受体阻滞剂和 ACEI[3,51-54]。它们适用于缺血性心

脏病患者，包括稳定型心绞痛，即使是没有症状的患者，也应该
如此[4]。他汀类药物对于血脂异常（包括高总胆固醇和高 LDL
胆固醇血症）而言，是必须使用且需强化干预的药物。另一方
面，不是所有的药物都适用于心肌缺血患者，无论是控制心绞痛
还是其他理由，应给予患者抗冠状动脉粥样硬化及其并发症有保
护作用的药物[5,55]。例如，硝酸盐对预防和控制心绞痛有良好效
果，但它并不能改善缺血患者的预后[5,35]。钙通道阻滞剂是很好
的抗心绞痛药物，一些实验研究证明它有抗动脉粥样硬化的效
果[5,48,55]。然而，并没有足够的临床数据证明它们在二级预防中
有作用[55]。贝特类药物被推荐用于治疗高三酰甘油血症，虽然
也有一些实验支持它的抗动脉粥样硬化效果，但此说法还缺乏临
床数据，直到现在它们还未能被推荐用于缺血性患者的预防性
治疗[15,51]。

表 5.3　进行间隔 4 周训练的 A 组和未受过训练稳定型
心绞痛患者的 B 组中 ET1 和 ET2 的运动试验数据

	A 组		B 组	
	ET_1	ET_2	ET_1	ET_2
峰值做功（W）	80.3 ± 7.2	$93.4\pm8.3^*$	65.2 ± 5.8	72.9 ± 6.5
率压乘积（mmHg×bpm）	$21\,573\pm3\,122$	$24\,168\pm3\,423$	$23\,551\pm3\,100$	$21\,000\pm2\,752$
最大 ST 下移（mm）	1.52 ± 0.23	0.74 ± 0.12	1.46 ± 0.32	1.17 ± 0.21

　* $P<0.05$

参考文献

1. Conroy RM, Pyörälä K, Fitzgerald AP, Sans S, Menotti A, et al. Graham on behalf of the SCORE project group. Estimation of ten-year risk of fatal cardiovascular disease in Europe: the SCORE project. *Eur Heart J.* 2003;24:987-1003.
2. Grundy SM, Hansen B, Smith SC Jr, Cleeman JI, Kahn RA; American Heart Association; National Heart, Lung, and Blood Institute; American Diabetes Association. Clinical management of metabolic syndrome: report of the American Heart Association/National Heart, Lung,

and Blood Institute/American Diabetes Association conference on scientific issues related to management. *Circulation*. 2004;109:551-556.

3. European Guidelines on CVD Prevention in clinical practice EJCPR 2007;14(2):S1-S113.

4. Fox K, Daly C. on behalf of ESC Task Force on the Management of Stable Angina Pectoris. *Eur Heart J.* 2006;27:1341-1381.

5. Gary J. Balady, Mark A. Williams, Philip A. Ades, Vera Bittner, Patricia Comoss, JoAnne M. Foody, Barry Franklin, Bonnie Sanderson, and Douglas Southard. Core Components of Cardiac Rehabilitation/Secondary Prevention Programs: 2007 Update: A Scientific Statement From the American Heart Association Exercise, Cardiac Rehabilitation, and Prevention Committee, the Council on Clinical Cardiology; the Councils on Cardiovascular Nursing, Epidemiology and Prevention, and Nutrition, Physical Activity, and Metabolism; and the American Association of Cardiovascular and Pulmonary Rehabilitation*Circulation*. 2007;115:2675-2682.

6. Wenger NK. Current status of cardiac rehabilitation. *J Am Coll Cardiol.* 2008;51(17):1619-1631.

7. Chicco AJ. Exercise training in prevention and rehabilitation: which training mode is best? *Minerva Cardioangiol.* 2008;56(5):557-570. Review.

8. Lavie CJ, Morshedi-Meibodi A, Milani RV. Impact of cardiac rehabilitation on coronary risk factors, inflammation, and the metabolic syndrome in obese coronary patients. *J Cardiometab Syndr.* 2008;3(3):136-140.

9. Warner JG Jr, Brubaker PH, Zhu Y, et al. Long-term (5-year) changes in HDL cholesterol in cardiac rehabilitation patients. Do sex differences exist? *Circulation.* 1995;92:773-777.

10. Woodgate J, Brawley LR. Self-efficacy for exercise in cardiac rehabilitation: review and recommendations. *J Health Psychol.* 2008;13(3):366-387. Review.

11. Hambrecht R. The molecular base of exercise. In: Perk J, et al., Ed. *Cardiovascular Prevention and Rehabilitation.* New York: Springer;2007:67-76.

12. Gohlke H. Exercise training in coronary heart disease. In: Perk J, et al. Ed. *Cardiovascular Prevention and Rehabilitation.* New York: Springer;2007:125-137.

13. Wang JS. Exercise prescription and thrombogenesis. *J Biomed Sci.* 2006;13(6):753-761.

14. Hambrecht R, Wolf A, Gielen S, et al. Effect of exercise on coronary endothelial function in patients with coronary artery disease. *N Engl J Med.* 2000;342:454-460.

15. Zdrenghea D. Recuperare şi prevenţie cardiovasculară. Ed. Clusium. Cluj-Napoca 2008.

16. Williams MA, Haskell WL, Ades PA, et al. Comparison of effects of aerobic endurance training with strength training. Resistance Exercise in Individuals With and Without Cardiovascular Disease:2007 Update; A Scientific Statement From the American Heart Association Council on Clinical Cardiology and Council on Nutrition, Physical Activity, and Metabolism. *Circulation.* 2007;116:572-584.

17. Gianuzzi P. Rehabilitation modalities. In: Perk J, et al. Ed. *Cardiovascular Prevention and Rehabilitation.* New York: Springer;2007:454-459.

18. AACVPR Guidelines for Cardiac Rehabilitation and Secondary Prevention Programs. 4th ed. Champaign, IL: Human Kinetics, 2004.

19. Lloyd GW. Preventive cardiology and cardiac rehabilitation programmes in women. Maturitas. 2009 Mar 23. (Epub ahead of print).

20. Lavie CJ, Thomas RJ, Squires RW, Allison TG, Milani RV. Exercise training and cardiac rehabilitation in primary and secondary prevention of coronary heart disease. *Mayo Clin Proc.* 2009;84(4):373-383.

21. Fuchs AR, Meneghelo RS, Stefanini E, et al. Exercise may cause myocardial ischemia at the anaerobic threshold in cardiac rehabilitation programs. *Braz J Med Biol Res.* 2009;42(3):272-278.

22. Beckie TM, Mendonca MA, Fletcher GF, Schocken DD, Evans ME, Banks SM. Examining the challenges of recruiting women into a cardiac rehabilitation clinical trial. *J Cardiopulm Rehabil Prev.* 2009;29(1):13-21.

23. Jeger RV, Rickenbacher P, Pfisterer ME, Hoffmann A. Outpatient rehabilitation in patients with coronary artery and peripheral arterial occlusive disease. *Arch Phys Med Rehabil.* 2008;89(4):618-621.

24. Oliveira J, Ribeiro F, Gomes H. Effects of a home-based cardiac rehabilitation program on the physical activity levels of patients with coronary artery disease. *J Cardiopulm Rehabil Prev.* 2008;28(6):392-396.

25. Higginson R. Women and cardiac rehab: overcoming the barriers. *Br J Nurs.* 2008;17(22):1380-1381.

26. O'Keefe-McCarthy S. Women's experiences of cardiac pain: a review of the literature. *Can J Cardiovasc Nurs.* 2008;18(3):18-25. Review.

27. Grace SL, Gravely-Witte S, Brual J, et al. Contribution of patient and physician factors to cardiac rehabilitation referral: a prospective multilevel study. *Nat Clin Pract Cardiovasc Med.* 2008;5(10):653-662.

28. Blanchard C. Understanding exercise behaviour during home-based cardiac rehabilitation: a theory of planned behaviour perspective. *Can J Physiol Pharmacol.* 2008;86(1–2):8-15.

29. Squires RW, Montero-Gomez A, Allison TG, Thomas RJ. Long-term disease management of patients with coronary disease by cardiac rehabilitation program staff. *J Cardiopulm Rehabil Prev.* 2008;28(3):180-186.

30. Koutroumpi M, Pitsavos C, Stefanadis C. The role of exercise in cardiovascular rehabilitation: a review. *Acta Cardiol.* 2008;63(1):73-79. Review.

31. Amundsen BH, Rognmo Ø, Hatlen-Rebhan G, Slørdahl SA. High-intensity aerobic exercise improves diastolic function in coronary artery disease. *Scand Cardiovasc J.* 2008;42(2):110-117.

32. Brochu M, Poehlman ET, Savage P, Fragnoli-Munn K, Ross S, Ades PA. Modest effects of exercise training alone on coronary risk factors and body composition in coronary patients. *J Cardiopulm Rehabil.* 2000;20:180-188.

33. Iellamo F, Pagani M, Volterrani M. Cardiac rehabilitation and prevention of cardiovascular disease a role for autonomic cardiovascular regulation. *J Am Coll Cardiol.* 2008; 52(13):1105.

34. Schachinger V, Britten MB, Zeiher AM. Prognostic impact of coronary vasodilator dysfunction on adverse long-term outcome of coronary heart disease. *Circulation.* 2000;101:1899-1906.

35. Fox KF, Nuttall M, Wood DA, et al. A cardiac prevention and rehabilitation programme for all patients at first presentation with coronary artery disease. *Heart.* 2001;85:533-538.

36. Thompson PD. Exercise prescription and proscription for patients with coronary artery disease. *Circulation.* 2005;112:2354-2363.

37. Chursina TV, Shcherbatykh SI, Tarasov KM, Molchanov AV. Physical rehabilitation of inpatients with ischemic heart disease. *Klin Med (Mosk).* 2008;86(7):31-35.

38. Tanasescu M, Leitzmann MF, Rimm EB, Willett WC, Stampfer MJ, Hu FB. Exercise type and intensity in relation to coronary heart disease in men. *JAMA.* 2002;288:1994-2000.

39. Balady GJ, Fletcher BJ, Froelicher EF, et al. Cardiac rehabilitation programs: a statement for healthcare professionals from the American Heart Association. *Circulation.* 1994;90:1602-1610.

40. AHA Scientific Statement Exercise Standards for Testing and Training. *Circulation.* 2001;104:1694.

41. Gohlke H. Exercise training in coronary heart disease. In: Perk J, et al. Ed. *Cardiovascular Prevention and Rehabilitation.* New York: Springer;2007:125-137.

42. Gielen S, Brutsaert D, Saner H, Hambrecht R. Cardiac rehabilitation. In: Camm AJ, Lüscher TF, Serruys PW eds. *ESC Textbook of Cardiovascular Medicine.* Oxford: Blackwell; 2006:783-806.
43. Morrow DA, Gersch BJ. Chronic coronary artery disease. In: Libby P, Bonow RO, Mann DL, Zipes DP, Ed. *Braunwald's Heart Disease.* Philadelphia: W.B. Saunders;2007:1353-1418.
44. Papadakis S, Reid RD, Coyle D, Beaton L, Angus D, Oldridge N. Cost-effectiveness of cardiac rehabilitation program delivery models in patients at varying cardiac risk, reason for referral, and sex. *Eur J Cardiovasc Prev Rehabil.* 2008;15(3):347-353.
45. Womack L. Cardiac rehabilitation secondary prevention programs. *Clin Sports Med.* 2003;22(1):135-160.
46. Mendes MF. Long term maintenance programs. In Perk J, et al. Ed. *Cardiovascular Prevention and Rehabilitation.* New York: Springer;2007:347-351.
47. Migam A, Tardif JC. The place of exercise in the patient with chronic stable angina. The place of exercise in the patient with chronic stable angina. *Heart Metab.* 2008;38:34-37.
48. Zdrenghea D, Poantă L, Pop D, Zdrenghea V, Zdrenghea M. Physical training – beyond increasing exercise capacity. *Rom J Intern Med.* 2008;46(1):17-27.
49. Zdrenghea D, Bódizs G, Ober MC, Ilea M. Ischemic preconditioning by repeated exercise tests involves nitric oxide up-regulation. *Rom J Intern Med.* 2003;41(2):137-144.
50. Zdrenghea D, Potâng E, Timiş D, Bogdan E. Does ischemic preconditioning occur during rehabilitation of ischemic patients? *Rom J Intern Med.* 1999;37(3):201-206.
51. AHA/ACC Guidelines for Secondary Prevention for Patients With Coronary and Other Atherosclerotic Vascular Disease: 2006 Update. *Circulation.* 2006;113:2363-2372.
52. ESC Expert Consensus Document on the Use of Antiplatelet Agents. The Task Force on the Use of Antiplatelet Agents in Patients with Atherosclerotic Cardiovascular Disease of the European Society of Cardiology. *Eur Heart J.* 2004;25:166-181.
53. ESC Expert Consensus Document on B-Adrenergic Receptor Blockers, 2004. *Eur Heart J.* 2004;25:1341-1362.
54. ESC Expert Consensus Document on Angiotensin Converting Enzyme Inhibitors in Cardiovascular Disease. *Eur Heart J.* 2004;25:1454-1470.
55. Atar D. Pharmacotherapy in prevention and rehabilitation. In: Perk J, et al. Ed. *Cardiovascular Prevention and Rehabilitation.* New York: Springer;2007:439-453.

2型糖尿病与心血管疾病患者的心脏康复

David Niederseer，Gernot Diem，and Josef Niebauer

6.1 临床资料

一位 54 岁男性来到大学运动医学预防和康复研究所评估身体状况。因为从来没有做过身体素质评估，他的妻子允诺要给他做一次身体素质评估作为其生日礼物。患者是一个木匠，报告说他很健康，没有任何症状。两年前曾患有前壁心肌梗死，于当地心内科行左前降支药物洗脱支架置入治疗。目前据说没有心绞痛等其他心血管问题。该患者既往每天吸烟 1 包（30 盒/年）。其父母健在，父亲现年 76 岁，患有 2 型糖尿病及 COPD。母亲现年 75 岁，身体健康。他的两个兄弟和一个姐姐都没有任何心血管疾病。两个儿子，一个 27 岁，一个 30 岁，同样身体健康。患者每周进行 30～45 min 的慢跑，目前服用的药物包括：阿司匹林 100 mg、β-受体阻滞剂（美托洛尔 50 mg，每天 2 次）、血管紧张素转化酶抑制剂（雷米普利2.5 mg，每天 1 次）和他汀类药物（辛伐他汀40 mg，每天 1 次）。

在体检时测量了体重指数（body mass index，BMI）（94.3 kg；1.74 m；31.1 kg/m^2）、腰围（105 cm）和血压（145/95 mmHg）。肺功能参数（图 6.1）在正常范围内，心电图（图 6.2）显示左心室肥大（Sokolow-Lyon-Index：4.8 mV）。

患者在一个踏车测力计上做了一个最大运动负荷测试（图 6.3），初始负荷为 50W，每 2 min 增加 25 W，当体能消耗达到 150 W时结束测试。患者的心率在静息状态下为 56 次/分，在精疲力竭时为 152 次/分。在测试及休息过程中，患者没有任何症状，心电图也没有缺血和心律失常的表现。唯一的病理发现是血压在最

参数	单位	测量值	测量值占预期值（NHANES Ⅲ）的百分比
FVC	L	5.44	93%
FEV$_1$	L	4.3	94%
FEV$_1$/FVC		0.79	101%
PEF	L/s	10.61	97%

FVC：用力肺活量；FEV$_1$：第一秒用力呼气量；PEF：最大呼气流量；
NHANES Ⅲ：第三次全国健康和营养调查；L：升；s：秒

图 6.1　肺功能检查

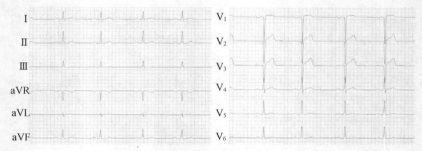

图 6.2　左心室肥大的心电图表现

阶段	工作负荷（瓦特）	时间（分：秒）	心率（次/分）	血压（mmHg）	心率-收缩压乘积（心率×收缩期血压）	RPE
0	静息	0	56	145/95	10 440	8
1	50	2	108	160/100	17 280	10
2	75	4	124	180/100	22 320	13
3	100	6	130	210/110	27 300	15
4	125	8	147	240/115	35 280	18
5	150	9：32	152	260/120	39 520	20
其后	恢复 1 min	1	134	215/110	28 810	17
其后	恢复 2 min	3	112	190/100	21 280	13
其后	恢复 3 min	5	89	175/90	15 575	11

RPE：自感用力度

图 6.3　踏车测力计数据

大运动负荷时达到了 260/120 mmHg（2006 年欧洲心脏病学会颁布心绞痛治疗指南：＜250/＜115[1]）。由于血压变化和心电图 Sokolow-Lyon 指数呈阳性，行超声心动图发现患者左心室向心性肥厚达 13 mm，左心室功能中度减退，射血分数只有 47%，推测与前负荷增加有关。

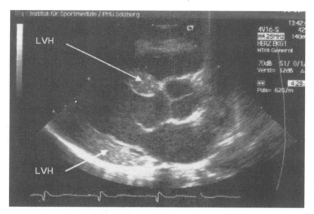

图 6.4　左心室肥大（LVH）

血液检查（图 6.5）显示空腹血糖为 7.2 mmol/L（129 mg/dl）及血脂异常。尽管服用了他汀类药物，总胆固醇仍达 7.0 mmol/L（270 mg/dl），低密度脂蛋白胆固醇为 4.0 mmol/L（155 mg/dl），高密度脂蛋白胆固醇为 2.2 mmol/L（85 mg/dl），三酰甘油为 1.7 mmol/L（148 mg/dl）。

尿液分析（图 6.6）显示，尿液中含有微量蛋白和尿糖。

6.2　危险分层

评估患者的心血管事件风险有利于提高患者对改变生活方式重要性的认识。可以提出以下问题：

1. 根据患者的（HeartScore®）心脏评分，哪些因素可以用来预测患者 10 年内心脏病发作和卒中的可能？

参数	单位	数值	
钾	mmol/L	3.8	
钠	mmol/L	140	
尿素	mg/dl	21	
肌酐	mg/dl	0.9	
钙	mmol/L	2.44	
总蛋白	g/dl	7.8	
葡萄糖	mmol/L；mg/dl	7.2；129	高
C-反应蛋白	mg/dl	<0.6	
hsCRP	mg/dl	0.3	高
尿酸	mg/dl	6.2	
HbA$_{1c}$	%	6.9	高
总胆红素	mg/dl	1.1	
胆固醇	mmol/l；mg/dl	7.0；270	高
三酰甘油	mmol/l；mg/dl	1.7；148	
HDL-胆固醇	mmol/l；mg/dl	2.2；85	高
LDL-胆固醇	mmol/l；mg/dl	4.0；155	高
肌酸激酶	U/l	151	
CK-MB	U/l	11	
PTT	s	32	
纤维蛋白原	mg/dl	317	
红细胞	T/L	4.6	
血红蛋白	g/dl	13.8	
红细胞压积	%	40.0	
白细胞	G/L	3.59	
血小板	G/L	170	
白蛋白	g/dl	4.9	
高半胱氨酸	μmol/l	12.00	

hsCRP：高敏 C-反应蛋白；HDL：高密度脂蛋白；LDL：低密度脂蛋白；
CK-MB：肌酸激酶肌肉-脑型同工酶；PTT：部分促凝血酶原时间

图 6.5 血液检查参数

比密	kg/m³	1.015
pH		6
白细胞	—	neg
亚硝酸盐	—	neg
蛋白质	—	neg
葡萄糖	++	100 mg/dl
酮体	—	neg
尿胆原		neg
胆红素	—	neg
红细胞		neg
微量白蛋白	++	50 mg/dl

图注：neg：阴性；kg：千克；m：米；pH：酸碱度；mg：毫克；dl：分升

图 6.6 尿液分析

根据（HeartScore®）心脏评分，年龄、性别、吸烟史、收缩压、总胆固醇和居住国家[2]（见图6.7）都是用来预测10年心血管风险的必要因素。体重指数（BMI）已经被列入（HeartScore®）心脏评分中，经证实BMI对心血管疾病风险的影响是很微弱的。也就是说，在HeartScore®中，BMI并不能提高对心血管风险的预测能力。根据欧洲心血管疾病预防指南，糖尿病患者被认为是心血管疾病高危人群，因此需要格外严格的治疗。因此，糖尿病这个因素也就没有什么必要考虑了，因为此类患者已经被认为是高危人群。

2. 有两个模型，一个是高危模型，一个是低危模型，该如何选择呢？

这个模型的选择必须依据患者所在国家（见表6.1）。

对于奥地利，我们应该选用高危模型。使用高危模型，我们计算出的患者10年心血管风险为8%，而使用低危模型，患者10年心血管风险为4%。在我们的患者中，任何一个独立的危险因素都需要我们预防性干预来防止二次心血管事件的发生。

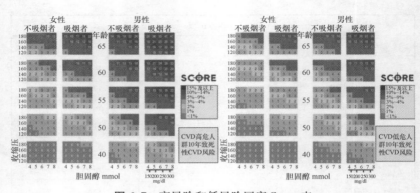

图 6.7　高风险和低风险国家 Score 表

表 6.1　Score 表中的高风险和低风险积分国家

欧洲低风险	比利时、法国、意大利、卢森堡、瑞士和葡萄牙
欧洲高风险	阿尔巴尼亚、阿尔及利亚、亚美尼亚、奥地利、白俄罗斯、保加利亚、克罗地亚、捷克共和国、丹麦、埃及、爱沙尼亚、芬兰、格鲁吉亚、匈牙利、冰岛、爱尔兰、以色列、拉脱维亚、黎巴嫩、利比亚、立陶宛、前南斯拉夫马其顿共和国、摩尔多瓦、摩洛哥、挪威、罗马尼亚、圣马力诺、塞尔维亚和黑山、斯洛伐克、斯洛文尼亚、荷兰、突尼斯、土耳其、乌克兰、英国
可提供的国家	波斯尼亚和黑塞哥维那、塞浦路斯、德国、希腊、波兰、俄罗斯、西班牙、瑞典

6.3　糖尿病的诊断

因为将空腹血糖的诊断标准提高到 7.2 mmol/L（129 mg/dl），所以微量尿蛋白和尿糖成为了糖尿病必备的检测项目。

如何有效而准确地诊断出心血管疾病患者合并糖尿病呢？

1. 单独 1 次测定空腹血糖对于诊断糖尿病是不够的，至少需要在不同天测定 2 次空腹血糖。
2. 糖化血红蛋白不是一个诊断标准，它是用来帮助评估降糖治疗效果的。与 2 h 口服葡萄糖耐量试验（OGTT）或空腹血糖测试相比，糖化血红蛋白的测定具有高度特异性。然而，当糖化血红蛋白水平正常时，其敏感性不足以排除糖尿病，所以建议不要把这个指标作为糖尿病的诊断标准[3]（推荐程度：C）[4]。低于诊断标准的低糖化血红蛋白主要见于红细胞寿命缩短的人群，可见于葡萄糖-6 磷酸脱氢酶缺乏症，镰状红细胞病以及任何可以引起未成熟红细胞死亡的疾病。相反，高于诊断标准的高糖化血红蛋白可见于红细胞寿命延长的人群，如维生素 B_{12} 或叶酸缺乏的患者。糖化血红蛋白升高反映血糖控制不佳。然而，正常的糖化血红蛋白水平也可能是因为近一段时间内有低血糖或者非持续性的高血糖。此外，如果患者在 6 周内有节食或者药物治疗的话，糖化血红蛋白测量值就不可靠。同样，患者要是近期有大量失血或者溶血性贫血，也是不适合做这项检测的。

3. 在心血管病患者中，OGTT 是诊断糖尿病的正确方法。高血糖及无症状 2 型糖尿病的早期，OGTT 是最佳的诊断手段。（图 6.8[3]），在 5 min 内摄入 75 g 葡萄糖（针对这位患者应该：$93.4 \times 1.75 = 163.45$ g；但是一次摄入量不可超过 75 g）。这位患者 2 h 后的血糖水平是 12.2 mmol/L（220 mg/dl），远远超出了正常值（< 7.8 mmol/L），因此诊断糖尿病是可靠的。另外，值得注意的是，他的糖化血红蛋白值是 6.9%。

- 提前 8~14 h 禁食（不禁水）
- 在上午 7：00~8：00 进行口服葡萄糖耐量试验
- 测基础血糖
- 在 5 min 内摄入标准量的葡萄糖溶液（每千克体重 1.75 g 葡萄糖，最大量为 75 g）
- 2 h 后抽血化验

图 6.8　如何进行口服葡萄糖耐量试验

　　糖尿病的早期诊断是至关重要的，因为糖尿病会使原有的心血管疾病死亡率增加 2 倍以上。患过心肌梗死的患者心血管事件再发的概率可上升 4 倍，如果合并糖尿病，那么风险会进一步增加至 6.4 倍[3,5]。图 6.9[3]介绍了一个针对糖尿病或冠状动脉疾病患者切实有效的糖尿病诊断方法。抛开其他并发症不谈，糖尿病本身就可使患者处于极高的危险状态。在一个欧洲心脏病调查的子样本中，超过三分之一的冠状动脉疾病患者经 OGTT 检测均有糖耐量减低。通过这个简单、有效又廉价的临床常规检查，可以提高冠状动脉疾病患者糖尿病的诊断率，从而使那些处于高危状态的患者获得最佳的药物、介入和外科手术治疗[6]。

血糖水平	正常		空腹血糖 调节受损（IFG）		糖耐量减低 （IGT）		糖尿病（DM）	
静脉血	空腹	服糖后 2 小时	空腹	服糖后 2 小时	空腹	服糖后 2 小时	空腹	服糖后 2 小时
(mmol/l)	<6.1	<7.8	≥6.1 且 <7.0	<7.8	<7.0	≥7.8	≥7.0	≥11.1
(mg/dl)	<110	<140	≥110 且 <126	<140	<126	≥140	≥126	≥200

图 6.9　1999 年 WHO 糖尿病诊断标准——口服葡萄糖耐量试验解读
mmol：毫摩尔；l：升；mg：毫克；dl：分升；hrs：小时

6.4　改善危险因素

该患者静息状态时血压为 145/95 mmHg，最大运动负荷时血压为 260/120 mmHg；图 6.5 为血液检测结果，显示空腹血糖为 7.2 mmol/L（129 mg/dl），尽管服用他汀类药物，但仍存在血脂异常，总胆固醇为 7.0 mmol/L（270 mg/dl），低密度脂蛋白胆固醇为 4.0 mmol/L（155 mg/dl），高密度脂蛋白胆固醇为 2.2 mmol/L（85 mg/dl）以及三酰甘油为 1.7 mmol/L（148 mg/dl）。

该患者服用的药物包括阿司匹林 100 mg、β 受体阻滞剂（美托洛尔 50 mg，每天 2 次）、血管紧张素转化酶抑制剂（雷米普利 2.5 mg，每天 1 次）和他汀类（辛伐他汀 40 mg，每天 1 次）。

为改善该患者的危险因素，在及时强化药物治疗的同时必须指导患者如何改变生活方式。即使立刻改变生活方式以及随后增加药物治疗，也可能不足以改善该患者的危险因素，还需进行药物治疗。如果不立刻给予干预性治疗，这位患者将持续处于心脏病高危状态。此患者的状况已经不容许他再接受无用的治疗了。

这位患者的血压没有得到有效的控制。静息状态下血压为145/90 mmHg、最大运动负荷状态下血压为260/120 mmHg，血压仍然过高。此外，心脏病患者若合并左心室射血分数降低，静息心率为70次/分，则其死亡率也随之增加（图6.10）[7]。因此，β受体阻滞剂应该增加至最大耐受剂量。因此，没有必要额外增加 If 通道阻滞剂。但是该患者必须增加 ACEI 和 β 受体阻滞剂的剂量来保证有效地控制高血压。为了达到降低危险因素的目标，必须马上改变生活方式，实现非药物治疗。

高血压	<130/80 mmHg
LDL-C	<2.6 mmol/L（<100 mg/dl），目标为1.8 mmol/L（<70 mg/dl）
空腹血糖	4.4~6.1 mmol/L（80~110 mg/dl）
糖化血红蛋白	<6.5%
体重指数	<25 kg/m²
腰围	<102 cm
体力活动	每周3~7天，每次30~60 min（>150 min/周）中度至剧烈有氧运动（如散步、骑自行车等），使心率达最大心率的50%~70%

图6.10 风险降低目标

每周进行至少150 min 中度至剧烈的有氧运动（如散步、慢跑、骑自行车等），使心率从最大值的50%逐渐提高到70%，理想情况下，应该每次锻炼30~60 min，每周锻炼3~7天。运动训练对大多数心血管风险的影响是有利的。影响包括：降低血糖和三酰甘油、升高高密度脂蛋白胆固醇、减轻体重及降低血压[3]。虽然在有些方面药物治疗同样可以起到改善作用，但是运动锻炼对改善血管内皮功能障碍以及提高运动能力方面的作用，要比药物治疗效果更好[8]。

　　这位患者的危险因素包括动脉血压、缺乏运动、吸烟、肥胖、血脂异常以及糖尿病（如图 6.11）。

　　根据目前的指南[3,9-10]，为降低风险，我们需要达到的目标在图 6.12 中已列出。参与一个全面的心脏康复计划可以帮助患者达到降低心血管风险以及使总死亡率降低 26％～31％ 的目标[9]。

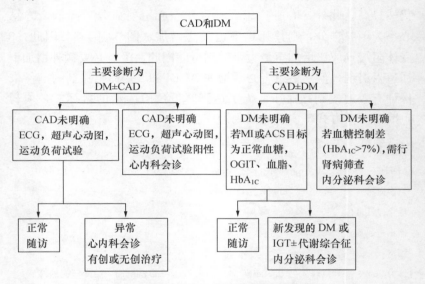

图 6.11　冠状动脉疾病和糖尿病患者的演变

CAD：冠状动脉疾病；DM：糖尿病；HbA_{1c}：糖化血红蛋白 A_{1c}；MI：心肌梗死；ECG：心电图；ACS：急性冠状动脉综合征；IGT：糖耐量减低

6.5　运动处方

　　该患者每周最多进行 30～45 min 慢跑锻炼。

什么样的运动处方是值得推荐给该患者呢？

　　根据目前的文献，该患者每周至少进行 150 min 中等至剧烈的有氧运动（如散步、骑自行车等），以心率达到最大值的 50％～

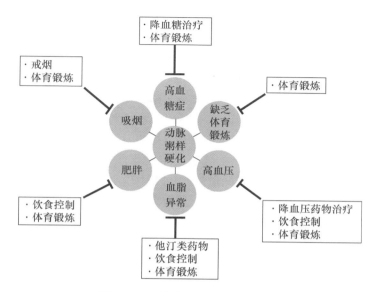

图 6.12　可变危险因素的治疗方案

70％为宜，每周至少 5 次。遵循这个运动计划的患者有望从中获益，比如对血糖的控制，这不是主要靠减轻体重来实现的。尽管目前缺乏抗阻训练的依据，但是增加肌肉容积可以改善胰岛素敏感性和降低血糖水平。此外，患者应该每周进行 3 次抗阻训练，针对所有的主要肌群，每组 8~10 次，重复 3 组，重量以设定在最多举起不超过 8~10 次为宜（8~10 1RM）[10]。

在身体素质评估 2 周后，该患者同意加入预防和康复运动医学研究所的门诊康复计划。这个康复计划历时 12 个月，前 6 周包括 3 个训练部分，在接下来的剩余 1 年，每周均有训练。训练课程包括耐力训练、抗阻训练、本体感觉及柔韧性训练。此外，在心理心脏病学方面指导患者、给予营养学支持、使其加入戒烟计划、鼓励他们在家继续进行锻炼。以运动训练为主的长期多因素干预性治疗可以改善 2 型糖尿病及 CAD 患者冠状动脉血管内皮功能，正如先前所述[11]。

　　每次训练由 3～10 位患者组成，训练持续 60 min，包括 5 min 的准备运动、50 min 的耐力及抗阻训练，以及 5 min 的整理活动。每次训练前都要检测血糖水平。

　　除了健美操，柔韧性训练同样包括了牵张训练和在晃动的平台上的平衡训练。整个耐力训练是在踏车测力计上完成的，同时进行心电图监测。刚开始训练的时候，心率控制在相当于最大氧耗量一半时的心率水平。踏车测力计是自动调节运动负荷的，这样就可以使心率一直保持在最初设定的水平。在以后的训练中，运动负荷将增加到最大氧耗量的 70％～80％。如果可以，患者将会被要求持续锻炼 30 min 以上，目标是每次练习达到 60 min。另外，每周还有两部分抗阻训练。第一部分训练用举重器材来熟悉患者的情况。接下来的训练将针对 6～8 个肌群，重复 3 组，每组以重复 8～10 次为宜，负荷为最大负荷的 75％～85％。

　　当我们的患者加入这个计划时，严重的事件发生了。例行的运动前血糖监测显示血糖为 11.2 mmol/L（200 mg/dl），与之前的运动前血糖相比，此次血糖水平控制较好，所以开始训练。在耐力训练 10 min 后，心率开始升高，尽管他的运动负荷从 75 W 不断降至 45 W，但患者仍主诉感到头晕及口干，进一步心电图检测可以发现多个室性期前收缩。

　　患者的这种症状可能不是因为低血糖所致。

　　即时血糖测量显示血糖浓度 19.4 mmol/L（350 mg/dl），表明此时患者处于高血糖状态。

　　高血糖的常见症状有：多食、多饮、多尿、视物模糊、疲劳、体重减轻、伤口愈合不佳、口干、皮肤干燥或搔痒、阳痿（男性）、反复感染（如阴道酵母菌感染）、腹股沟皮疹、外耳感染（游泳耳）；Kussmaul 呼吸：呼吸深大、急促，心律不齐，木僵，昏迷。

　　休息几分钟后，患者症状好转，在休息 15 min 后进行第 3 次血糖测量，血糖仍为 19.4 mmol/L（342 mg/dl）。患者陈述这周除了工作，还有一些家庭问题，使他感到十分疲惫。因此，上周他失眠了。为了缓解压力，在我们研究所预先安排的训练前，他在踏车测力计上进行了 2 小时家庭训练。从获得的测量结果不难发现，他患有高血糖，除了每 15 min 连续监测血糖外，剩余时间不得从事任何锻炼。此外，尿液分析发现患者的尿液中含有酮体。次日复查尿液，所有的参数均在正常范围内。血糖为 9.6 mmol/L（174 mg/dl），患者表示经过一天的休息，他完全恢复了。患者的血糖监测和尿液检查结果见图 6.13。体能消耗可促进肝生成葡萄糖（糖异生和糖原分解），同时可使脂肪组织释放游离脂肪酸的作用增强以及减少肌肉组织对葡萄糖的摄取（图 6.14）。

肾上腺素能症状

焦虑、紧张、震颤、心悸、心动过速、出汗、感觉温暖、面色苍白、发凉、瞳孔散大、手指针刺样感觉

胰高血糖素症状

饥饿、恶心、呕吐、腹部不适、头痛

神经性低血糖症状

缺乏判断力、焦虑、情绪低落、抑郁、哭泣、消极、易怒、愤怒、性格改变、情绪不稳、疲劳、乏力、淡漠、嗜睡、白日做梦、睡眠、意识模糊、健忘、头晕、视物模糊、复视、自动行为、言语困难、共济失调、麻痹、轻偏瘫、感觉异常、头痛、木僵、昏迷、呼吸异常、广泛或局部癫痫发作

图 6.13 低血糖症状

时间？	血糖［mmol/L（mg/dl）］	尿酮体
训练前	11.2（200）	未检测
事件发生后即刻	19.4（350）	阳性
事件发生后 15 min	19.0（342）	未检测
第二天	9.6（174）	阴性

图 6.14 严重事件发生后的血糖测量和尿液检测结果

在接下来的几个月，再也没有发生这样的事情。患者完成了 52 周的训练，出勤率为 95%。运动前后的测量结果如图 6.15 所示。除了体重、身体成分和运动能力外，其糖代谢和血压情况有所改善。尽管患者的血脂水平显示有所改善，但是基于他汀类药

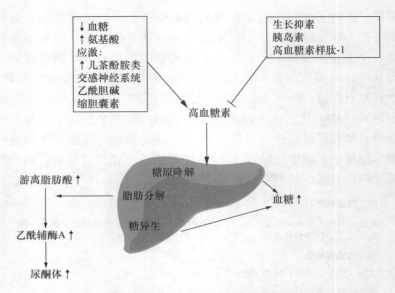

图 6.15 高血糖素对糖尿病的作用

物的多效性，仍要继续服用他汀类药物[13-14]。一项生活质量问卷调查显示，在 8 个测试领域中的以下 7 项具有显著改善：活力、身体功能、一般健康状况、机体感知能力、情绪作用功能、社会角色和心理健康。只有躯体疼痛无改善。

6.6 结论

这名 54 岁男性 2 年前曾患前壁心肌梗死，在预防和康复运动医学研究所参加了身体素质评估。由于存在多个可变性心脏危险因素，他不得不立刻改变自己的生活方式。重要的是，该患者加入了一个综合性心脏康复计划。运动训练每周 3～5 次，强度从最大心率的 50％提高到每周进行 150 min 中度至剧烈的有氧运动（如散步、慢跑、骑自行车等），随后可提高至最大心率的 70％，最好 1 周内每天坚持。运动训练是非常重要的，因为它可以改善许多危险因素。其影响包括：降低三酰甘油、升高高密度脂蛋白胆固醇、减轻体重和降低血压水平[10]。此外，还建议进行每周 3 次的抗阻训练，针对所有的主要肌群，每周训练为 3 组，每组 8～10 次，推举重量定在每组最多能做 8～10 次。

测量值	单位	加入前	加入后	趋势
体重	kg	94.3	92.8	↓
体重指数	kg/m²	31.1	30.7	↓
最大做功	W	150	200	↑
静息心率	次/分	56	55	↓
最大心率	次/分	152	150	+/-
静息状态血压	mmHg	145/95	135/90	↓
最高血压	mmHg	260/120	245/100	↓
HbA$_{1c}$	%	6.9	6.2	↓
血糖	mmol/l（mg/dl）	7.2（129）	6.5（117）	↓
OGTT：服糖后 2 h	mmol/L（mg/dl）	12.2（220）	10.2（184）	↓
LDL-胆固醇	mmol/L（mg/dl）	4.0（155）	3.1（121）	↓
总胆固醇	mmol/L（mg/dl）	7.0（270）	5.5（211）	↓
HDL-胆固醇	mmol/L（mg/dl）	2.2（85）	2.2（84）	+/-
三酰甘油	mmol/L（mg/dl）	1.7（148）	1.3（111）	↓

图 6.16 心脏康复计划前、后测量值

所有生活方式的改变均依赖于对高血压、血脂异常和糖尿病这些危险因素的药物治疗。此外，每天的热量摄入应减少到 1500 kcal，脂肪的摄入应减少到每天总能量摄入的 30%～35%[3,9]。此外，即使有阿司匹林使用禁忌，也要开始和维持阿司匹林或其他抗血小板药物的抗血小板治疗。

以一个合理的方式来引导这类患者是一个耗时的终生任务，别无他选。

参考文献

1. Fox K, Garcia MA, Ardissino D, et al. Guidelines on the management of stable angina pectoris: executive summary: The Task Force on the Management of Stable Angina Pectoris of the European Society of Cardiology. *Eur Heart J*. 2006;27:1341-1381.

2. Conroy RM, Pyörälä K, Fitzgerald AP, et al. Estimation of ten-year risk of fatal cardiovascular disease in Europe: the SCORE project. *Eur Heart J*. 2003;24:987-1003.

3. Rydén L, Standl E, Bartnik M, et al. Task Force on Diabetes and Cardiovascular Diseases of the European Society of Cardiology (ESC); European Association for the Study of Diabetes (EASD). Guidelines on diabetes, pre-diabetes, and cardiovascular diseases: executive summary. The Task Force on Diabetes and Cardiovascular Diseases of the European Society of Cardiology (ESC) and of the European Association for the Study of Diabetes (EASD). *Eur Heart J*. 2007;28:88-136.

4. Lee TJ, Safranek S. FPIN's clinical inquiries. A1C testing in the diagnosis of diabetes mellitus. *Am Fam Physician*. 2006;74:143-144.

5. Bourrilhon C, Philippe M, Chennaoui M, et al. Energy expenditure during an ultraendurance alpine climbing race. *Wilderness Environ Med*. 2009;20:225-233.

6. Drechsler K, Fikenzer S, Sechtem U, et al. The Euro Heart Survey – Germany: diabetes mellitus remains unrecognized in patients with coronary artery disease. *Clin Res Cardiol*. 2008;97:364-370.

7. Fox K, Ford I, Steg PG, Tendera M, Robertson M, Ferrari R. Heart rate as a prognostic risk factor in patients with coronary artery disease and left-ventricular systolic dysfunction (BEAUTIFUL): a subgroup analysis of a randomised controlled trial. *Lancet*. 2008;372: 817-821.

8. Sixt S, Rastan A, Desch S, et al. Exercise training but not rosiglitazone improves endothelial function in prediabetic patients with coronary disease. *Eur J Cardiovasc Prev Rehabil*. 2008;15:473-478.

9. Graham I, Atar D, Borch-Johnsen K, et al. European guidelines on cardiovascular disease prevention in clinical practice: full text. Fourth Joint Task Force of the European Society of Cardiology and other societies on cardiovascular disease prevention in clinical practice (constituted by representatives of nine societies and by invited experts). *Eur J Cardiovasc Prev Rehabil*. 2007;14(Suppl 2):S1-S113.

10. Sigal RJ, Kenny GP, Wasserman DH, Castaneda-Sceppa C, White RD. Physical activity/exercise and type 2 diabetes: a consensus statement from the American Diabetes Association. *Diabetes Care*. 2006;29:1433-1438.

11. Sixt S, Beer S, Blüher M, Korff N, Peschel T, Sonnabend M, Teupser D, Thiery J, Adams V, Schuler G, Niebauer J. Long- but not short-term multifactorial intervention with focus on exercise training improves coronary endothelial dysfunction in diabetes mellitus type 2 and coronary artery disease. *Eur Heart J*. 2010;31(1):112-9.

12. Piepoli MF, Corrà U, Benzer W, Bjarnason-Wehrens B, Dandale P, Gaita D, McGee H, Mendes M, Niebauer J, Olsen Zwisler AD, Schmid JP. Secondary prevention through cardiac rehabilitation: from knowledge to implementation – a position paper form the Cardiac Rehabilitation Section of the European Association of Cardiovascular Prevention and Rehabilitation. *Eur J Cardiovasc Prev Rehabil*. 2010;17(1):1-17.

13. Ludman A, Venugopal V, Yellon DM, Hausenloy DJ. Statins and cardioprotection – more than just lipid lowering? *Pharmacol Ther*. 2009;122:30-43.

14. Athyros VG, Kakafika AI, Tziomalos K, Karagiannis A, Mikhailidis DP. Pleiotropic effects of statins – clinical evidence. *Curr Pharm Des*. 2009;15:479-489.
15. Van de Werf F, Bax J, Betriu A, Blomstrom-Lundqvist C, Crea F, Falk V, Filippatos G, Fox K, Huber K, Kastrati A, Rosengren A, Steg PG, Tubaro M, Verheugt F, Weidinger F, Weis M; ESC Committee for Practice Guidelines (CPG), Vahanian A, Camm J, De Caterina R, Dean V, Dickstein K, Filippatos G, Funck-Brentano C, Hellemans I, Kristensen SD, McGregor K, Sechtem U, Silber S, Tendera M, Widimsky P, Zamorano JL, Silber S, Aguirre FV, Al-Attar N, Alegria E, Andreotti F, Benzer W, Breithardt O, Danchin N, Di Mario C, Dudek D, Gulba D, Halvorsen S, Kaufmann P, Kornowski R, Lip GY, Rutten F. Management of acute myocardial infarction in patients presenting with persistent ST-segment elevation: the task force on the management of st-segment elevation acute myocardial infarction of the European Society of Cardiology. *Eur Heart J*. 2008;29:2909-2945.

急性心肌梗死后的心脏康复：
心理疾病的影响

Werner Benzer

一位 52 岁的老年男性在早晨 6 点发生剧烈的胸部疼痛。他去了社区医院的急诊室，经心电图检查，被确诊为急性后壁 ST 段抬高型心肌梗死（ST-elevation myocardial infarction，STEMI）（图 7.1）。心电图经远程传送至经皮冠状动脉介入治疗（percutaneous coronary intervention，PCI）中心。经介入心脏科医生确诊后，患者立即被监护，予以阿司匹林（ASS）、氯吡格雷及普通肝素。按照目前的指南[1-2]，患者被转送至 PCI 中心行紧急心导管术。从患者去医院就诊到接受心导管操作历时约 100 min（图 7.3）。冠状动脉造影显示右冠状动脉中段斑块破裂（图 7.4）。使用球囊扩张，局部挤压破损斑块，最后置入药物洗脱支架而完成经皮冠状动脉介入治疗。

7.1 该患者的急救治疗措施符合目前的指南吗？

2007 年更新的 2004 年 ACC/AHA 关于 ST 段抬高型心肌梗死（STEMI）[1]患者的治疗指南，重点针对 STEMI 患者的转运及最初的再灌注治疗目标提出新的建议（图 7.2）。ACC/AHA 急性心肌梗死治疗指南与 ESC 关于持续性 ST 段抬高 MI 的治疗均建议再灌注策略[2]，即在第一次接触患者后 120 min 的时间窗内行直接 PCI，使心肌再灌注（Ⅰ类推荐，证据水平 A）（图中 7.3）。图 7.3 中的粗箭头表示公认的首选策略。

遵循这些指南，有临床表现的 STEMI 患者在症状出现后 12h 内合并持续性 ST 段抬高或新发或可疑的左束支传导阻滞，应尽可能在首诊后 120 min 内行 PCI 治疗（表 7.1）。

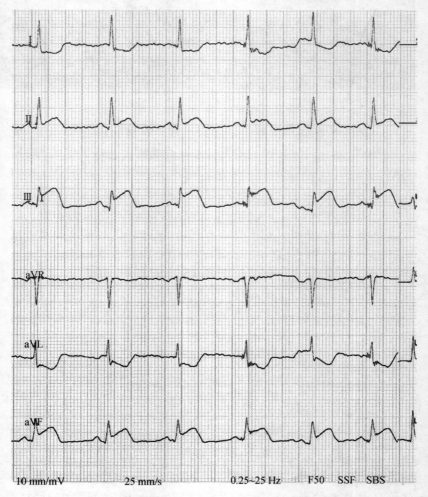

图 7.1　远程传送的心电图显示后壁 ST 段抬高型心肌梗死

　　直接 PCI 被定义为未经事先或同时溶栓治疗的血管成形术和（或）支架置术术，当可以由一个经验丰富的团队尽快施行时，它是首选的治疗方案。一个经验丰富的团队不仅包括介入心脏病学专家，也包括训练有素的辅助人员。这意味着只要是建立了介入

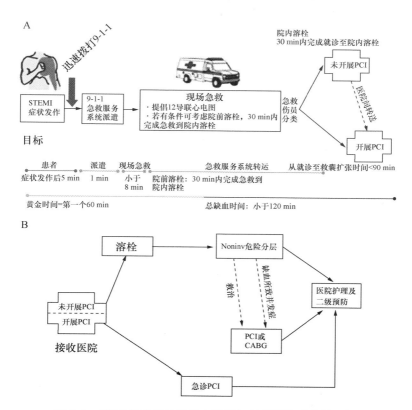

图 7.2 STEMI 患者的转送方案及初始再灌注治疗的目标

心脏病学计划（24 小时/7 天）的医院就应当把直接 PCI 作为一种对有症状和体征的 STEMI 患者的常规治疗方案。在大量开展 PCI 操作的中心，可以观察到直接 PCI 术后患者死亡率较低。直接 PCI 可以有效地保护和维持冠状动脉通畅，避免一些纤溶出血风险。随机临床试验表明在规模大、经验丰富的中心及时进行直接 PCI 比院内溶栓治疗更能有效地恢复血流通畅、降低再闭塞发生率、提高残余左心室功能，从而获得更好的临床疗效。对 STEMI 患者常规行冠状动脉支架置入术可降低靶血管血运重建的需求，但不能显著降低死亡或再梗死率。

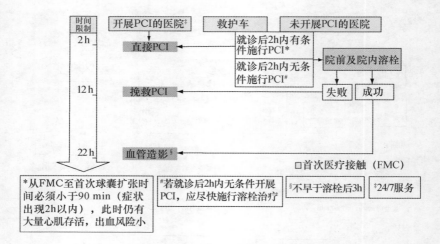

图 7.3 STEMI 患者再灌注策略[2]

因为缩短了球囊扩张时间，所以在这种情况下左心室功能得到了保护。因此，介入治疗后，超声心动图用于常规左心室功能检查。术后患者被转移到 PCI 中心的冠心病监护病房，继续监测24 h。然后患者被送回社区医院完成住院治疗，且无任何并发症。

如前所述，在心肌梗死早期，尤其在首诊后 120 min 内，直接PCI 已经成为治疗的首选。与延迟 PCI 后的溶栓治疗相比，直接PCI 及支架植入后，在无并发症的情况下，Ⅰ阶段心脏康复可以从第 2 天开始，这类患者几天内就可以散步或上下楼梯。那些心肌大量损伤、心力衰竭、休克或严重心律失常患者应延长卧床时间，缓慢增加体力活动，完全取决于他们的症状和心肌损伤的程度。直接 PCI 后，没有心血管事件并发症的患者可以在住院 2～3 天后出院。

出院当天对患者进行危险因素评估，除外多年的职业困扰，没有发现任何获得性心血管危险因素（表 7.2）。然而，由于目前的心血管事件，强烈建议患者行心脏康复治疗。在出院后医疗保险规定的 2 周后，患者可以被收入到门诊康复中心。

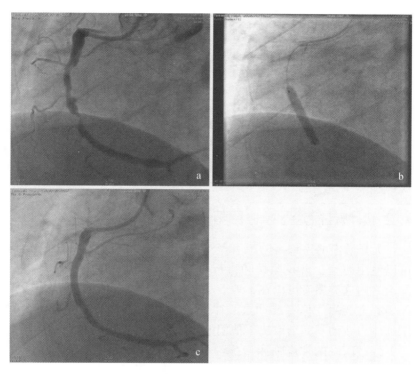

图 7.4　（a）冠状动脉造影显示右冠状动脉中段斑块破裂；
（b）立即施行直接 PCI；（c）再通血管恢复 TIMI 3 级血流

表 7.1　持续性 ST 段抬高型急性心肌梗死患者的再灌注治疗[2]

直接 PCI	证据水平	
经验丰富的团队在首次接触患者后的首选治疗	I	A
在任何情况下，从 FMC 到球囊扩张的时间应当＜2 h，患者大面积梗死早期（如＜2 h）且出血风险低时，时间应＜90 min	I	B
休克及有溶栓禁忌证的患者不考虑时间延迟问题	I	B

FMC＝首次医疗接触（就诊）

表 7.2   患者的心血管危险因素

男性	是	心血管疾病家族史	是
身高（cm）	176	肌酐（mg/dl）	1.0
体重（kg）	78	胆固醇（mg/dl）	189
血压（mmHg）	125/80	LDL-C（mg/dl）	105
吸烟	无	HDL-C（mg/dl）	58
体力活动	无	三酰甘油	167
苦恼	是	空腹血糖（mg/dl）	95

7.2 其他住院治疗符合目前的指南吗？

无显著左心室损害的患者，第一天的晚些时间可以下床坐坐，可以使用便桶、自我照顾和自行进食。第二天可以下床活动，在几天之内这类患者可以在平地上步行达 200 m 以及上下楼梯。那些经历心力衰竭、休克或严重心律失常患者卧床时间应延长，逐渐增加体力活动，完全取决于他们的症状和心肌损伤的程度。

经过医院的常规临床治疗，直接 PCI 的患者在出院时被配以阿司匹林、氯吡格雷、奈必洛尔、坎地沙坦及阿托伐他汀。

7.3 ST 段抬高型心肌梗死后最佳药物治疗的证据是什么？

在 2006 年指南更新版中[3]，AHA/ACC 指南委员会对冠心病及其他动脉粥样硬化性血管疾病患者的二级预防做了如下说明：

● 除非有禁忌证，否则所有患者均应开始并长期服用阿司匹林（Ⅰ类推荐，证据水平 A）。

● 除非有禁忌证，否则所有左心室射血分数（LV ejection fraction）≤40％及高血压、糖尿病或慢性肾病患者均应开始并长期服用 ACEI（ACE-inhibitors），对于不能耐受 ACEI 的患者则应长期服用血管紧张素受体阻滞剂（Ⅰ类推荐，证据水平 A）。

- 除非有禁忌证，否则所有心肌梗死后、急性冠状动脉综合征、左心室功能障碍（无论有无心力衰竭症状）的患者均应长期应用 β 受体阻滞剂（Ⅰ类推荐，证据水平 A）。
- 评估所有患者的空腹血脂谱，对于急性心血管或冠状动脉事件患者，应在住院治疗 24 小时内完成评估。对于住院患者，在出院前建议开始使用降脂药物（Ⅰ类推荐，证据水平 A）。

急性心肌梗死后，风险评估对于判断患者下一步事件是否具有高风险是极其重要的。在急性心肌梗死的急性期，当直接 PCI 顺利完成，早期风险评估就不是那么重要，因为可以假定梗死的冠状动脉病变已稳定。出院后，Ⅱ阶段心脏康复应尽早开始。其目的是尽可能全面地恢复患者的生活，包括重返工作岗位。根据当地的设施，4 周的院内心脏康复治疗对于有严重的左心功能不全或相关合并症的患者可能是有帮助的。所有其他患者在出院后可以立即开始门诊心脏康复治疗，在随后的几个星期和几个月应继续坚持，除非到康复目标。2 周以内的应激试验结合心电图或影像学检查可能更适合这些门诊患者。

根据目前的指南[2]，在Ⅱ阶段心脏康复治疗前应该进行踏车运动试验。根据年龄和性别，预计患者应完成 75/150 W。患者没有心绞痛和呼吸困难症状，只是在患病几周前开始感到乏力。

7.4 急性冠状动脉综合征后的踏车运动试验指南

急性冠状动脉综合征（不稳定型心绞痛或急性心肌梗死）是慢性冠状动脉疾病患者生命周期中的急性阶段。因此，运动试验的作用和时间安排涉及急性冠状动脉综合征的急性期和恢复期。仅有限的证据支持 STEMI 患者一旦达到临床稳定状态，就有指征进行运动试验。只有 3 项研究探讨了不稳定型心绞痛和非 Q 波心肌梗死患者在出院前（3～7 天）症状稳定时进行运动试验。多元回归分析表明，1 年无梗死生存的主要独立预测因子为缺血性 ST

段压低的导联数量和运动负荷所能达到的峰值。

由于患者表现出特别疲乏和情绪障碍，测试结果没有临床意义，所以心理治疗方面集中在心脏康复治疗的初始阶段。

患者及其家属的焦虑几乎是不可避免的，因此，安抚和对疾病本质的解释是非常重要的，必须敏感地处理。另外必须警告抑郁和烦躁会频繁地发生，尤其是在回家后。还必须承认，否认是常见症状，在急性期这可能会有一定的保护作用，但可能会使对随后接受诊断更加困难。大量研究表明，社会心理因素是影响心血管疾病预后的因素，其中抑郁症作为心肌梗死后患者消极因素最有力的证据[6]。然而，抑郁症是否是一个独立的危险因素（在传统危险因素调整后）仍不清楚，到目前为止，很少有证据表明任何针对这些因素的干预可以改善预后。

在 20 世纪 80 年代和 20 世纪 90 年代初，研究表明在 ST 段抬高型心肌梗死后，生活压力、心理困扰、忧郁症状、敌意或愤怒均与预后不佳相关联。抑郁可以使男性和女性冠心病的患病风险增加。在 INTERHEART 研究中，研究人员发现连续 2 周或以上的悲伤、沮丧或抑郁与急性心肌梗死密切相关，在不同的人群和种族中均有发生[7]。

在特殊门诊患者心脏康复中心实行常规的医院焦虑和抑郁量表（HADS）管理后，这位患者的抑郁评分有临床意义，但他没有任何焦虑的表现。

7.5 HADS 是急性心脏事件后检测患者焦虑及抑郁的正确工具吗？

在各种研究和临床试验中，许多方法被用于鉴别和监测心肌梗死后患者的抑郁症。遗憾的是，在这类患者中，这些方法的检测特点极少有信息记录[8]。医院焦虑和抑郁量表（HADS）在临床试验中已被广泛使用，作为一种心理筛查试验，可以得出有临床意义的结果，并对病程中的变化和干预的变化敏感。我们使用这种验证版本的 HADS 对本例患者进行焦虑和抑郁评估[9]。

根据 HADS 结果，患者被送去接受短期的心理治疗。与此同时，开始以运动为主的心脏康复。给予每周 3 次、每次 1 小时的课程，持续 3 个月。

7.6 本例患者的运动处方符合目前的指南吗?

急性心肌梗死患者的康复应加入以运动为主的心脏康复计划中。与终极目标相比，运动训练开始时应予更适中的强度、更短时间与更低频率。适当的活动范围是最大摄氧量的 40%～60% 或年龄校正的最大心率的 55%～70%[10]。大多数患者会服用 β-受体阻滞剂，这样会降低心率的波动范围。心脏康复若想取得成功，必须定期评估及巩固。对于久坐的冠状动脉疾病患者，活动量逐步增加，不仅是安全的，而且短期的成功可能会增加患者对体力活动的自信。对于慢性和稳定阶段冠心病患者的二级预防，指南建议每周 4～5 次、每次 30～45 min 中等强度的体力活动是可取的。这些加起来达到每周 2～4 h 共 900～1 700 千卡热量消耗的运动量。耐力活动，如散步、慢跑或骑车均较好。耐力活动的强度应该在中等强度的范围内。重要的是要考虑到年龄校正的运动能力和心率变化，以避免过度劳累和危及长时间不活动者。

3 个月后，患者的情绪状况表现良好。重复 HADS 测试，结果显示接近正常水平。患者的身体活动能力得以提高，且无任何症状。康复计划结束时，心脏康复团队在其医疗报告中提出，这位患者的综合治疗（包括短期心理治疗）已达到康复目标。

正如该病例展示的那样，焦虑和抑郁几乎是不可避免的，必须敏感处理。也必须警告回家以后患者可能更频繁地发生抑郁和烦躁。大量研究表明，心理社会因素是影响心血管疾病[11]的预后因素，其中抑郁症是心肌梗死后患者消极因素最有力的证据。心理危险因素和行为干预的管理是非常重要的[11]。观察研究表明，心理因素显著影响冠状动脉疾病的进展过程。管理方法包括常规筛查心理社会危险因素、将有严重心理困扰的患者转诊给行为专家以及对有轻度心理困扰的患者给予直接、明确、有针对性的干预措施治疗。在具有心理危险因素的患者中，许多关于减少心脏不良事件的行为干预已经被评估。虽然独立的心理干预的有效性尚不明确，但锻炼及结合心理干预的综合性心脏康复已经被证明可以减少心脏事件的发生[12]。此外，最近的数据表明心理药物干预可能是有效的[13]。然而，抑郁是否是一个独立的危险因素仍然不明确，到目前为止，没有证据证明任何针对这些因素的干预可以改善预后[14]。

只有 ENRICHD[15] 和 MIND-IT[16] 研究旨在评估抑郁症患者的心血管预后，尽管 MIND-IT 研究具有非常低的统计学意义，但也没有证据表明抑郁症的治疗可以影响心脏病预后。在 ENRICHD 临床试验中，在有抑郁症和心肌梗死病史的患者中，认知行为治疗辅以抗抑郁治疗与常规治疗在参与者的无心脏事件生存率方面无显著性差异（75.5％比 74.7％）。在 MIND-IT 试验中，治疗组患者的无心脏事件生存率为 86.2％，对照组则为 87.3％[15]。

对于心血管疾病患者，抑郁症的药物治疗或认知行为疗法可轻度改善抑郁症状，但不能改善心脏预后。没有临床试验评估，抑郁症筛检是否可以改善心血管疾病患者的抑郁症状或心脏预后[8]。

7.7 目前针对心肌梗死后抑郁症的检测和管理指南

美国家庭医师学会（AAFP）科学委员会召集了一个专家小组，讨论抑郁症对心肌梗死后患者抑郁影响的依据[17]。

这一指南仅适用于 STEMI 患者。指南建议见表 7.3。

7.8 证据问题 1：心肌梗死患者最初住院期间抑郁症的患病率是多少?

最新的证据不断表明抑郁症患病率（7.2％～41.2％）的波

表 7.3 心肌梗死后抑郁症临床实践指南[17]

建议		证据水平
1	在心肌梗死后，应使用标准化的抑郁症状自评量表对心肌梗死患者进行定期筛查	A
2	心肌梗死后患者确诊患有抑郁症应予治疗，以便改善抑郁症状及确保定期随访和系统监测	A
3	在心肌梗死后患者的抑郁症治疗中，5-羟色胺再摄取抑制剂（SSRIs）优于三环类抗抑郁药	A
4	心理治疗对心肌梗死后患者的抑郁症治疗可能是有益的，而现有的证据基础并不确定哪种形式的心理治疗是首选的	B

动取决于其评估方法。结构性访谈往往会产生较低的患病率估计，而分级量表（如 BDI）则产生较高的患病率估计。一般而言，在整个研究中，约有五分之一的心肌梗死患者在最初住院期间患有抑郁症。

7.9 证据问题 2：检测抑郁症与心肌梗死后结局之间的独立联系是什么？

所有研究均支持心肌梗死后抑郁症和心脏相关死亡率之间的关联，抑郁症的症状严重程度和死亡概率之间存在直接关系。6 项独立的研究均符合抑郁症患者心脏事件发生率的纳入标准。一项研究发现，心脏事件和抑郁症消失之间的关联与疲劳症状的调节密切相关。另外 2 项研究结果也是相同的，发现有一定程度的焦虑是与调节相关的。类似的方法学研究揭示了心肌梗死后抑郁症状与再入院和非致命性心脏事件或症状之间的相互关系。

5 个随机临床试验认为，尤其是评估抗抑郁药物治疗可能与 5-羟色胺再摄取抑制剂（SSRIs）的治疗作用一致。在最大和设计最好的药物研究中，心排血量的改善趋势并未达到统计学意义。此外，3 个期刊也已经发表了药物的治疗作用。ENRICHD 试验[15]之后的一个亚组分析发现，死亡率、非致死性心肌梗死发生率全因死亡率在服用 SSRIs 患者中降低 43%。从心脏病的角度和减轻抑郁症状的疗效来看，SSRIs 类药物似乎是安全。因为三环类抗抑郁药对心率和心脏传导有影响，SSRIs 类药物优于三环类抗抑郁药。

因为治疗形式的异质性，所以心理疗法的作用难以解释。然而，至少认知行为疗法似乎可以改善抑郁症状。几个研究的亚组分析表明，认知行为疗法的累积作用可以使已患抑郁症或既往有抑郁发作的患者均有获益，而心肌梗死后出现早期症状的患者则具有非常高的安慰剂反应率，无论治疗与否，疗效均有普遍提高。

7.10 这个案例的学习目标

- 如何管理首次医疗接触后的 STEMI 患者
- 如何启动 STEMI 后的心脏康复及急诊经皮冠状动脉介入治疗
- STEMI 后患者的抑郁症患病率
- STEMI 后患者抑郁症的检测和管理

参考文献

1. Antman EM, American College of Cardiology/American Heart Association Task. Force on practice guidelines. 2007 focused update of the ACC/AHA 2004 guidelines for the management of patients with ST-elevation myocardial infarction. *J Am Coll Cardiol*. 2008;51:210-247.
2. Van de Frans Werf et al. The task force on the management of ST-segment elevation acute myocardial infarction of the European Society of Cardiology. Management of acute myocardial infarction in patients presenting with persistent ST-segment elevation. *Eur Heart J*. 2008;29:2909-2945.
3. AHA/ACC. AHA/ACC guidelines for secondary prevention for patients with coronary and other atherosclerotic vascular disease: 2006 update. *Circulation*. 2006;113:2363-2372.
4. Raymond J, Gibbons, Gary J, et al. Task force members. ACC/AHA 2002 guideline update for exercise testing: summary article: a report of the American College of Cardiology/American Heart Association Task Force on practice guidelines (committee to update the 1997 exercise testing guidelines). *Circulation*. 2002;106:1883-1892.
5. Nyman I, Larsson H, Areskog M, for the RISC study group, et al. The predictive value of silent ischemia at an exercise test before discharge after an episode of unstable coronary artery disease. *Am Heart J*. 1992;123:324-331.
6. Wells KB, Stewart A, Hays RD, et al. The functioning and well-being of depressed patients. Results from the medical outcomes study. *JAMA*. 1989;262:914-919.

7. Rosengren A, Hawken S, Ounpuu S, et al. INTERHEART investigators. Association of psychosocial risk factors with risk of acute myocardial infarction in 11119 cases and 13648 controls from 52 countries (the INTERHEART study). *Lancet.* 2004;364:953-962.

8. Thombs BD, de Jonge P, Coyne JC, et al. Depression screening and patient outcomes in cardiovascular care: a systematic review. *JAMA.* 2008;300:2161-2271.

9. Bjelland I, Dahl AA, Haug TT, Neckelmann D. The validity of the hospital anxiety and depression scale. An updated literature review. *J Psychosom Res.* 2002;52:69-77.

10. Fletcher GF, Balady GJ, Amsterdam EA, et al. Exercise standards for testing and training: a statement for healthcare professionals from the American Heart Association. *Circulation.* 2001;104:1694-1740.

11. Rozanski A, Blumenthal JA, Davidson KW, Saab PG, Kubzansky L. The epidemiology, pathophysiology, and management of psychosocial risk factors in cardiac practice: the emerging field of behavioural cardiology. *J Am Coll Cardiol.* 2005;45:637-651.

12. Rees K, Bennett P, West R, Davey SG, Ebrahim S. Psychological interventions for coronary heart disease. *Cochrane Database Syst Rev.* 2004;2:CD002902.

13. Honig A, Kuyper AM, Schene AH, et al. Treatment of post-myocardial infarction depressive disorder: a randomized, placebo-controlled trial with mirtazapine. *Psychosom Med.* 2007;69:606-613.

14. Nicholson A, Kuper H, Hemingway H. Depression as an aetiologic and prognostic factor in coronary heart disease: a meta-analysis of 6362 events among 146 538 participants in 54 observational studies. *Eur Heart J.* 2006;27:2763-2774.

15. Berkman LF, Blumenthal J, Burg M, et al. Effects of treating depression and low perceived social support on clinical events after myocardial infarction: the enhancing recovery in coronary heart disease patients (ENRICHD) randomized trial. *JAMA.* 2003;289:3106-3116.

16. van Melle JP, de Jonge P, Honig A, et al. Effects of antidepressant treatment following myocardial infarction. *Br J Psychiat.* 2009;190:460-466.

17. Green Lee A MD. MPH, post-myocardial infarction depression clinical practice guideline panel. *Ann Fam Med.* 2009;7:71-79.

稳定型冠状动脉疾病：基于运动的心脏康复治疗可降低高血压患者 PCI 术后心绞痛复发的风险 8

Werner Benzer

一位 70 岁老年女性因高血压和胸痛症状就诊于全科医师。医生让患者到心脏专科医生那里行运动负荷试验，但该试验未能明确诊断冠心病。虽然患者在试验过程中胸痛症状被再次诱发，但是心电图上却未见异常表现。于是心脏专科医生决定让患者到心脏介入中心行冠状动脉造影检查，结果发现冠状动脉回旋支中间部位存在狭窄（图 8.1）。行压力导丝测量冠状动脉血流储备，血流储备分数（FFR）显示为 0.85（图 8.2）。考虑患者有胸痛症状，介入中心的心脏病专家扩张病变血管，置入了 1 枚药物洗脱支架（图 8.3）。患者第二天出院，给予其阿司匹林和氯吡格雷治疗 4 周，出院时血压为 170/100 mmHg。

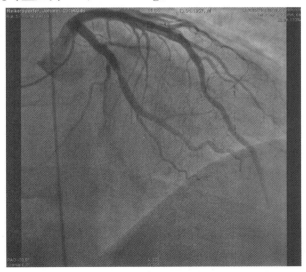

图 8.1 冠状动脉左回旋支中间部位存在狭窄

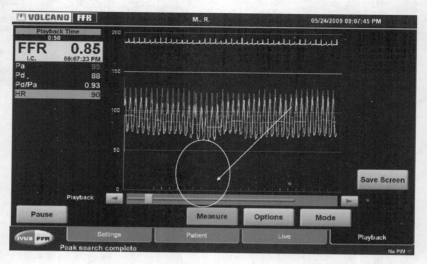

图 8.2 冠状动脉血流储备测定显示 FFR 为 0.85

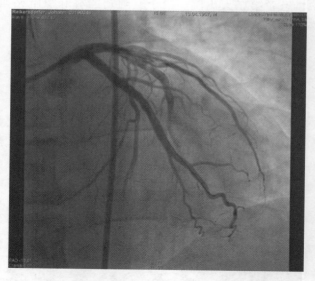

图 8.3 经皮冠状动脉介入及支架置入术后的左回旋支

对于临床状态稳定的冠状动脉疾病和心绞痛患者，欧洲心脏病学会虽然在指南里强烈推荐行经皮冠状动脉介入（PCI）治疗[1-2]，但对那些长期病情平稳、近期无心肌梗死的患者，相较于药物保守治疗，PCI 对患者发生猝死、心肌梗死以及再次血运重建方面无任何获益[3]。最近发表的 COURAGE 研究纳入冠状动脉疾病和稳定型心绞痛患者[4]，患者被随机分成接受 PCI 合并最佳药物治疗组和单独采用最佳药物治疗组。研究结果明确显示：作为稳定型冠状动脉疾病和心绞痛患者的初始治疗，除非联合最佳药物治疗，否则 PCI 不能降低患者的死亡风险、减少心肌梗死或其他的主要心血管事件。但是，基于运动的心脏康复治疗能够降低25％总体死亡率和 3 年内心血管事件死亡率[5]。

8.1　目前对于稳定型心绞痛患者 PCI 治疗指南的适应证[1-2]

● 适用于 PCI 术后无症状的心肌缺血患者或 CCS 分级为Ⅰ级或Ⅱ级的心绞痛患者，出现再狭窄伴有大面积存活心肌或非侵入性诊断试验存在高风险的患者（Ⅰ类证据，证据水平：C）。

● 适用于无症状的心肌缺血患者或 CCS 分级为Ⅰ级或Ⅱ级的心绞痛患者，伴有明显的冠状动脉左主干病变（管腔狭窄超过50％），需要血运重建但不适合行冠状动脉旁路移植术（CABG）的患者（Ⅰ类证据，证据水平：B 级）。

● 适用于心功能Ⅲ级的心绞痛患者，单支或多支冠状动脉存在一处或多处严重病变，行 PCI 治疗成功率高而发病率和死亡率低的患者。拟扩张的冠状动脉必须能够挽救对应的中到大面积存活心肌，而通过非介入方法诊治存在高风险的患者（Ⅰ类证据，证据水平：B 级）。

　　一般说来，PCI 能够有效改善冠状动脉疾病患者的心绞痛症状，但对于稳定型心绞痛患者，PCI 在进一步降低心血管事件方面并不优于强化的药物治疗。因此当决定是否行介入治疗时，需考虑上述情况。

如果决定行 PCI 治疗，就需综合考虑手术的成功率、治疗成本以及操作的安全性。人们普遍认为，对狭窄冠状动脉的血运重建能够有效逆转心肌缺血，减轻心绞痛症状，一定程度上改善患者的结局[1-2]。可是在目前的介入操作实践中，没有明确缺血症状的狭窄血管，甚至是没有造成心肌损伤，或者只是造成轻度到中度心肌损伤的血管也被置入支架。这种情况见于单一血管存在中等程度狭窄或因冠状动脉出现严重狭窄接受支架介入治疗过程中偶然发现一个中等程度的血管狭窄。

以上做法不仅毫无依据，而且需要支付不必要的高昂费用，甚至可能对患者是有害的。即便是应用了药物涂层支架[6]，发生围手术期心肌梗死或者亚急性支架内血栓形成的风险仍不容忽视。从血流动力学角度证实没有明显狭窄的血管放置支架将不可能改善缺血症状，也没有数据证明能够改善患者的预后。而从造影结果中确定血流动力学上的狭窄部位是非常困难的。

FFR 是在导管室通过侵入性操作判断影像学上的临界病变是否存在功能性狭窄（如可逆的心肌缺血）的重要指标[7]。FFR 可以简单、迅速地在介入操作前或常规导管诊断过程中获得。FFR 指的是狭窄动脉供应的心肌区域能所能获得最大血流量与正常情况下该区域心肌获得最大血流量的比值，正常值为 1.0，比值达到 0.75 提示狭窄已造成心肌缺血，并有很高的诊断准确率。

一些研究表明，依据 FFR 对中间部位狭窄的冠状动脉进行血运重建产生了非常好的短期效果[8]。最近公布的 DEFER 研究旨在探讨稳定型心绞痛伴无显著功能性狭窄的患者进行冠状动脉支架置入的合理性。这项研究随访 5 年，结果发现对于稳定型心绞痛的患者，FFR 是最重要的预后预测因子，FFR<0.75 反映冠状动脉狭窄引起的心肌缺血可造成心脏性猝死或急性心肌梗死。对这些患者即便给予 PCI 治疗，他们的预后明显比无显著功能性狭窄的患者（FFR≥0.75）差[9]。

此外，该患者继续进行抗高血压药物治疗，药物中应包含坎地沙坦和噻嗪类利尿剂。由于置入了金属裸支架，需要联合应用阿司匹林和氯吡格雷双联抗血小板聚集药物，服药时间不少于 12 个月。在这方面介入心脏病专家没有再要求进行危险因素评估或调整。

8.3 介入心脏病专家是否遵从目前制定的指南来管理稳定型冠状动脉疾病和高血压患者[10-11]

实际上，高血压分级和危险因素的评估应该继续建立在收缩压和舒张压数值基础上（表 8.1），根据血压阈值和治疗目标来确定（图 8.4）。

表 8.1 血压水平的定义及分级（mmHg）[12]

分类	收缩压		舒张压
理想血压	<120	和	<80
正常血压	120～129	和（或）	80～84
正常高值	130～139	和（或）	85～89
1 级高血压	140～159	和（或）	90～99
2 级高血压	160～179	和（或）	100～109
3 级高血压	180	和（或）	110
单纯收缩期高血压	140	和	<90

很长一段时间里，高血压指南只强调将血压值作为治疗与否和治疗分型的唯一或主要参考依据。2003 年欧洲高血压学会（ESH）与欧洲心脏病学会（ESC）指南强调高血压的诊断和治疗应该与量化的总体心血管风险相关联。提出此观点是因为只有一小部分的高血压患者为单纯血压升高，大部分患者合并存在心血管危险因素，血压升高的严重程度与血糖、血脂代谢存在相关性。此外，血压和代谢危险因素相伴存在、相互影响，导致总体心血管风险高于各个组成部分的总和[11]。因此，同其他治疗策略一样，高危人群（图 8.4）降压治疗的阈值和目标以及其他治疗策略应该

四类心血管危险分层

血压 (mmHg)				
其他危险因素、靶器官损害或疾病	正常值收缩压120～129或舒张压80～84	正常高值收缩压130～139或舒张压85～89	1级高血压收缩压140～159或舒张压90～99	2级高血压收缩压160～179或舒张压100～109	3级高血压收缩压≥180或舒张压≥110
无其他危险因素	普通风险	普通风险	低危	中危	高危
1～2个危险因素	低危	低危	中危	中危	极高危
3个以上危险因素、代谢综合征、靶器官损害或糖尿病	中危	高危	高危	高危	极高危
确诊存在心血管疾病或肾病	极高危	极高危	极高危	极高危	极高危

图 8.4 心血管总体风险、血压阈值和治疗目标[10-11]

不同于低危或中危人群（图 8.5a 和 b）。为了最大限度地提升高血压患者的管理成本效益，应该依据总体心血管风险对治疗强度进行分级。

　　总体心血管风险可以很容易地从印刷图表（见插图 8.5a 和 b）或网页中获得，记分卡系统（SCORECARD 系统）能为医生和患者提供如何通过干预降低总体风险的信息（包括生活方式和药物方面），在描述队列研究和（或）随机对照试验中证实这些信息是有效和安全的[9]。双方评分（SCORE）系统和记分卡（SCORE-CARD）系统将心血管疾病的总体风险年龄评估到 60 岁，这样做的重要意义在于指导现在处在绝对低风险的 20～30 岁的年轻人改变现在不健康的因素，避免当他们年老时有更高的风险。此外，除了使用总体绝对风险评估，这两个系统都允许使用相对危险评估，因其对特殊病例有意义[12]。

　　在一天内、数天、数月以及季节之间，血压可出现显著的自发性波动。因此，诊断高血压需要在一段时期的不同时间和不同

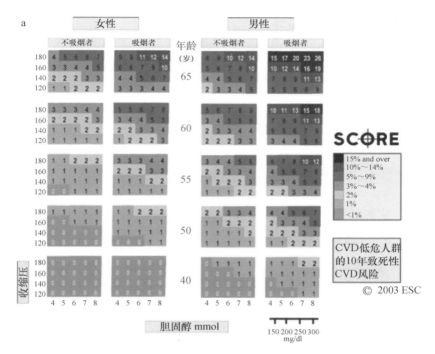

图 8.5 （a）根据性别、年龄、收缩压、总胆固醇水平和吸烟状态划分的欧洲低危地区 10 年致死性 CVD 风险

场合进行多次血压测量。如果血压仅轻度升高，可以在数月内重复测量以便尽可能准确地测量到患者的"平时"血压。但是，如果患者的血压显著升高，并伴有相关靶器官损害的证据或者伴有高危或极高危心血管风险，就必须在较短的时间内（数周或数天）反复测量血压。一般情况下，诊断高血压应该至少就诊 2～3 次，每次就诊时至少测量 2 次血压，除非在特别严重的情况下，1 次就诊就明确高血压诊断。血压可以在办公室或诊所（办公室或诊所血压）由医生或护士测量，或在家里由患者或亲属测量，或行 24 小时血压监测。

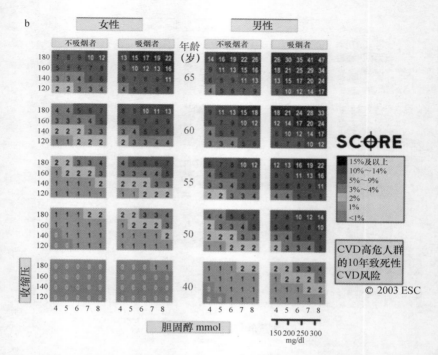

续图 8.5　（b）根据性别、年龄、收缩压、总胆固醇水平和吸烟状态划分的欧洲高危地区 10 年致死性 CVD 风险

　　开始可以给予单一药物且初始低剂量的降压治疗。如果血压控制不理想，可将开始时使用的药物剂量增加到最大量，或者调整为不同类别的药物（同样是初始低剂量，然后剂量加至总量）。使用不同类别药物是因为第一种药物没能将血压降得更低或者存在明显的副作用。通过"单一药物序贯疗法"可以发现不同个体对药物有效性的反应和耐受性。虽然单一药物治疗所谓的"应答率"（收缩压和舒张压分别下降≥20 mmHg 和 10 mmHg）能达到约 50%，但是除了 1 级高血压患者，使用单一药物降压使血压达标的（<140/90 mmHg）人数没有超过高血压患者总数的 20%～30%，而且对于医生和患者来说，整个治疗过程繁琐且困难，这将导致患

者依从性差，不能及时控制急性高危患者的血压。因此人们把希望放到了药物基因组学上，将来可能研制出对个体更有效和有益的药物以实现个体化治疗[13]。

不同种类的降血压药之间联用，见于：①药物间存在不同或互补的作用机制；②有证据表明联合降压要优于单用一种降压药；③联合用药可能有更好的耐受性，每种药物之间的互补机制能够降低药物的副作用。在随机药效试验中证实下列两种药物联用更加有效并有更好的耐受性。

- 噻嗪类利尿剂和 ACEI。
- 噻嗪类利尿剂和血管紧张素受体拮抗剂。
- 钙拮抗剂和 ACEI。
- 钙拮抗剂和血管紧张素受体拮抗剂。
- 钙拮抗剂和噻嗪类利尿剂。
- β 受体阻滞剂和钙拮抗剂（二氢吡啶类）。

通过联合不同类别的药物（包括钙拮抗剂）降低血压，也能使伴有慢性冠心病的高血压患者获益，获益的效果与血压下降的程度相关。已经证实：如果初始血压＜140/90 mmHg，则血压降至 130/80 mmHg 或更低时可以获益。

一位老年女性因为 PCI 术后存在持续胸痛来找全科医生，医生没有调整介入心脏病专家提供的药物治疗方案，而是建议她参与心脏康复计划。因介入心脏病专家没有向她推荐类似的治疗方案，所以患者没有马上同意，但是由于心绞痛症状持续存在，6 周后这名女性再次找到医师，要求参加门诊的心脏康复计划。

如何将门诊的心脏康复计划增加到心绞痛的介入治疗方案中？首先，患者的降压药物治疗方案符合当前高血压治疗指南。其次，PCI 术后数天开始运动康复训练是安全的。因此，建议在介入治疗后尽早开始或恢复运动训练。训练过程中必须给予监护以保证能够记录到突发的心绞痛、进行正确的评估以及确定血运重建的病变部位是否得到治疗且病情稳定。运动试验对评估新发或不同的胸痛症状，或评估未完全血运重建的患者（没有扩张所有狭窄病变的患者）具有重要的价值[14]。

对不伴有冠心病危险因素、没有心脏病证据、病程长达持续12 个月和病程持续 6 个月、伴有 1 项以上的危险因素但不包括糖尿病的 1 级高血压（140/90 mmHg）患者，运动训练也可以作为初始治疗的一部分。对伴有糖尿病或心血管疾病或 2～3 级高血压（160/100 mmHg）患者，在开始药物治疗的同时应进行运动康复训练和其他生活方式的改变[10]。

康复训练前出现轻度收缩压升高是预料之中的事，可不予关注。而运动过程中收缩压持续升高也是正常的，一般不会出现血压的过度升高（收缩压＞190 mmHg），尤其是在低强度运动下，否则可能需要调整降血压药治疗。但如果在康复训练时血压较静息水平下降 10～15 mmHg，则需要特别注意，这时须马上停止活动，在患者继续参加训练之前需做进一步的评估。

经过为期 3 个月、每周 3 次的运动康复训练，这位老年女性的心绞痛症状得到改善。联合应用钙拮抗剂和噻嗪类利尿剂两种降血压药使她的血压维持在 140/90 mmHg，所以继续此降压方案。

稳定型冠状动脉疾病和心绞痛患者经常规律运动锻炼可以提高心肌灌注，延缓疾病的进展。一项对比运动锻炼和标准 PCI 支架置入术治疗效果的随机试验显示：运动训练可以使患者能够更好的无事件生存并提高运动耐量，在降低再住院率和避免重复血运重建治疗方面的效果尤为明显[15]。对于稳定型心绞痛患者，这项研究为基于运动的心脏康复治疗在治疗机制方面增添了重要的证据。它明确证实对于选定的有意愿参加康复治疗的稳定型心绞痛患者，最佳的药物治疗方案加上生活方式干预，即运动训练，可以成为介入治疗的替代方案。

但是，对于大部分有症状的稳定型冠状动脉疾病和心绞痛患者，PCI 仍然是可供选择的治疗方法，但是应该联合更为积极的生活方式干预，开始进行基于运动的心脏康复训练。在这个意义上说，没有进行心脏康复的 PCI 治疗不是最佳的治疗方案。

8.3　学习此病例的目的

- 如何决定临床稳定型冠状动脉疾病患者是否需行 PCI。
- 高血压的治疗。
- 如何评估高血压患者的心血管风险?
- 高血压患者的药物治疗。
- 高血压患者的心脏康复。

参考文献

1. Silber S, Albertsson P, Avilés FF, et al. Guidelines for percutaneous coronary interventions. *Eur Heart J*. 2005;26:804-847.
2. Smith SC Jr, Feldman TE, Hirshfeld JW Jr, et al. ACC/AHA/SCAI 2005 guideline update for percutaneous coronary intervention – summary article: a report of the American College of Cardiology/American Heart Association Task Force on Practice Guidelines (ACC/AHA/ SCAI Writing Committee to update the 2001 guidelines for percutaneous coronary intervention). *Circulation*. 2006;113:156-1751.
3. Katritsis DG, Ioannidis JP. Percutaneous coronary intervention versus conservative therapy in nonacute coronary artery disease: a meta-analysis. *Circulation*. 2005;111:2906-2912.
4. Boden WE, O'Rourke RA, Teo KK, et al. Optimal medical therapy with or without PCI for stable coronary disease. *N Engl J Med*. 2007;356:1503-15164.
5. Ades PA. Cardiac rehabilitation and secondary prevention of coronary heart disease. *N Engl J Med*. 2001;345:892-902.
6. Kastrati A Dibra, Eberle S, et al. A sirolimus-eluting stents vs paclitaxel-eluting stents in patients with coronary artery disease: meta-analysis of randomized trials. *JAMA*. 2005;294: 819-825.
7. Pijls NHJ, De Bruyne B, Peels K, et al. Measurement of fractional flow reserve to assess the functional severity of coronary-artery stenoses. *N Engl J Med*. 1996;334:1703-1708.
8. Legalery P, Schiele F, Seronde MF, et al. One-year outcome of patients submitted to routine fractional flow reserve assessment to determine the need for angioplasty. *Eur Heart J*. 2005;26:2623-2629.
9. Pijls NHJ, van Schaardenburgh P, Manoharan G, et al. Percutaneous coronary intervention of functionally nonsignificant stenosis: 5-year follow-up of the DEFER study. *J Am Coll Cardiol*. 2007;29:2105-2111.
10. Task Force Members: Mancia G, De Backer G, Dominiczak A, Cifkova R, Fagard R, Germano G, Grassi G, Heagerty AM, Kjelsen SE, Laurent S, Narkiewicz K, Ruilope L, Rynkiewicz A, Schmieder RE, Struijker Boudier HAJ, Zanchetti A; ESC Committee for Practice Guidelines (CPG), Vahanian A, Camm J, De Caterina R, Dean V, Dickstein K, Filippatos G, Funck-Brentano C, Hellemans I, Dalby Kristensen S, McGregor K, Sechtem U, Silber S, Tendera M, Widimsky P, Luis Zamorano J; ESH Scientific Council: Kjeldsen SE, Erdine S, Narkiewicz K, Kiowski W, Agabiti-Rosei E, Ambrosioni E, Cifkova R, Dominiczak A, Fagard R, Heagerty

AM, Laurent S, Lindholm LH, Mancia G, Manolis A, Nilsson PM, Redon J, Schmieder RE, Struijker-Boudier HAJ, Viigimaa M; Document Reviewers: Filippatos G, Adamopoulos S, Agabiti-Rosei E, Ambrosioni E, Bertomeu V, Clement D, Erdine S, Farsang C, Gaita D, Kiowski W, Lip G, Mallion J-M, Manolis AJ, Nilsson PM, O'Brien E, Ponikowski P, Redon J, Ruschitzka F, Tamargo J, van Zwieten P, Viigimaa M, Waeber B, Williams B, Zamorano JL. 2007 Guidelines for the management of arterial hypertension: the task force for the management of arterial hypertension of the European Society of Hypertension (ESH) and of the European Society of Cardiology (ESC) *Eur Heart J.* 2007;28:1462-1536.

11. Graham I, Atar D, Borch-Johnsen K, Boysen G, Burell G, Cifkova R, Dallongeville J, De Backer G, Ebrahim S, Gjelsvik B, Herrmann-Lingen C, Hoes A, Humphries S, Knapton M, Perk J, Priori SG, Pyorala K, Reiner Z, Ruilope L, Sans-Menendez S, Op Reimer WS, Weissberg P, Wood D, Yarnell J, Zamorano JL, Walma E, Fitzgerald T, Cooney MT, Dudina A, Vahanian A, Camm J, De Caterina R, Dean V, Dickstein K, Funck-Brentano C, Filippatos G, Hellemans I, Kristensen SD, McGregor K, Sechtem U, Silber S, Tendera M, Widimsky P, Zamorano JL, Altiner A, Bonora E, Durrington PN, Fagard R, Giampaoli S, Hemingway H, Hakansson J, Kjeldsen SE, Larsen ML, Mancia G, Manolis AJ, Orth-Gomer K, Pedersen T, Rayner M, Ryden L, Sammut M, Schneiderman N, Stalenhoef AF, Tokgözoglu L, Wiklund O, Zampelas A. European guidelines on cardiovascular disease prevention in clinical practice: executive summary. Fourth Joint Task Force of the European Society of Cardiology and other societies on cardiovascular disease prevention in clinical practice (constituted by representatives of nine societies and by invited experts). European Society of Cardiology (ESC); European Association for Cardiovascular Prevention and Rehabilitation (EACPR); Council on Cardiovascular Nursing; European Association for Study of Diabetes (EASD); International Diabetes Federation Europe (IDF-Europe); European Stroke Initiative (EUSI); International Society of Behavioural Medicine (ISBM); European Society of Hypertension (ESH); European Society of General Practice/Family Medicine (ESGP/FM/WONCA); European Heart Network (EHN). *Eur J Cardiovasc Prev Rehabil.* 2007;Suppl 2:E1-40.

12. Mansia G, De Backer G, Dominiczak A, Cifkova R, Fagard R, Germano G, Grassi G, Heagerty AM, Kjeldsen SE, Laurent S, Narkiewicz K, Ruilope L, Rynkiewicz A, Schmieder RE, Struijker Boudier HA, Zanchetti A, European Society of Hypertension, European Society of Cardiology. 2007 ESH-ESC guidelines for the management of arterial hypertension: the task force for the management of arterial hypertension of the European Society of Hypertension (ESH) and of the European Society of Cardiology (ESC). *Blood Press.* 2007;16(3):135-232.

13. De Backer G, Ambrosioni E, Borch-Johnsen K, et al. European guidelines on cardiovascular disease prevention in clinical practice: third joint task force of European and other societies on cardiovascular disease prevention in clinical practice (constituted by representatives of eight societies and by invited experts). *Eur Heart J.* 2003;24:1601-1610.

14. Fletcher GF, Balady GJ, Amsterdam EA, et al. Exercise standards for testing and training: a statement for healthcare professionals from the American Heart Association. *Circulation.* 2001;104:1694-1740.

15. Hambrecht R, Walther C, Möbius-Winkler S, et al. Percutaneous coronary angioplasty compared with exercise training in patients with stable coronary artery disease: a randomized trial. *Circulation.* 2004;109:1371-1378.

冠状动脉旁路移植术后患者的康复　9

Paul Dendale

　　一位 64 岁 2 型糖尿病患者因活动后出现胸痛症状被收入院。患者既往有慢性阻塞性肺疾病史，每天吸烟 10～15 支。血清胆固醇水平为 270 mg/dl，体重 110 kg，身高 1.69 m，血压 165/95 mmHg，HbA_{1c} 10.5%。现在服用二甲双胍 2×850 mg，地尔硫卓 200 mg 治疗。入院后查肌钙蛋白正常，冠状动脉造影显示主干狭窄 90%，右冠状动脉起始部闭塞。超声心动图提示中度左心室肥厚，但收缩功能正常。建议行冠状动脉旁路移植术，术前评估肺功能，结果如表9.1 所示。

表 9.1　建议患者行冠状动脉旁路移植术，术前肺功能检查结果如下

FVC（用力肺活量）	2.6 L
FEV₁（第一秒用力呼气量）	1.4 L
TLC（肺总量）	5.4 L

　　患者出现肺部并发症的危险因素是什么，如何通过康复治疗得到改善？

　　答案

1. 目前的吸烟情况：多个试验显示术前尚未戒烟的患者出现肺部并发症、伤口愈合问题的概率显著增加，而且在重症监护室的住院时间会延长。对骨科患者进行的一项干预研究证实，为期 6周的戒烟行为能够显著降低上述风险。因此康复治疗应该强调戒烟的重要性，并给予安非他酮或伐尼克兰治疗。此外，个人的努力也可增加戒烟成功的概率。由于这位患者病情稳定，所以外科手术可以延后数周。

2. 肺功能下降：心脏旁路移植手术通常采用胸骨正中切口，这会
   造成术后最初数周肺活量下降，增加肺功能不全患者出现呼吸
   功能不全的风险。最佳
   的治疗方案是吸入拟 β
   受体激动剂，如果有必
   要，建议吸入肾上腺皮
   质激素或者口服皮质类
   固醇。术前进行的吸气
   肌力量测试能够发现受
   益于呼吸肌力量训练的
   患者。研究显示[5,8-9,15]，
   持续 6 周的吸气肌训练
   能够降低术后出现并发
   症的风险。许多不同工
   具能有效增强吸气肌的
   力量（图 9.1～图 9.3）

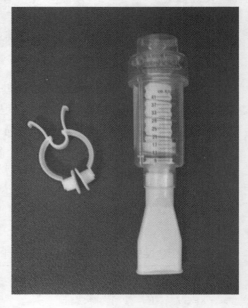

图 9.1　通过逐级调节吸气阻力
装置进行吸气肌训练

3. 肥胖：肥胖可使肺活量
   进一步降低，增加肺部
   并发症风险。研究已证
   实，术前减重不能降低手术并发症风险，但是人们普遍认为肥
   胖是造成围手术期并发症的危险因素之一。因此，如果手术能
   够安全地延后数周，术前根据个体需要配备营养师随访的做法
   可能是有用的。通过短期的蛋白质饮食，体重能够减轻 5～
   10 kg。

4. 糖尿病控制不佳：采用双侧胸廓内动脉进行旁路移植手术，术
   后出现胸骨愈合延迟或不能完全愈合是长期患糖尿病患者典型
   的并发症。阻断胸骨血运可增加术后胸骨裂开的风险，从而进
   一步恶化肺功能。因此有必要在术前进行数周的减重、低强度
   的体育锻炼和合适的药物治疗来控制血糖。人们认为机械支撑
   系统（如胸骨安全保护装置）能够在术后最初数天进一步降低

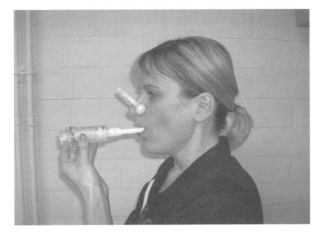

图 9.2　吸气肌训练

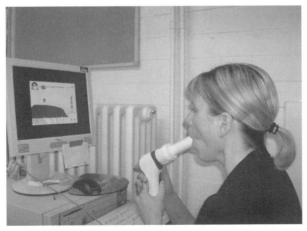

图 9.3　通过可视化反馈系统进行吸气肌训练

术后愈合不良的风险，但是还缺乏科学证据（图 9.4）。

9.1　病例（第 2 部分）

上面提到的患者因 3 支血管病变行旁路移植手术住院治疗 3 周

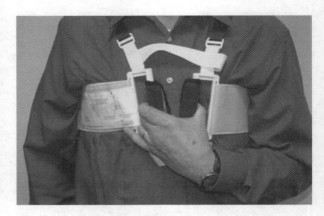

图9.4　胸骨安全保护装置

后来到心脏康复门诊5天。患者术后并发呼吸窘迫，给予气管插管和机械通气治疗7天。从停车场步行到康复中心患者仍有虚弱、气促现象，讲话时需要时不时停下来喘气。出院前的心电图显示为窦性心律，广泛的BT波异常（图9.5），但未提示心肌梗死；超声心电图显示收缩功能轻度减退，无心包积液。康复计划开始时进行体检发现左侧肺底呼吸音减低。

该患者出现呼吸困难的原因？

1. 胸腔积液：胸骨切开术后的患者常可出现胸腔积液（术后第1周有超过60%的患者存在胸腔积液)[11]。除了在住院期间发生外，在心脏康复门诊也可见到或者更为常见。胸骨切开术后胸腔积液多出现在左侧。其病因多种多样：胸膜切开术（为了获得胸廓内动脉）、局部用冰块冷却、炎症症状（心包切开术后综合征一般发生在术后几周，伴随炎症、疼痛、发热症状），或者心力衰竭（在这种情况下，胸腔积液常于两侧对称出现）。

2. 肺功能下降：已证实胸骨切开术会造成肺功能急剧下降[19]。文献中提到术后最初数周肺活量和呼气流量约平均下降30%。3个月后的自然进程并不总是向着好的方向发展。有些患者在随后1年内出现肺功能持续下降。造成肺功能下降的原因可能是

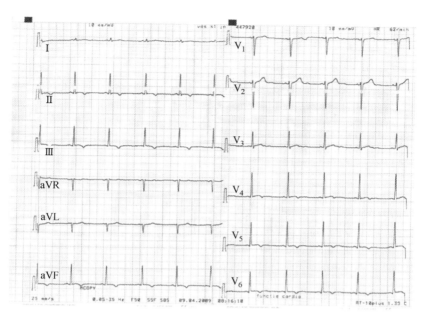

图9.5　出院时心电图

呼吸型式的改变：胸式呼吸代替腹式呼吸[17]、缺乏协调的胸廓运动[12]、胸腔积液，以及由于膈神经损伤造成的膈肌麻痹瘫痪〔通常在用冰块冷却获取心脏胸廓内动脉的情况下发生，可通过嗅探（鼻吸）试验或者膈神经肌电图诊断〕。有研究表明胸廓内动脉移植术后更容易出现肺功能下降[23]，可能是由于使用胸廓内动脉拉钩所致。严重的病例还可见到胸骨不稳定，从而造成肺功能持续下降[6-7]。

在康复治疗中能做些什么？

1. 诊断：在门诊康复计划的最初数周内需要明确是否存在高度怀疑的常见并发症。如果临床上见到患者主诉持续存在呼吸困难或者坚持运动负荷训练而没有康复的迹象，就可以很容易地排除典型的胸腔积液、严重的膈神经麻痹造成的瘫痪以及阻塞性肺疾病。在康复治疗开始的数周内进行运动肺功能测定显示运动时最大潮气量下降 30％～40％，但是随着康复计划的进行可逐渐恢复正常。一项由康复缺乏进展的患者参与的运动肺功能对照试验显示肺病和其他原因对肺功能的影响存在差别。此外，还需要进行进一步的检查（胸部 X 线、胸腔穿刺术、超声心电图、肺功能检查、膈神经肌电图）。

2. 康复治疗：尚没有被广泛认识的理疗技术显著影响着胸骨切开术后肺功能恢复的自然过程[3,14]。大多数情况下，胸腔可以自然消失或者经过一段时间的抗感染治疗后消失，而在某些情况下，需反复行胸腔穿刺，人为造成胸膜粘连使胸腔积液消失。由膈神经损伤造成膈肌麻痹的患者中有 70％～90％可自愈[20]，但当病情严重时，需应用隔膜技术进行外科干预治疗[20]。经典的呼吸练习或者肺活量仪对肺功能的影响没有被系统记录过；但小规模的研究发现手臂测力计（以低负荷开始）训练可以提高肺功能。对于肺功能受损的患者，术前的吸气肌训练[8-9]可以降低术后发生肺功能并发症的风险。术后呼吸肌训练在康复治疗中能否占有一席之地还有待商榷，但有些病例是因为呼吸时产生疼痛才导致肺功能下降，故咨询骨科医生可以得到一些帮助[16]。

9.1.1 胸骨切开术后骨病的康复治疗

一项在我们中心进行的 128 名患者参与的术后调查显示（尚未发表的观察结果），在术后第 1 周有 46％的患者出现左侧胸廓活动性下降，胸骨疼痛以及背部脊椎有触痛点的占 14％，左侧肩痛者占 16％，而右侧肩痛者则占 14％。

挑选 37 名参加门诊康复计划的患者，长期研究其发生机械功能紊乱和局部疼痛综合征的自然病程，发现胸骨切开术后出现胸廓活动异常和持续疼痛的患者百分比显著增加。

Ragnarsdòttir 等[17]使用呼吸运动测量设备对胸廓运动进行量化测定，也得到相似的结果。

胸椎和肋椎关节功能异常是胸骨切开术后最常见的功能障碍（表 9.2）。

表 9.2   胸骨切开术后最常见的胸椎和肋椎关节功能障碍

功能障碍	可能的原因
胸椎（关节突关节）	胸廓伸展 使用 Lima 拉钩
肋椎关节（左侧比右侧更常见）	胸廓伸展 使用 Lima 拉钩
膈	引流的位置 由于使用 Lima 拉钩造成缺血性损伤（其中一些分支供应膈） 由于膈神经损伤降低其活动性（局部用冰块冷却）
肋间疼痛（大部分在第 2～5 肋间）	胸廓伸展 使用 Lima 拉钩 V 由于使用 Lima 造成缺血性损伤（肋间分支的供应被切断）
胸部和颈部筋膜结构的张力增加	切断胸骨心包韧带 移除部分胸内筋膜（连接颈深筋膜） 胸廓伸展
胸椎后凸增加	术后最初几周镇痛的位置 术后卧床的错误体位（枕头过高，半坐在床上） 瘢痕牵拉

　　术后主诉有活动异常的患者，可以尝试骨科治疗（至少在术后 6 周，以使骨骼结构能够愈合）。通常 2～3 个疗程就足以减轻急性疼痛和增强上部胸椎的运动能力。用以证实骨科治疗可以在短期取得积极效果的长期研究仍在进行。

9.2   病例（第 3 部分）

　　完成康复计划之初的体检后，康复团队就患者的情况进行讨论。该患者主诉气促，左侧胸骨切开术后的瘢痕开始感觉异常，伴有胸骨和肩胛间区间歇性疼痛。该患者体型肥胖（BMI 为 $31\,kg/m^2$），有高胆固醇血症和高血压，服用氨氯地平 5 mg，阿司匹林 80 mg，辛伐他汀 20 mg，比索洛尔 5 mg。体格检查示：心率

115 次/分（心律不齐），左肺呼吸音减低，双侧踝部水肿。所有的
伤口愈合良好，但有心悸症状，在胸骨切口瘢痕旁可触及捻发感。
心理评估显示患者焦虑情绪不断增加，但没有出现抑郁症状。而
患者的配偶看上去对患者的病情进展也很担忧。

　　在开始康复治疗的最初的几周里，需要关注这个患者的哪些
康复问题？

1. 胸骨伤口的愈合：表面看上去伤口愈合得很好，但是胸骨的运
   动感觉能力未恢复正常，尤其当在床上改变体位时出现胸骨疼
   痛则提示骨骼愈合不良。此外，在胸骨伤口旁可触及捻发感，
   临床上提示愈合延迟，这种情况多见于接受双侧胸廓内动脉旁
   路移植的患者和糖尿病患者。对于疑似存在胸骨结构不稳定的
   患者，应当避免所有（不对称的）上肢运动，直到完全愈合。
   其中一部分患者，这种结构不稳定的状态将持续存在；而病情
   严重的病例，需要行再固定术治疗。肩胛间区疼痛是一种典型
   的术后并发症：主要是开胸手术后由于肋椎关节出现局部出血、
   部分脱位和炎症造成的。通常为了让患者能在术后最初的几周
   里正常入睡，可以给予止痛药治疗。我们实验室的研究发现，
   给予传统的康复治疗，即便到了术后 15 周仍有多达有三分之一
   的患者存在胸骨疼痛和行动不便（表 9.4），这可能与合并存在
   的胸腔瘘和（或）分离胸廓内动脉有关（表 9.3）。到目前为
   止，对这些低强度的持续疼痛缺乏有效的治疗：运动锻炼可能
   有一定效果，但是缺少客观的证据。在康复中心，建议伴有胸
   廓或者脊柱问题的患者到骨科继续治疗。下面的表格显示的是
   骨科的研究结果，目前没有可靠的科学数据证实该方法有效，
   但是对这类患者的研究还是有价值的。

2. 心率：心率异常提示心房颤动复发，这在心脏手术后的患者中
   很常见[1,13]，尤其是在术后最初几天内有高达 60% 的患者经历
   过自限性的短暂心房颤动，但是在康复门诊患者出现心房颤动
   的情况却少得多。康复期间患者发生心房颤动应当给予抗凝和

抗心律失常药物或者行心脏复律治疗。康复门诊能够发现复发的心房颤动患者。心房颤动复发在一些特定的人群中更为常见：如曾行二尖瓣手术者、慢性阻塞性肺疾病患者、肥胖患者、心脏收缩功能减退者、老年患者、未给予β受体阻滞剂的患者等，因此需要定期体检。

3. 肥胖：尽管肥胖是冠状动脉疾病复发的危险因素，但是复杂手术后不适合立即开始限制饮食摄入的康复计划。只有到术后6～8周，饮食控制才可以慢慢开始。

4. 踝关节水肿：行旁路移植手术分离静脉后常出现踝关节水肿，一般术后6～12周水肿可自然消失，甚至不需要治疗。不建议使用利尿剂，因为该药可能造成电解质紊乱和肾衰竭以及血压下降（CABG术后最初的4～6周常可以见到血压下降）。穿弹力袜可降低腿部瘢痕的张力，因此建议在白天一直穿，直至水肿消失。

表 9.3 由 40 位患者参加的调查中发现：在术后 15 个月，持续疼痛和胸廓活动受限与出现胸膜瘘和（或）分离胸廓内动脉之间存在明显的相关性

	疼痛＋	疼痛－		活动性＋	活动性－	
瘘＋	12	38		20	30	
瘘－	0	30	P＜0.004	1	29	P＜0.001
动脉＋	11	33		19	25	
动脉－	1	35	P＜0.006	2	34	P＜0.001

表 9.4 对 37 名患者在康复计划过程中和治疗后体检发现：存在持续胸痛的患者占很高比例

	1周	6周	3个月	15个月
胸骨	17%	23%	24%	29%
背部触痛点	5%	5%	8%	11%
左侧胸廓	25%	20%	31%	34%
局部左侧胸廓疼痛	35%	30%	42%	29%

5. 低血压：冠状动脉旁路移植术后的患者经常在康复的最初几周里出现血压下降。这种情况是由多种因素造成的（如术后卧床休息、食物和液体摄入量减少以及降压治疗等）。如果术前降血压药不减量（暂时的），则可造成体位性低血压；在大多数情况下，术后 6～8 周血压可恢复到术前水平。因此在康复计划的初期经常将降血压药减量，而到了后期需要将降血压药加量，同时辅以减重和给予低盐食物。

6. 术后外周神经病变[4,10,18]：大部分神经病变是由于部分臂丛神经根（尺神经）或者腓神经受到压迫或牵拉造成的，而临床症状只有到手术后才能表现出来（通常只有在康复门诊中能见到）。

   a. 臂丛神经麻痹：有 5% 和 24% 的发病率，主要是由于手术过程中上臂（或者双臂）的固定位置（90°）和过度外旋（30°）造成的[14,16,21]。这种位置组合使臂丛呈现最大限度的伸展[16]。手术过程中患者的头转向对侧可造成臂丛的进一步牵拉，而分离胸廓内动脉，也需要过度拉伸胸壁。胸壁的牵拉和第 1 肋骨骨折也是造成臂丛神经损伤的可能原因。大多数患者临床症状主要表现为疼痛，特别是下方的神经根（尺神经）损伤，可以通过肌电图评估臂丛受损的区域。大部分患者需要进行长期的理疗，而受损神经的功能完全恢复平均要在 3 周到 1 年。

   b. 腓神经损伤[21]：术后这种神经病变的患病率很低，文献资料提到为 0.30%[14]～6%[21]。大多数情况下是由于手术时下肢和（或）髋关节过度外旋造成的。位置表浅的腓神经环绕腓骨小头并被挤压，一般为单侧损伤（占 59%）。患者除了有皮肤敏感伴有疼痛外，还出现背屈踝关节功能减弱。建议行肌电图诊断，但是最早的失神经支配的迹象要等到外周神经损伤后 10～14 天才能出现，因此只有将检查推迟到术后第 3 周进行才可能有阳性结果。大多数患者预后良好，但有报道称部分患者的神经功能损伤长期存在。对于这两种神经系统病变，其他合并症（如糖尿病）、老龄、低体重、手术持续时间带来的负面影响更加突出[3,14,16,21]。

9.3 病例（第四部分）

患者在心房颤动转复成功后重新开始康复治疗，康复计划包括每周 3 次，每次持续 1 小时的运动训练、健康宣传教育和心理辅导，待 6 周的训练结束后重新进行评估。体检结果示：患者的肺部听诊恢复正常，心率 62 次/分，血压 145/89 mmHg。运动肺功能测试提示患者运动耐量提高了。

如何对施行心脏手术的患者进行专业的心脏康复计划？

1. 术前准备：术前至少要戒烟 6 周，对于可能出现呼吸道并发症的高危患者术前需进行 6 周的吸气肌训练。
2. 注意伤口愈合情况：常能见到因胸骨或者隐静脉伤口延迟愈合造成术后最初几周训练困难。在术后最初几周避免举高重物，以免造成更为显著的胸骨和肩胛带肌肉萎缩。对于那些需要体力劳动的患者，从术后 6 周开始（当伤口完全愈合时）就要在运动计划中加强上肢肌力训练[2]。
3. 在有些康复中心，患者为了能让胸骨完全愈合，参加门诊康复计划需要等待 6～12 周。从我们中心未发表的数据来看，及早开始适宜的康复计划（出院后 1～2 周）是安全的，并没有造成更多的胸骨愈合问题，而是加快康复进度。同样，尽早开始心理康复治疗也是有益的。
4. 心脏手术后的职业咨询非常重要，因为许多患者质疑自己是否有能力重返工作岗位。在开展康复计划之初，康复小组应该了解哪些患者有特殊困难和要求。和心理咨询一样，训练计划要能够满足日后工作的特殊需要，及早与公司医生联系是有益的，这样能够增加成功重返工作岗位的概率。对于心脏手术后患者，参加兼职工作是有益的（以便能在过渡时期继续康复治疗）。

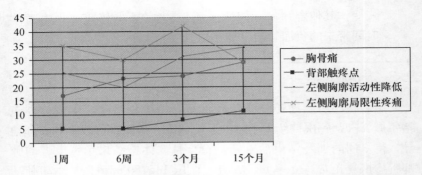

图 9.6 术后机体出现机械功能紊乱和疼痛症状不同时间点的进展情况

9.4 结论

心脏外科手术后尽早参加专门的心脏康复治疗对于促进患者康复非常重要。在治疗过程中不但要注意典型的术后并发症和术后的心理反应，还要让训练计划与患者的机体需要相适应。从心脏手术中完全恢复至少需要几个月的时间，而当加入到好的康复计划后，大部分患者能够重返工作岗位并有很好的生活质量。

参考文献

1. Bharucha D, Marinchak R. Arrhythmias after cardiac sugery: atrial fibrillation and atrial flutter. UpToDate. Version 16.3. Oktober 2008.
2. Bjarnason-Wehrens B, Mayer-Berger W, Meister ER, Baum K, Hambrecht R, Gielen S. Recommendations for resistance exercise in cardiac rehabilitation. Recommendations of the German Federation for Cardiovascular Prevention and Rehabilitation. *Eur J Cardiovasc Prev Rehabil*. 2004;11:352-361.
3. Crowe JM, Bradley CA. The effectiveness of incentive spirometry with physical therapy for high-risk patients after coronary artery bypass surgery. *Phys Ther*. 1997;77:260-268.
4. Dawson DM et al. Perioperative nerve lesions. *Arch Neurol*. 1989;46:1355-1360.
5. Dronkers J, Veldman A, Hoberg E, Van der Waal C. Prevention of pulmonary complicationis after upper abdominal surgery by preoperative intensive inspiratory muscle training: a randomizes controlled pilot study. *Clin Rehabil*. 2008;22:134-142.
6. El-Ansari D, Adams R, Toms L, Elkins M. Sternal instability following coronary artery bypass grafting. *Physiother Theory Pract*. 2000;16:27-33.
7. El-Ansari D, Waddington G, Adams R. Relationship between pain and upper limb movement in patients with chronic sternal instability following cardiac surgery. *Physiother Theory Pract*.

2007;23:273-280.

8. Hulzebos EH, Helders PJM, Favié NJ, De Bie RA, Brutel de la Rivière R, Van Meeteren NLU. Van Meeteren NLU Preoperative intensive inspiratory muscle training to prevent postoperative pulmonary complications in high risk patients undergoing CABG surgery. *JAMA*. 2006;296:1851-1857.

9. Hulzebos EH, Van Meeteren NLU, van den Buijs BJWM, de Bie RA, Brutel de la Rivière A, Helders PJM. Feasibility of preoperative inspiratory muscle training in patients undergoing coronary artery bypass surgery with high risk of postoperative pulmonary complications: a randomised controlled pilot study. *Clin Rehab*. 2006;20:949-959.

10. Lederman RJ et al. Peripheral nervous system complications of coronary artery bypass graft surgery. *Ann Neurol*. 1982;12(3):297-301.

11. Light RW. Pleural effusions after coronary artery bypass graft surgery. *Curr Opin Pulm Med*. 2002;8:308.

12. Locke TJ, Griffiths TL, Mould H, Gibson GJ. Rib cage mechanics after median sternotomy. *Thorax*. 1990;45:465-468.

13. Maisel A, Rawn A, Stevenson A. A trial fibrillation after cardiac surgery. *Ann Intern Med*. 2001;135:1061.

14. Matte P, Jacquet L, Van Dyck M, Goenen M. Effects of conventional physiotherapy, continuous positive airway pressure and non-invasive ventilatory support with bilevel positive airway pressure after coronary artery bypass grafting. *Acta Anaesthesiol Scand*. 2000;44(1):75-81.

15. Nomori H, Kobayashi R, Fuyuno G, Morinaga S, Yashima H. Preoperative respiratory muscle training. Assessment in thoracic surgery patients with special reference to postoperative pulmonary complications. *Chest*. 1994;105:1782-1788.

16. O-Yurvati AH, Carnes MS, Clearfield MB, Stoll ST, McConathy WJ. Hemodynamic effects of osteopathic manipulative treatment immediately after coronary artery bypass graft surgery. *J Am Osteopath Assoc*. 2005;105(10):475-481.

17. Ragnarsdóttir M, Kristjánsdóttir Á, Ingvarsdóttir I, Hannesson P, Torfason B, Cahalin LP. Short-term changes in pulmonary function and respiratory movements after cardiac surgery via median sternotomy. *Scand Cardiovasc J*. 2004;38:46-52.

18. Sharma AD et al. Peripheral nerve injuries during cardiac surgery. Risk factors, diagnosis, prognosis, and prevention. *Anesth Analg*. 2000;91:1358-1369.

19. Shenkman Z, Shir Y, Weiss YG, Bleiberg B, Gross D. The effects of cardiac surgery on early and late pulmonary functions. *Acta Anaesthesiol Scand*. 1997;41:1193-1199.

20. Tripp H, Bolton R. Phrenic nerve injury following cardiac surgery: a review. *J Card Surg*. 1998;13:218-223.

21. Vasquez-Jimenez JF et al. Injury of the common peroneal nerve after cardiothoracic operations. *Ann Thorac Surg*. 2002;73:119-122.

22. Weiner P, Zeidan F, Zamir D, et al. Prophylactic inspiratory muscle training in patients undergoing coronary artery bypass graft. *World J Surg*. 1998;22:427-431.

23. Wheatcroft M, Shrivastava V, Nyawo B, Rostron A, Dunning J. Does pleurotomy during internal mammary artery harvest increase post-operative pulmonary complications? *Interact CardioVasc Thorac Surg*. 2005;4:143-146.

充血性心力衰竭：稳定型慢性心力衰竭患者的心脏康复 10

Massimo F. Piepoli

10.1 学习目的

学习此病例的目的如下：

- 认识心力衰竭被忽视的病因
- 认识心力衰竭最优化药物治疗的获益
- 认识心力衰竭患者心脏康复和二级预防的获益
- 认识心力衰竭患者运动处方的指征

病史

男性，64岁，因近2个月出现气促而来急诊，轻微活动后即出现症状且呈进行性，功能严重丧失。昨天出现休息时和夜间呼吸困难，如夜间阵发性呼吸困难。同时伴有静息时明显心悸。

当分管护士询问病史时，他否认既往任何相关事件及其亲属（父母、兄弟和姐妹）发生过心血管事件，但他承认有重要的危险因素：从来不运动，轻微超重（体重88 kg，身高175 cm，体重指数28.7 kg/m²），过去4年服用降压药物（每天早晨口服雷米普利5 mg）。血压为100/70 mmHg，心率为100次/分，无发热，SO₂ 96.5%。

体格检查发现该患者脸色苍白、轻微出汗、过度通气，伴端坐呼吸、脉搏不规则及踝关节周围水肿。心脏检查发现心尖略向左移位，心尖部可闻及中等强度叹气样收缩期杂音，肺部检查在双侧中下部肺野可闻及啰音。

首先，医生进行了心电图（图 10.1）、胸部 X 线检查（图 10.2）及常规血液检查，包括全血细胞计数、血清电解质浓度、肾功能指标及心肌酶谱（图 10.3）。

10.2   试验

10.2.1   ECG（图 10.1）

10.2.1.1   报告

正常心房波消失。心律不规则伴心室率异常增快，HR 为 147 次/分（正常 HR：50～100 次/分）。QRS 波电轴：正常为 ＋60°；QRS 波时限延长（110 ms），复极异常伴不完全性左束支传导阻滞（LBBB）。

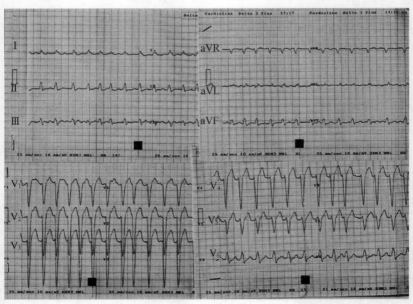

图 10.1   心电图

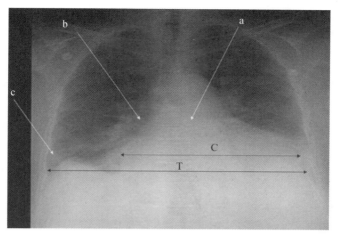

图 10.2 X线胸片（后前位）

血液检查项目名称	结果	参考值
血红蛋白	13.1 g/dl	13～17
红细胞压积	41.1%	40～52
血尿素氮	65 mg/dl	10～50
肌酐	1.56 mg/dl	0.6～1.4
Na	131.0 mmol/L	135～146
K	3.2 mmol/L	3.6～5.0
Cl	101 mmol/L	97～110
GOT/AST	38 U/L	10～31
GPT/ALT	40 U/L	10～31
LDH	189 U/L	120～240
CK/CPK	161 U/L	<149
CK MB	3.1 ng/ml	<2.8
Tn I	0.3 ng/ml	<0.1

图 10.3 血液检查

10.2.1.2 评论

ECG 诊断左束支传导阻滞的标准：

- 心脏节律起源于心室之上。
- QRS 波间期必须≥120 ms。
- V_1 导联呈 QS 型或 rS 型。
- I 导联和 V_6 导联为单相 R 波。

- T 波与 QRS 波群主波方向相反。这是束支传导阻滞时 T 波的相应改变。相反，如果出现 T 波与 QRS 波群主波方向一致则提示缺血或心肌梗死。

对于这个病例，QRS 波间期为 110 ms，所以诊断为不完全性左束支传导阻滞。T 波与 QRS 波群主波方向一致提示缺血。

结论：心房颤动（AF）伴快速心率。心室复极化伴左心室超负荷/心内膜下缺血。

10.2.2　胸部X线检查（图10.2）

前后位影像学检查报告

心影增大：心/胸比例＞0.5（参考值＜0.5）；双侧肺充血；双侧胸腔积液。

10.2.3　血液检查（图10.3）

报告：血红蛋白水平正常，轻度肾功能不全（肌酐和尿素氮升高），电解质浓度降低，心肌酶正常。

在此基础上，为排除心功能不全决定行心脏超声检查（图10.4 和图 10.5）。

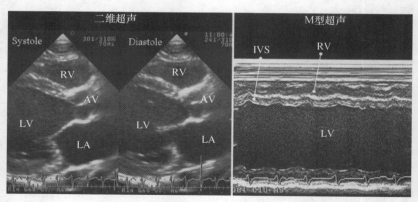

图 10.4　超声心动图

Systole：收缩期；Diastole：舒张期；RV：右心室；LV：左心室；AV：主动脉瓣；LA：左心房；IVS：室间隔

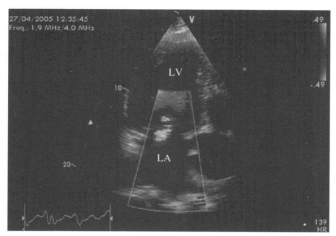

图 10.5 双腔、心尖切面的二维和彩色多普勒超声

中等量二尖瓣反流证据：收缩期左心室收缩时见左心房彩色血流，占左心房腔的一半，说明有严重的二尖瓣疾病。LV：左心室；LA：左心房

10.2.4 胸骨旁切面超声心动图影像（图10.4）

10.2.4.1 图例说明

左侧为纵轴二维超声收缩期和舒张期影像；右侧为心室水平位 M 型超声影像。AV：主动脉瓣；IVS：室间隔；LA：左心房；LV：左心室；RV：右心室。

10.2.4.2 报告

心脏收缩功能减退，左心室扩大［左心室舒张末期内径 65 mm（参考值＜45 mm），左心室收缩末期内径 55 mm（参考值＜35 mm），射血分数 28%（参考值＞55%）］伴左心房扩大（46 mm；参考值＜40 mm）。然而，室间隔厚度（9 mm）和左心室后壁厚度（8 mm）（参考值＜11 mm）正常。

就二尖瓣而言，明显的瓣叶关闭面减小与瓣环扩大引起功能性二尖瓣反流有关（图 10.5）。

住院期间，初始以呋塞米静脉输注，患者的临床症状迅速改善（呼吸困难减轻，体重减轻 4 kg），X 线胸片中充血和胸腔积液消失。

　　临床症状稳定后，患者做了经食管超声心动图检查排除血栓形成风险（图 10.6）。

　　因此，患者成功地进行了心脏电复律（图 10.7：复律后心电图）。

　　问题 1：该患者心肌病最可能的病因是什么？

1. 缺血性心脏病？
2. 特发性扩张型心肌病？
3. 瓣膜性扩张型心肌病？
4. 心动过速性心肌病？

　　回答

1. 我们不能排除扩张型心肌病缺血性病因的可能，尤其是如果我们考虑到转律前后 ECG 追踪发现心内膜下缺血的依据（虽然这些 ECG 变化在 AF 发作后并不常见）。
2. 特发性扩张型心肌病不能除外，或假设没有明显的严重冠状动脉疾病，我们可考虑肺动脉高压为潜在病因。
3. 根据超声心动图发现，此病因不太可能。

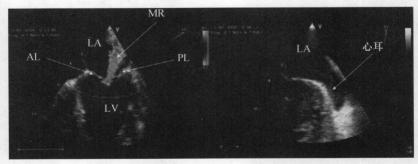

图 10.6　经食管二维心脏超声及彩色多普勒影像

左图为食管中段水平截面，四腔位影像显示左心房（LA）和左心室（LV）及二尖瓣叶（AL，前叶，在左侧；PL，后叶，在右侧）反流喷射至左心房。右图为食管上端水平的纵轴切面影像显示左心房和左心耳，未见血栓形成征象

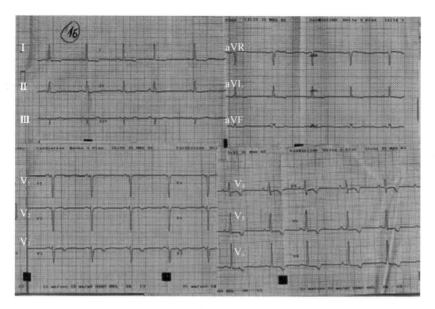

图 10.7　心脏复律后心电图表现

QRS 波群前可见 P 波，与 QRS 波群的轴/极性相同，表明规律有序的心房活动，即窦性节律。前壁导联 T 波倒置提示心内膜下心肌缺血

4. 持续的慢性心动过速常导致心功能减退，称为心动过速诱发的心肌病或心动过速性心肌病。心动过速诱发的心肌病其发病率不详，但在 AF 患者的亚组研究中，伴左心室功能障碍的患者中有 25%～50% 存在一定程度心动过速诱发的心肌病。这一重要的临床特征归因于发病率高和疾病过程的潜在可逆性。患者如没有缺血性心脏病的病史，应考虑此临床病症[1]。

图 10.8 表明了与 AF 和心力衰竭（HF）相关的病理生理学：HF 可导致心房重构（包括纤维的伸展），可促发 AF。

随着心率增快，AF 可导致心排血量（CO）、肾血流（RBF）减少伴代偿性反应（包括激活血管紧张素 II 和儿茶酚胺）。这些变化导致心肌纤维化、β 受体下调及血管扩张性利尿钠肽浓度下降，所有因素均涉及 HF 的发病机理。

　　出院前，患者行心导管检查（图 10.9 和图 10.10），未发现冠状动脉病变。

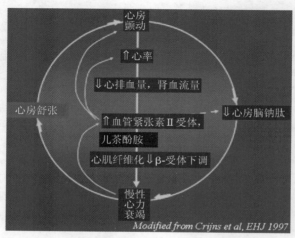

图 10.8　心房颤动和慢性心力衰竭之间病理生理学联系
心力衰竭可导致心房重构，包括纤维的伸展，可促发 AF

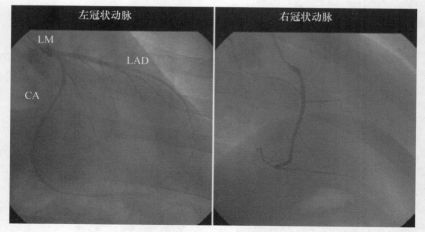

图 10.9　正常冠状动脉影像
LM，左主干；LAD，左前降支；CA：回旋支

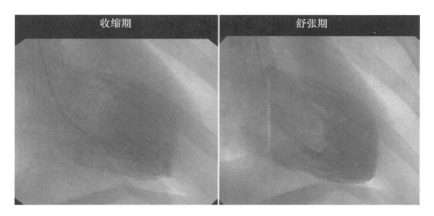

图 10.10 收缩期和舒张期左心室造影

收缩期（左图）和舒张期（右图）容量变化差异较小说明左心室收缩功能差

出院后 2 周，患者做了第一次超声心动图对比，提示左心室收缩功能略改善（35%）（图 10.11 左图：二维超声，左心室胸骨旁短轴切面；右图：二维超声四腔位心尖切面，显示左心室球形重构）；随后做了心肺运动试验（cardiopulmonary exercise testing，CPET），评价运动极限范围以及可能的心脏移植注册登记和（或）设计一个训练计划。

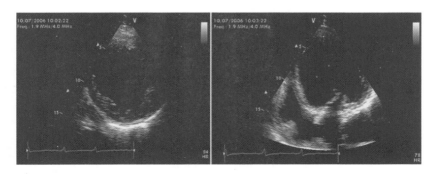

图 10.11 恢复窦性心律后 2 周心脏超声对比

问题 2：建议怎样的运动方案？

1. 踏车运动每分钟 10 瓦
2. 踏车运动每分钟 30 瓦
3. Balke 平板运动方案
4. Bruce 平板运动方案

回答

基于这些有症状 HF 患者存在临床综合征，需要一项简单、易行、安全的试验，并在踏车运动基础上建立一套康复方案以提供有用的信息，所以选择每分钟 10 瓦的踏车运动方案。

图 10.12 和图 10.13 比较了不同运动方案的特点及踏车和平板运动方案的区别。

问题 3：以下哪些心肺运动试验参数对评价心力衰竭最有价值？

1. 峰值氧耗（peak VO_2）
2. 运动通气反应［CO_2 通气当量斜率（Ve/VCO$_2$ slope）］
3. 运动持续时间
4. 心率反应

运动方案

踏车测力计
 递增或斜坡
 约 10 min
 蹬车频率 60 rpm
 1～3 min 的静息数据
 1～3 min 无负荷蹬车
 每分钟增加 5～30 瓦

平板运动
 速度不变、级别增加（Balke 方案）
  2 km/h，级别 0%，随后级别
  每分钟增加 2%～3%
 速度和级别都增加（Bruce 方案）
  1.7 km/h，级别 10%，随后
  每 3 分钟增加速度 0.8 km/h 和级别 2%

图 10.12　运动方案

踏车和平板对比		
	踏车	平板
最大氧耗量	较低	较高
腿部肌肉疲劳	经常受限	较少受限
做功率定量	是	估计
肥胖患者承受重量	少	多
噪声和人造物品	少	多
安全问题	少	多

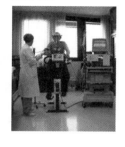
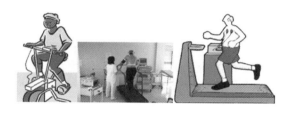

图 10.13　踏车和平板对比

回答

评价 CPET 的主要通气参数为：①峰值 VO_2 和无氧阈（AT）；②Ve/VCO_2 斜率。这些参数极具预测价值，并能提供运动计划所需的重要信息。

图 10.14 显示如何计算峰值 VO_2 及其在生存期的重要预测价值：高于 $18\,ml/(kg \cdot min)$ 提示预后良好，低于 $14\,ml/(kg \cdot min)$ 为预后不良指标，是纳入心脏移植表的指征（改编自 Francis 等，Heart 2000）。

图 10.15 显示如何计算 Ve/VCO_2 斜率，这是一个重要的预后指标：34 以上被认为是异常的（改编自 Francis 等，Heart 2000）。

问题 4：心力衰竭患者峰值 VO2 和左心室射血分数（LVEF）之间的相关性如何？

1. 非常相关（R＞0.7）。

2. 有相关性（R 为 0.7～0.6）。

3. 相关性小（R 为 0.4～0.5）。

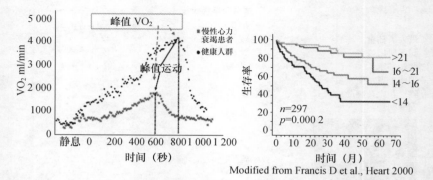

图 10.14　峰值 VO₂ 与生存率

左图比较了健康人和 HF 患者的峰值 VO₂。右图：根据生存率显示不同峰值 VO₂ 的重要预测价值：$18\,ml/(kg \cdot min)$ 提示预后良好，低于 $14\,ml/(kg \cdot min)$ 为预后不良指标，是纳入心脏移植表的指征

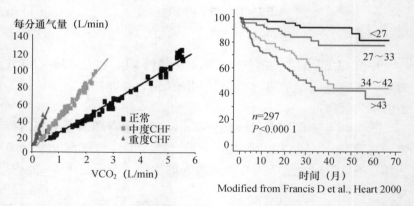

图 10.15　通过 Ve/VCO₂ 斜率估测生存率

左图：表明如何计算 Ve/VCO₂ 斜率。右图：Ve/VCO₂ 斜率显示重要的预后价值：大于 34 被认为异常

4. 不相关。

回答

数项证据显示左心室血流动力学（如 LVEF）功能障碍与运动

耐量下降无任何的相关性。

图 10.16：结果来源于最大的 HF 试验之一，如 V-HeFT Ⅱ 研究。

10.3 CPET 报告

运动方案：踏车 10 瓦/分。

运动持续时间：6 min；在 2 min 60 瓦时因呼吸短促而停止。

并发症：无（无心律失常或能力丧失综合征）。

最大运动量达到 60 瓦，伴呼吸商＞1.1，VO_2 为 13.3 ml/（kg·min）[预测最大摄氧量的 54%（参考值：24.4）]，VO_2 为 0.92L/min[预测最大氧耗量的 44%（参考值：2.1）]，BP 为 120/80 mmHg，HR 为 122 次/分[预示最大 HR 的 78%（参考值：156 次/分）]。

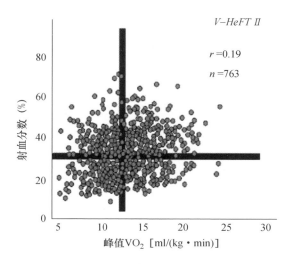

图 10.16 LVEF（%）与峰值 VO_2 的关系

一项最大的 HF 临床试验结果（如 V-HeFT Ⅱ 研究）显示，LVEF（%）和峰值 VO_2 之间无任何相关性

AT 达到 VO_2 11.6 ml/(kg·min)（预测最大摄氧量的 47%）或 VO_2 为 0.81 L/min（预测最大氧耗量的 40%）。

r.v. 是针对年龄、性别、体重指数的参考值。

下图是患者 CPET 的结果：

图 10.17 显示了试验结果，每分钟记录相应数据，即时相、试验时间、做功负荷、氧耗相对值 [VO_2 ml/(kg·min)，校正体重] 及绝对值（L/min）、二氧化碳排出量 [VCO_2 (L/min)]、呼吸商（RQ，即 VCO_2 与 VO_2 的比值）、每分通气量（L/min）和 HR。

标注了 3 个重要的试验时相，即基线、无氧阈及峰值运动的相应数据。

	时相	试验时间	做功负荷	氧耗相对值	氧耗绝对值	二氧化碳产生量	呼吸商	分钟通气量	心率
基线	基线	1.9	0	2.9	0.208	0.190	0.91	12.7	55
	运动	2.9	10	5.1	0.357	0.301	0.84	16.9	71
	运动	3.9	20	7.1	0.497	0.455	0.92	21.9	92
	运动	4.9	30	9.5	0.655	0.641	0.98	30.6	101
无氧阈	运动	5.9	40	11.6	0.811	0.845	1.04	34.1	111
峰值	运动	6.9	50	12.8	0.896	0.988	1.10	40.8	115
	运动	7.9	60	13.3	0.928	1.162	1.25	46.7	122
	恢复后	8.9	0	5.5	0.385	0.482	1.25	15.5	78

图 10.17 心肺运动试验的 CETP 结果

每分钟记录相应数据，即时相、试验时间、做功负荷、氧耗相对值 [VO_2 ml/(kg·min)，校正体重] 及绝对值（L/min）、二氧化碳排出量（VCO_2 L/min）、呼吸商（RQ，即 VCO_2 与 VO_2 的比值）、每分通气量（L/min），HR（次/分）

图 10.18 显示试验结果的图表形式。

因此，这位患者表现为严重运动受限：峰值 VO_2 13.3 ml/(kg·min)（图 10.17 和图 10.18）及运动后异常增加的通气反应（正常值＜34）二氧化碳通气当量 37.5（图 10.19）。

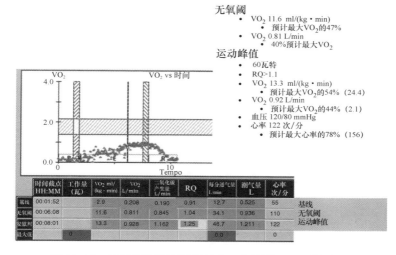

无氧阈

- VO_2 11.6 ml/(kg·min)
  - 预计最大VO_2的47%
- VO_2 0.81 L/min
  - 40%预计最大VO_2

运动峰值

- 60瓦特
- RQ>1.1
- VO_2 13.3 ml/(kg·min)
  - 预计最大VO_2的54%（24.4）
- VO_2 0.92 L/min
  - 预计最大VO_2的44%（2.1）
- 血压 120/80 mmHg
- 心率 122 次/分
  - 预计最大心率的78%（156）

	时间截点 HH:MM	工作量 （瓦）	VO_2 ml/ (kg·min)	VO_2 L/min	二氧化碳 产生量 L/min	RQ	每分通气量 L/min	潮气量 L	心率 次/分	
基线	00:01:52		2.9	0.208	0.190	0.91	12.7	0.525	55	基线
无氧阈	00:06:08		11.6	0.811	0.845	1.04	34.1	0.936	110	无氧阈
安静时	00:08:01		13.3	0.928	1.162	1.25	46.7	1.211	122	运动峰值
最大值		0					6.0		0	

图 10.18 CPET 结果的图表形式（参见图 10.17 的图注）

问题 5：该患者正确的药物治疗建议有哪些?

1. 卡维地洛、依那普利、螺内酯、呋塞米、胺碘酮、阿司匹林。
2. 以上药物，但以华法林替代阿司匹林。
3. 以上药物加缬沙坦。
4. 以上药物，但以索他洛尔替代卡维地洛和胺碘酮。

回答

2. 有一些争论，但都有循证依据：

- β阻滞剂、血管紧张素转化酶（ACE）抑制剂或血管紧张素受体拮抗剂（ARB）、醛固酮拮抗剂、利尿剂构成了 HF 治疗的基石（ESC 指南，Ⅰ类推荐）。
- 在永久性、持续性或阵发性 AF 时使用华发林较阿司匹林更好，因其降低血栓栓子事件风险（ESC 指南，Ⅰ类推荐）。
- 对于左心室收缩功能下降或左心室肥厚的患者，ACEI 和 ARB 预防 AF 的作用相等[2]。由于副作用和死亡率，联合应用 β阻滞剂、ACEI、ARB 和醛固酮拮抗剂是禁忌的[3]。

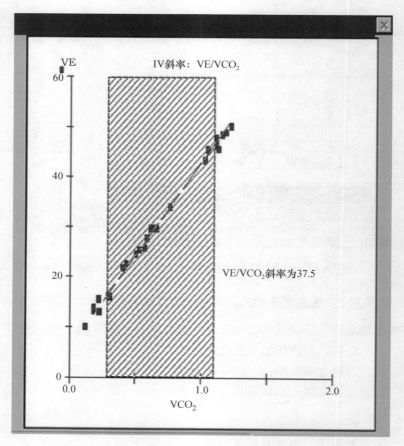

图 10.19　CPET 结果

运动通气反应（正常值＜34）VE/VCO$_2$ 斜率为 37.5

- 在 AF、HF 和 EF 低时，胺碘酮是唯一有效的抗心律失常药物（ESC 指南，Ⅰ类推荐）。

　　该患者参加了家庭自行车运动训练项目，周期性地与医院项目进行对比（Ⅰ类推荐，证据水平 A：图 10.20）。

心力衰竭
活动和运动训练
● 推荐所有稳定性慢性心力衰竭患者进行运动训练。无证据表明任何特殊 HF 患者亚组需限制运动训练（病因学，NYHA 分级 LVEF 或药物治疗） ● Ⅰ 级推荐，证据水平 A
2008 年 ESC 急性和慢性 HF 诊断和治疗指南

图 10.20 ESC HF 指南：HF 活动和运动训练推荐

问题 6：为什么向收缩功能下降的 HF 患者推荐运动训练计划？

1. 因其能减少住院次数。
2. 因其能改善生活质量。
3. 因其能延长寿命。
4. 以上均包括。

回答

4. 结构化运动训练计划可改善运动能力、生活质量（减轻呼吸困难和疲劳）、自律性控制以及降低死亡率和减少住院次数（ESC 指南，Ⅰ 类推荐）（图 10.9）[4]。

最近发表的 HF-行动试验提出了一些疑问，但几个局限性使其结果至少是不确定的。实际上虽然这是一项确定检查 HF 患者运动效果的最综合的研究，已经解决了重点但仍留下几个未解决的问题：它证实了 CHF 患者家庭运动训练计划的安全性，但未能改善生存率，可以简单地归因于几个作者概括的局限性（研究人群太年轻、太健康，训练计划缺乏循序渐进，依从性差，结果训练效果不充分）[5]。

问题 7：对这些患者开始体力活动时的正确建议是什么？

1. 以中至高强度在家中骑自行车 15~20 min，每周 3~5 天（基于 HR 为峰值 VO_2 时 HR 的 50%~60%）。
2. 至少周末有 1 天在户外骑 1~2h 自行车进行体力活动。
3. 至少每天户外慢跑 10~20 min。

4. 每周至少在游泳俱乐部进行 1 次训练。

回答

1. 6 个月中等运动强度（最大摄氧量的 50%～60%）和运动时间（每周 150 min）的规律有氧运动训练可略微但有效改善 CHF 患者舒张末期容积和收缩末期容积，而在不活动的 CHF 志愿者中这些容量的增加表明中等强度的运动训练是安全的，并可促进 CHF 左心室重构的逆转。剧烈的运动方案（需氧和力量）与血小板反应的急剧增加有关，而中等强度的训练可相对抵消血栓形成和纤溶系统的刺激。所以，CHF 患者，尤其是那些有 AF（病史）（如我们的病例）、不稳定动脉粥样硬化斑块或刚做完冠状动脉支架置入术的患者，应避免高强度的运动。出于许多其他的原因，高强度的运动不应常规包括在 CHF 患者的运动计划中。

从踏车运动训练到户外骑车和慢跑，不可能确定其能承受的工作量，因为环境因素影响心血管紧张性（如头顶风、斜坡及温度）。

游泳时，头部的浸入及流体静力学引起的容量变化导致左心室容量负荷增加，伴心脏容量和肺毛细血管楔压增加。慢速游泳（20～25 m/min）导致心率、血乳酸盐及血浆儿茶酚胺的测量值与 100～150 瓦工作量踏车运动的测量值相似。鉴于这些结果，伴收缩和舒张功能障碍的慢性 HF 患者应避免游泳。

实际上，久坐的生活方式常导致 CHF 进展，因为许多人长期对运动怀有抵触心理。如果运动强度相对舒适，他们就可能接受和欣然采纳健康的耐力运动[6]。

10.4　家庭运动训练计划方案

每周 3～5 次的踏车运动并遵循以下方案：5～10 min 无负荷的准备活动，15～20 min 后 HR 与峰值 VO_2 时 HR 的 50%～60% 相一致，5～10 min 无负荷的整理活动。

训练开始时，我们应完成：最大程度的症状限制性 CPET（为了排除训练项目的任何禁忌证及评估运动耐量）和超声心动图。

训练项目中每 3～6 个月和（或）之后改变治疗方案，即 β 阻滞剂或临床状况，重复做最大程度的症状限制性 CPET 以检测患者的依从性，排除禁忌证并调整踏车的工作负荷。

每 1～3 个月在医院进行临床对比以排除任何风险，这样能显示出延长家庭训练项目是不合适的。

该患者纳入自行车家庭 ET 项目，定期与住院项目对比，运动强度为 20 瓦，每天 15～30 min，每周至少 3 次。

图 10.21 显示怎样应用 CPET 结果设计患者的 ET 项目。

	时相	试验时间	工作负荷	氧耗相对值 ml/kg/min	氧耗绝对值 L/min	二氧化碳产生量 L/min	呼吸商	每分通气量 L/min	心率 Bpm
	基线	1.9	0	2.9	0.208	0.190	0.91	12.7	55
	运动	2.9	10	5.1	0.357	0.301	0.84	16.9	71
ET →	运动	3.9	20	7.1	0.497	0.455	0.92	21.9	92
	运动	4.9	30	9.5	0.655	0.641	0.98	30.6	101
	运动	5.9	40	11.6	0.811	0.845	1.04	34.1	111
	运动	6.9	50	12.8	0.896	0.988	1.10	40.8	115
Peak →	运动	7.9	60	13.3	0.928	1.162	1.25	46.7	122
	恢复后	8.9	0	5.5	0.385	0.482	1.25	15.5	78

图 10.21 每次工作负荷后的 CPET 结果

Peak：峰值运动负荷；ET：体能训练计划的选择性负荷

训练 6 个月后，患者仍为窦性节律，无症状，NYHA Ⅰ 级且代偿功能良好。超声心动图显示 LVEF 改善，只有轻度的球形运动功能障碍（51%），左心房内径正常，无二尖瓣反流（图 10.22）。CPET 证实运动耐量改善，峰值 VO$_2$ 15.4 ml/(kg·min)（+15%）（图 10.23），运动通气反应：VE/VCO$_2$ 34.6（参考值<34）（图 10.24）。

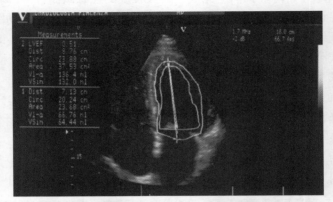

图 10.22　运动训练计划结束时的二维超声心动图

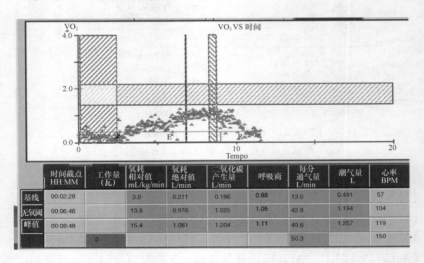

	时间截点 HH:MM	工作量 (瓦)	氧耗相对值 mL/kg/min	氧耗绝对值 L/min	二氧化碳产生量 L/min	呼吸商	每分通气量 L/min	潮气量 L	心率 BPM
基线	00:02:28		3.0	0.211	0.186	0.88	13.0	0.491	57
无氧阈	00:06:46		13.9	0.976	1.025	1.05	42.8	1.194	104
峰值	00:08:48		15.4	1.081	1.204	1.11	49.6	1.257	119
		0					50.3		150

图 10.23

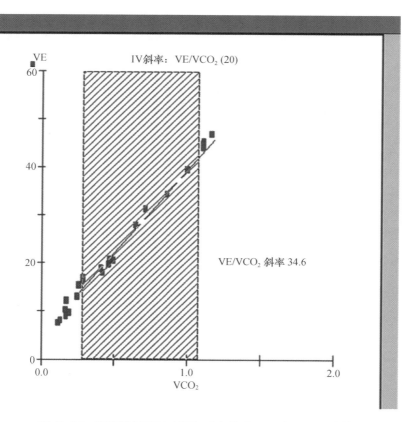

图 10. 24 训练计划后运动通气反应得到（VE/VCO₂）改善

参考文献

1. Walker NL, Cobbe SM, Birnie DH. Tachycardiomyopathy: a diagnosis not to be missed. *Heart.* 2004;90(2):e7; Crijns HJ, Van den Berg MP, Van Gelder IC, Van Veldhuisen DJ.Management of atrial fibrillation in the setting of heart failure. *Eur Heart J.* 1997;Suppl C:C45-49.

2. Healey JS, Baranchuk A, Crystal E, et al. Prevention of atrial fibrillation with angiotensin-converting enzyme inhibitors and angiotensin receptor blockers: a meta-analysis. *J Am Coll*

Cardiol. 2005;45(11):1832-9.

3. McMurray JJ, Ostergren J, Swedberg K, CHARM Investigators. Effects of candesartan in patients with heart failure and reduced LV systolic function taking angiotensin-converting enzyme inhibitor: the CHARM-Added trial. *Lancet.* 2003;362:767-771.

4. Piepoli MF, Davos C, Francis DP, Coats AJ, ExTraMATCH Collaborative. Exercise training meta-analysis of trials in patients with chronic heart failure (Extramatch). *BMJ.* 2004;328:189-194.

5. Christopher óConnor M, David Whellan J, Kerry Lee L, et al. Efficacy and safety of exercise training in patients with chronic heart failure: HF-ACTION randomized controlled trial. *JAMA.* 2009;301(14):1439-1450.

6. Working group on cardiac rehabiliation & exercise physiology and working on heart failure. ESC. *Eur Heart J.* 2001;22:125-135.

植入埋藏式心脏复律除颤器患者的心脏康复 11

Luc Vanhees，Steven Amandels，Jan E. A. Berger，Frank Vandereyt，and Paul Dendale

11.1 引言

在这个特定的个案报道中，我们选择一个非常特别的病例。该患者工作时需要长时间坐着，但他在闲暇时间的体力活动比较多。起初，该患者在首次植入埋藏式心脏复律除颤器（implantable cardioverter defibrillator，ICD）之后好几年之内情况都很稳定。然而，在 ICD 装置因电池能源耗竭而被更换之后，该患者经历了好几次电击，并且由于不愿意被电击和不愿意运动而接受了心理治疗。

在报告这个病例并讨论该患者康复时必须考虑的事项之后，我们会把这个病例与基于当前科学文献预期的结果以及在实施心脏康复计划过程中可能发生的并发症进行比较。

病例报告—第 1 阶段

患者，男性，37 岁。因主诉"进行剧烈的运动训练期间出现头晕和间歇性视力丧失 2 年"而被收入心内科。患者无心悸发作，并且曾被怀疑前庭功能有问题而接受了相应的药物治疗。

静息 ECG 和症状限制性踏车运动试验显示可能发生过前间壁心肌梗死（图 11.1）和频发室性期前收缩。

为排除 Brugada 综合征，该患者接受了 100 mg 氟卡尼试验性治疗。尽管没有证实他患有 Brugada 综合征，但是治疗性试验诱发出频发多源性室性期前收缩伴二联律和三联律（图 11.2）。

　　电生理检查可以诱发同样的症状，但是没有诱发出晚电位异常。同时，超声心动图检查排除了致心律失常性右心室发育不良（arrhythmogenic right ventricular dysplasia，ARVD）。因此，我们对该患者采用胺碘酮治疗（200 mg，每天 2 次）。在药物治疗 6 周之后，再次检查发现患者依然有症状，并且出现严重的恶心以及对光照敏感，提示患者对胺碘酮治疗的耐受性低。虽然患者服用了胺碘酮，但再次电生理检查仍然可以诱发症状和心律失常，并且检查结果提示心律失常起源于右心室。因此，我们认为该患者需要植入 ICD。与该患者有关的特征参见表 11.1。

　　在进行第一次心脏检查 4 个月之后，该患者植入了一个单腔 ICD，其电极位于右心室心尖部。在 ICD 植入 4 周之后，该患者参加了心血管康复计划，并进行了基线状态下的症状限制性运动试验。此次运动试验的结果参见表 11.2。

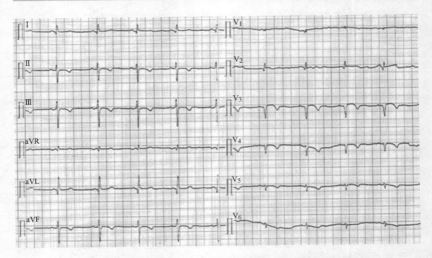

图 11.1　静息 ECG 显示可能发生过前间壁心肌梗死

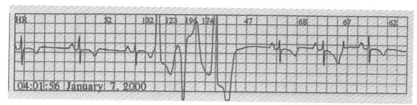

图 11.2 记录到的三联律示例心电图

表 11.1 ICD 植入之前的患者特征

年龄/性别	37 岁/男性
社会人口学特征	
职业	国际卡车司机
社会关系	已婚，有 2 个孩子
体力活动	规律的竞技性足球和网球运动
临床检查	
身高（cm）	177
体重（kg）	71
BMI（kg/m²）	22.7
血压（收缩压/舒张压）（mmHg）	120/80
静息心率（次/分）	55
心脏听诊	正常
肺部听诊	正常
既往史	阑尾切除术（非近期）
心血管检查参数	
超声心动图	正常；射血分数：65%
静息 ECG	窦性心律；左前分支传导阻滞；V_2、V_3、V_4 导联出现 Q 波，前侧壁导联 T 波低平，下侧壁导联 T 波倒置
电生理检查	诱发出右心室起源的非持续性室性心动过速（200～220 次/分）和症状
MRI	前壁局部运动减弱
ECG 监测	非常频繁发作的房室传导阻滞，少数几次多形性室性心动过速发作

表 11.2　基线状态下进行症状限制性运动试验的结果

静息状态	
心率（次/分）	79
收缩压（mmHg）	122
舒张压（mmHg）	87
峰值运动	
VO_2（ml/min）	2 058
VO_2（ml/min/kg）	29
VO_2 预测值（%）	72
氧脉搏（ml/次）	13.2
氧脉搏预测值（%）	79
负荷（W）	165
负荷预测值（%）	75
心率（次/分）	156（安全范围：162～172）
心率预测值（%）	86
收缩压（mmHg）	165
舒张压（mmHg）	75
RER	1.19
VE	63.4
无氧阈值 VO_2（ml/min）	1 031
ECG	在功率超过 120 W 时出现数阵 nsVT

RER：换气比值；VE：通气；nsVT：非持续性室性心动过速

11.2　在对 ICD 植入患者进行运动试验和训练时我们必须考虑哪些事项？

11.2.1　装置的参数设定

在对 ICD 植入患者进行运动试验或者训练时，应该避免能够诱发除颤电击或者抗心动过速起搏干预强度的运动。在设计运动方案之前，一定要先进行极量或者症状限制性运动试验。尽管 ICD 植入患者害怕并有可能发生有害和威胁生命的症状的风险，运动试验在评价心律失常、ICD 装置、峰值心率、运动耐量和药物治疗等方面依然起到关键性的作用（图 11.3）。

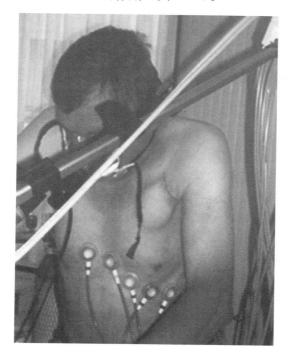

图 11.3   ICD 植入患者在进行运动试验

    试验方案应该包括在监测 ECG、血压和摄氧量的情况下，通过平板或者踏车进行一次标准的逐级运动耐量试验。评价运动能力的金标准是峰值摄氧量[1]。我们不建议采用次级量运动试验（在心率达到预测最大心率的某个规定百分比时终止试验），出于以下两个原因：第一，由于药物会影响根据年龄预测的最大心率，因此预测的最大心率仅仅是实际运动耐量的一个估计值；第二，

次级量运动试验无法评价在极量运动状态下心脏节律和 ICD 之间
的相互作用。运动试验的受试者通过持续运动直至疲惫或疲劳时
达到最大程度的心肺反应。在某些研究中，为了避免诱发 ICD 放
电，研究人员会将患者达到比心率阈值分界点低 10～30 次这个数
值作为运动试验的终点之一[2-5]。然而，Lampman 及其同事称，当
分界点数值小于根据年龄预测的最大心率（220—年龄）时，我们
应该在运动试验期间将 ICD 临时关闭[6]。这样，患者就可以达到
其实际的最大心率并且不会发生不恰当电击治疗的风险。在 Be-
lardinelli 等人报道的研究中，研究者也采用了类似的策略，即将
ICD 装置的最低放电心率设定为比极量运动试验期间达到的峰值
心率高出 20 次[5]。然而，似乎在进行极量运动试验时将 ICD 打开
才更加合理，因为这样我们就可以获得心脏节律和 ICD 对运动的
反应。此外，这样做的结果也可以给患者带来信心，即在预先设
定强度下进行运动是安全的，并且可以在心脏康复中心这种有监
护的环境中进行此类运动。如今，仍然只有少数几个研究给出了
ICD 植入患者进行运动试验时的结果和并发症方面的准确数据。然
而，据此我们可以认为，采用最佳药物治疗的 ICD 植入患者进行极
量或者症状限制性运动试验是安全和可行的，只是应该在一直强调
安全措施的专业医疗环境中进行运动试验。为了确保实施这些安全
预防措施，应该获得并了解装置设定的有关信息（表 11.3），并且在
运动试验和训练期间，应该将（环状）磁铁放在患者附近，以便随
时终止 ICD 发放的不恰当治疗。

表 11.3 ICD 装置的参数

装置特征		治疗
VF 区（次/分）	250～500	6DS（35J）
VT 区（次/分）	182～250	3 阵超速起搏；3 阵递增起搏；5DS（35J）
抗心动过缓起搏（次/分）	34	WI 起搏

VF：心室纤颤；VT：室性心动过速；DS：除颤电击

在开始运动训练计划时，我们建议对患者进行 ECG 监测，以便记录运动诱发的心律失常。应该对康复团队的成员进行对这类特殊患者如何采取急救措施方面的良好培训。此外，他们还必须了解接触正在放电的 ICD 植入患者并没有危险，这样就可以避免团队成员在紧急情况出现时产生恐惧反应。

11.2.2 电极移位

在对 ICD 植入患者进行运动训练时，除了一般性的安全方面的建议之外（例如对患者和植入装置的全面了解、靠近能够提供 ICD 治疗的专业团队以及应该熟悉的急救措施等），一些专门针对 ICD 植入患者训练时的建议也非常重要。为了让 ICD 电极导线稳定地固定在心肌组织中，患者必须在 ICD 植入 4 周后才开始任何形式的训练，尤其是运动（包括左上肢的运动，因为 ICD 装置常植入在左侧胸部）。此外，尽管我们可以预期 ICD 电极导线已经稳定地固定在心肌组织中，但还是需要将左上肢过度伸展、手臂测力和上半身力量训练等推迟到 ICD 植入至少 6 周之后才能进行。如果运动涉及左上肢，那么必须采用较小的运动幅度和较低强度。最后，患者需要从康复团队成员那里了解哪种运动是可以被接受的正确信息。

11.2.3 心理和教育方面的需求

除了和植入手术有关的并发症之外，大部分患者出现的手术后应激是由可能会遭受电击和缺乏针对 ICD 植入基础病因的治疗方法而导致的。按道理，我们会认为植入救命的装置可以使患者对延长预期寿命更有信心，并且减轻患者对猝死的恐惧。但是，带着随时会遭到除颤电击的可能性过日子对患者而言是一种精神上的毁灭性打击。和普通人群相比较，ICD 植入患者的生活质量和心理社会适应性更差[7-9]。根据 Sears 等人的研究，ICD 相关的恐惧和焦虑症状是 ICD 植入患者最常出现的症状[8]。此外，ICD 植入患者中有 13%～38% 的患者出现可以被诊断的焦虑。ICD 相关的恐惧包括对电击、装置发生故障、死亡和尴尬的恐惧。另外，健康相关的生活质量也与对运动的恐惧程度呈负相关[7]。在比较根据是否经历过除颤电击而进行分组的两组患者之后，Jacq 等人认为经历电击会使焦虑和抑郁症状的发生风险增加[10]。

　　此外，ICD 植入患者由于害怕压力或者情绪会激活装置而限制体力活动，因此他们的社交生活和工作也受到了不利影响。另外一些患者可能会担心他们的身体形象或者由于害怕发生心律失常和 ICD 放电而避免体力活动和性生活。更有甚者，某些国家至少会暂时性地禁止 ICD 植入患者驾车。另外，ICD 植入患者的配偶也会出现无助感和不确定如果发生或者出现 ICD 放电时该怎么做。配偶担心 ICD 的可靠性并且担心患者死亡时他们自己的位置。所有这些顾虑通常会导致对 ICD 植入患者的过度保护，并且他们的配偶通常会限制或者禁止他们进行体力活动。因此，我们不应该低估让配偶参与进来并且培训他们，使之获得相关的信息和技能，从而使他们支持、帮助患者作出明智决定的重要性[11-12]。如果缺乏这类干预措施，那么发生误解、错误信念和婚姻冲突的可能性将增加，这些情况会进一步加剧不确定性、恐惧和失去控制的感觉，并引发躯体方面的症状。最近的一些研究报道了 ICD 植入患者在进行心理干预或者全面的心脏康复治疗之后在心理层面上的获益。Kohn 等人在一个随机对照试验中研究了认知行为疗法对 ICD 植入患者的作用。他们得出结论，认知行为疗法可以降低抑郁与焦虑的程度，并且可以增强心理调节能力，尤其是对于曾经经历过电击的患者其作用更加明显[13]。Fitchet 等人报道在一个随机对照试验中，为期 12 周的综合心脏康复治疗（包括心理咨询在内）降低了 ICD 植入患者的焦虑评分[4]。这些研究结果证实了对 ICD 植入患者进行综合心脏康复治疗时计划并提供心理支持的重要性。

　　虽然越来越多的患者采用 ICD 装置进行治疗，但是由于害怕运动中发生不恰当的电击治疗，医生依然不敢推荐患者去心脏康复中心。然而，心脏康复对心脏病患者在二级预防和改善生理功能以及心理适应性方面的益处已经很明确。

11.2.4　职业辅导

在许多国家，法律禁止 ICD 植入患者从事驾驶卡车或者客车方面的工作。在植入 ICD 和启动门诊康复计划之前就应该和患者对这一点进行讨论。重新规划职业或者进行其他职业的技能培训可以帮助患者找到一份新的工作，这是很多患者重返"正常"生活的前提条件。此外，还需要对患者进行运动参与方面的辅导。虽然这些患者应该避免竞技性运动，但是他们可以参加低强度的运动，例如网球双打和骑自行车[15]。

在开始心脏康复计划的实际训练之前，我们这位患者就因为 VT 复发被电除颤 3 次而收住院。尽管极量运动试验没有诱发恶性心律失常，但是患者的峰值心率只达到预测值的 77％（而不是几天前进行运动试验时的 86％），这提示患者可能有意回避高强度的运动。为了预防 ICD 再次放电干预并且考虑到患者相对喜欢运动（网球和足球），我们给患者使用了 β 阻滞剂（比索洛尔 5 mg）。在开始心脏康复计划（每周 2 次）6 周之后，患者再次进行了运动试验，其结果见下表（表 11.4）。结果提示最大氧摄取能力（VO_2）轻微改善，但是做功改善了 36％。在比较峰值心率之后，我们有些怀疑患者没有遵照医嘱服用药物。由于患者重新开始全职工作，所以他提前退出了康复计划。

表 11.4　训练 6 周之后极量运动试验的结果

静息状态	
心率（次/分）	65
收缩压（mmHg）	110
舒张压（mmHg）	70
峰值运动	
VO_2（ml/min）	2219
VO_2（ml/min/kg）	31.7

续表

VO$_2$ 预测值（%）	79
氧脉搏（ml/次）	14.9
氧脉搏预测值（%）	90
负荷（W）	225
负荷预测值（%）	104
心率（次/分）	172（安全范围：162～172）
心率预测值（%）	94
收缩压（mmHg）	170
舒张压（mmHg）	94
RER	1.28
VE	76.2
无氧阈值	
VO$_2$（ml/min）	1 041
ECG	在功率超过 200 W 时出现数阵 nsVT

RER：换气比值；VE：通气；nsVT：非持续性室性心动过速

第 2 阶段

这位患者在门诊起搏器中心随访了几年，期间没有再次发生电击，但是偶尔有抗心动过速起搏治疗。在 8 年之后，由于电池耗竭，患者更换了 ICD。第二个 ICD 装置的特征见表 11.5。

在 ICD 更换 6 个月之后，患者由于出现频率非常快的室性心动过速（与活动无关）而在 1 天之内被连续电击了好几次。给予胺碘酮和 β 阻滞剂均不能控制心律失常，并且患者又经历好几次 ICD 放电治疗（最严重的情况下达每天 8 次）。再次对患者进行冠状动脉造影，但没有发现狭窄。再次超声心动图检查依旧显示心尖部无运动。之后，该患者接受了右心室消融手术，并且再次接受门诊心脏康复治疗。在心理层面，因为有过好几次电击（与运动形式无任何关系）的经历，患者非常焦虑，尤其对运动更是如此。踏车测力计试验提示患者因为没有动机进行运动，从而导致最大运动能力受限（表11.6）。

表11.5 第二个ICD装置的参数

装置特征		治疗
VF区（次/分）	240～500	6DS（35J）
VT区（次/分）	194～240	4阵超速起搏；4阵递增起搏
抗心动过缓起搏（次/分）	34	WI起搏

VF：心室纤颤；VT：室性心动过速；DS：除颤电击

表11.6 在发生数次电击期间踏车测力计极量运动试验的结果

静息状态	
心率（次/分）	71
收缩压（mmHg）	130
舒张压（mmHg）	77
峰值运动	
负荷（W）	160
负荷预测值（%）	75
心率（次/分）	124（安全范围：174～184）
心率预测值（%）	72
收缩压（mmHg）	153
舒张压（mmHg）	82
ECG	出现数阵nsVT；aVL导联出现水平型或下斜型ST段压低（－1.1mm）

nsVT：非持续性室性心动过速

11.3 在第二次康复计划中我们如何处理这位患者？

11.3.1 运动处方

在配备良好监测设备的心脏康复计划这样的安全环境下进行

低强度的运动训练对于患者重获在"真实生活"中进行运动的信心非常重要。缓慢增加运动强度并且在一开始就进行 ECG 监护有助于患者的心理康复。然而，目前并不清楚参加心脏康复计划是否还可以降低严重心律失常、装置放电或者死亡的发生风险。迄今为止，科学文献和大型康复中心的经验都无任何迹象表明康复计划会增加 ICD 放电的风险。然而，明确的信息将等待上述试验的结果。

11.3.2　运动时的心率监测

我们再次强调康复团队的成员熟悉某个患者的 ICD 设置和药物治疗的变化（这会影响到运动期间心率的反应）非常必要。另一方面，门诊康复对于起搏器依赖或者有慢性变时性功能不全的患者而言是一次可以优化起搏器设置非常好的机会。由于大多数起搏器都有能够对不同物理刺激（运动、加速度、震动、阻抗等）进行应答的内置传感器，因此不同的运动可能会促发不同的起搏频率。踏车试验并不是用于测试传感器频率的最好方式，但是平板试验却可以更好地重复日常生活中传感器的应答反应。询问患者在家里的时候做哪些运动对于优化活动传感器的设置非常关键。

11.3.3　电击之后的心理治疗

患者产生焦虑的原因一部分是由于他的体内植入了一个可以救他性命的装置，但是与此同时也可以对他造成严重的伤害。在清醒状态下数次电击会引发无助感，因此需要心理治疗师团队进行干预。由于装置植入到体内，所以患者不可能逃避这个问题。此外，因为很多患者会采用预防性地植入 ICD 来治疗非缺血性心脏病，所以常规编写的患者教育手册需要特别适应 ICD 植入患者。作为一个先例，目前正在进行的 RELAX-ICD 试验（ICD 植入患者康复、生活质量和运动耐量试验）针对 ICD 植入患者特别设计了 6 个疗程的群组教育计划（由经过良好训练的心理治疗师领导），用于帮助患者讨论他们的恐惧和期望，并且帮助他们适应植入装置（图 11.4）。

第 1 周：有关 ICD 知识方面的教育

介绍心脏康复—益处和效果

介绍运动和活动方面的知识及其重要性

实验比较各种运动和活动—演示哪种程度是"安全"的运动和工作

ICD 如何改变人们的生活—引出关注点，应该避免的活动，ICD 对患者及其家庭的影响

第 2 周：复习上次的内容—运动的重要性，ICD 引起生活方面的改变

CHD 的危险因素—您有哪些危险因素，我们如何帮助您？

介绍目标设定和进度—制订个体化的目标计划

介绍放松和呼吸训练—降低肾上腺素和稳定心率的益处和效果

第 3 周：复习上次的内容—运动的重要性，ICD 引起生活方面的改变，目标设定和进度，放松和呼吸训练

目标回顾—单独进行

运动目标回顾—分组进行

我们的思想是如何影响我们的心率—认识-行为模型以及顾虑和误解的负面作用

第 4 周：复习上次的内容—运动，ICD 引起生活方面的改变，目标设定和进度，放松和呼吸训练，CBT 模型

目标回顾—单独进行

运动目标回顾—分组进行

CBT 模型—自我对话以及如何改变它，疗程中的实际演练

和家属一起的问答环节—与参加者分开，引出顾虑，应该避免的活动，ICD 对家庭的影响

第 5 周：复习上次的内容—运动，ICD 引起生活方面的改变，目标设定和进度，放松和呼吸训练，CBT 模型和自我对话，问答环节

目标回顾—单独进行

运动目标回顾—分组进行

思想、情绪和行为—探索性讨论，通过集体讨论来找出已经暴露或者报告的问题的解决方案

第 6 周：复习上次的内容—运动，ICD 引起生活方面的改变，目标设定和进度，放松和呼吸训练，思想和情绪

目标回顾—单独进行

运动目标回顾—分组进行

康复计划回顾

维持改变和应对挫折

图 11.4 每个疗程的目标小结

11. 3. 4　运动回避

在频繁电击之后，ICD 植入患者出现的一个常见问题是回避运动。因此，在监测状下的运动计划和心理咨询应该解答哪些运动可以参加，哪些不可以参加或者需要推迟参加等方面的问题。

在可以启动第二次心脏康复计划之前，我们这位患者由于频发恶性心律失常引起电击而提示需要再次进行右心室消融手术。与此同时，由于该患者很明显地回避运动和害怕装置放电，我们让他参加了针对 ICD 植入患者的心理治疗。在每个疗程结束之后，我们都要求患者填写下列问卷（图 11.5）以评估他的顾虑。这个相对较新的问卷可以发现 ICD 植入患者有哪些顾虑及其严重程度[16]。

图 11.6 显示该患者在参加 5 个疗程过程中问卷评估的结果，它提示患者的顾虑相对比较严重。如今，该患者正在治疗因害怕 ICD 放电而影响到其日常生活这个严重的心理问题。

在进行消融手术之后，我们的患者将加入心脏康复计划，并且他有意愿完成 3 个月的康复。

11. 3. 5　我们可以期望从多学科心脏康复计划中获得什么样的效果？

迄今为止，只有少数几个研究报告了 ICD 植入患者中运动训练效果的确切数据[2-5,17-18]。表 11.7 列出了这些研究中所采用运动计划的组成和结果。

在考虑到这些研究结果的基础上，我们可以制订针对运动训练的某些修改建议，尤其是涉及上肢运动时的建议。我们认为在门诊进行的有监护的运动训练计划应该至少持续 12 周，每周训练 3 次，每次 60～90 min，包括准备活动、运动训练和整理活动三个部分。准备活动部分是一个持续时间为 5～10 min 的平静的体力活动，这可以使患者的心血管系统得以调整并降低发生心律失常或者其他心血管并发症的风险。它可以是低强度的有氧运动和柔韧性

ICD 植入患者顾虑问卷—ICD-C

我们想了解 ICD 装置植入之后您有哪些顾虑。重要的是您需要回答每一个问题，但是不要花太长的时间来想答案。在回答每一个问题时请在所选项上做记号（√）。不要遗漏问题。

我担心……	一点都 不担心	有一点 担心	有些 担心	比较 担心	非常 担心
1 我的 ICD 放电					
2 当我需要的时候 ICD 不能正常工作					
3 如果 ICD 放电我应该怎么做					
4 运动时促发 ICD 放电					
5 进行体力活动或者做爱好的事时促发 ICD 放电					
6 ICD 放电使心脏病加重					
7 花时间想我的心脏病和植入 ICD					
8 花时间想我的心脏					
9 ICD 电池耗竭					
10 工作太努力/超负荷促发 ICD 放电					
11 交媾时 ICD 放电					
12 在无任何警告的情况下 ICD 放电					
13 ICD 放电相关的症状和疼痛					
14 成为配偶和家庭的负担					
15 不能防止 ICD 放电					
16 由于植入 ICD，我的将来会如何					
17 与 ICD 有关的问题，例如电池故障					
18 ICD 放电使我压力很大					
19 由于植入 ICD 而使我无法工作、参加 活动和继续原来的爱好					
20 运动太多促使 ICD 放电					

图 11.5 ICD 植入患者顾虑问卷

练习。整理活动部分是一个持续时间为 5~10 min 的轻度运动或相对静止状态，它可以防止在运动之后恢复阶段早期可能发生的并发症并帮助患者的心血管系统缓慢地回到静息状态。每次运动康复的主要组成部分是诸如散步、慢跑、骑自行车、手臂测力计、

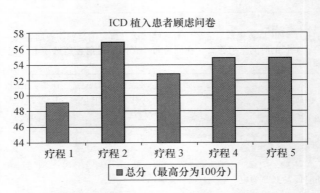

图 11.6　ICD 植入患者顾虑问卷的结果

划船和以等张运动为主的健美操之类的有氧运动。运动强度因不同患者而有所变化，这取决于患者的临床状况和基线状态下运动试验得出的最初运动耐量。运动训练时的心率范围采用 Karvonen 公式 [训练时的 HR＝静息 HR 的 60%～90%×（峰值 HR－静息 HR）] 进行计算。此外，ICD 植入患者的心率不能超过上限心率阈值。上述研究中提到过上限心率阈值的计算方法，即在程控的 ICD 诊断频率范围低限值基础之上减去 10、20，甚至 30。每个患者分界点都不同，这取决于其室性心动过速的最低频率。运动生理专家有责任了解参加康复计划的每个患者的装置分界点。我们建议根据患者的反馈和进一步运动试验的结果逐渐地增加运动强度。根据我们的经验，建议将诊断频率减去 20 作为运动训练期间的上限心率阈值。此外，既往有心肌缺血或者心力衰竭加重引起室性心律失常病史的患者还应该注意体位。我们建议采用站立姿势进行运动训练而不是长时间仰卧位运动，因为站立时左心室充盈压比较低。许多植入 ICD 的患者同时还有心力衰竭。因此，增加抗阻训练对这些患者非常有意义，因为大多数这类患者的体力都非常差。Conraads 及其同事已经强调过对于这类患者增加针对某些特定肌群的中等强度等力运动的重要作用[19]。通过在耐力训练的基础上增加抗阻训练，患者就有可能改善肌肉力量并且更好地应对日常活动。我们再次强调制订上肢运动处方时需要特别小心，尤其是要避免在 ICD 植入之后最初 6 个月之内进行上肢运动训练。

表 11.7　几个运动计划的组成和结果

作者	研究计划	例数	训练特征参数	运动耐量	并发症
Vanhees (2001 年)[2]	3 个月 CCR	8	TF：每周 3 次 TD：每次 90 min TI：[静息 HR+60%～90%（最大 HR－静息 HR）] 并且 HR 的上限值＝检测频率－30	峰值 VO$_2$：+24%	一次无症状 VT 并且 ICD 进行了干预
Fitchet (2003 年)[4]	12 周 CCR 和有氧运动训练	16	TF：没有规定 TD：没有规定 TI：年龄校正最大 HR 的 60%～75% 并且 HR 的上限值＝检测频率－10	运动时间：+16%	没有 ICD 放电
Kamke (2003 年)[17]	23±4 天并保持稳定状态和（或）间断训练	107	TF：每天 1～3 次 TD：每次 15 min TI：没有规定；HR 上限值＝检测频率－20	运动负荷：+100%	没有发生与运动训练有关的 ICD 干预
Vanhees (2004 年)[3]	3 个月 CCR 和有氧运动训练	92	TF：每周 3 次 TD：每次 90 min TI：Leuven：[静息 HR+60%～90%（最大 HR－静息 HR）] 并且 HR 的上限值＝检测频率－20 TI：Leiden：最大强度的 50%～80%	峰值 VO$_2$：+17%	VT 发作之后出现 3 次放电；患者退出研究。一次 VT 之后 ICD 放电；一次 VT 之后无干预；一次不恰当电击
Belardinelli (2006 年)[5]	8 周 CCR	52	TF：每周 3 次 TD：每次 60 min TI：60% 峰值 VO$_2$ 电击治疗心率设定在运动试验期间达到的最大心率+20	峰值 VO$_2$：+28% 工作负荷：+36%	没有不良事件

CCR：综合性心脏康复；TF：训练频率；TD：训练持续时间；TI：训练强度

　　在训练房里应该有 ECG 监测设备。在第一次训练期间，ECG 监测可以确保患者的信心、保证患者可以自由运动以及确保运动期间可能发生电击时的安全。这样做可以获得关于心脏节律的有价值的信息，并且可以使患者对运动的安全性有信心。如果在第一次训练期间没有出现问题，那么之后其他心脏监测设备（例如 Polar）也足以获得有关训练安全方面的信息。在没有心率监测设备的情况下，患者应该在运动期间和运动之后定期地触摸外周动脉的脉搏，以确定脉搏是否在目标心率的范围之内。康复训练的环境应该光照充分、通风并且有足够的装备以促使患者运动。尽管在运动训练期间特别需要密切监护和 ECG 监测，但是对于普通心脏病患者的心脏康复计划也应该采用同样的安全措施。运动训练有可能在 ICD 植入患者训练期间和（或）训练结束后诱发少量的室性心动过速。当心率超过装置程控的分界点时，室性心动过速的诊断成立，ICD 接着就启动治疗。在释放电击之后，我们需要在 24 小时之内检查 ICD，以便明确电击的原因。如果有必要，我们可以对 ICD 的程控特征进行调整。只要患者的临床情况再次稳定并且有信心重新开始运动训练，就应该继续实施康复计划。

　　现在非常强调个体化的危险因素管理和多学科配合以确保患者得到最佳的治疗，并强调终生参与运动康复训练。心脏专科医师、内科医师、运动生理专家、营养师、心理治疗师和其他专业人员应该通力合作并通过各种随访方式（包括诊所或者门诊随访、参加心脏康复治疗以及给患者发邮件或者打电话表明对患者的关注等）来管理并降低风险、激励患者参与康复计划以及进一步减轻他们的心理压力。

参考文献

1. Vanhees L, Lefevre J, Philippaerts R, et al. How to assess physical activity? How to assess physical fitness? *Eur J Cardiovasc Prev Rehabil*. 2005;12(2):102-114.

2. Vanhees L, Schepers D, Heidbuchel H, et al. Exercise performance and training in patients with implantable cardioverter-defibrillators and coronary heart disease. *Am J Cardiol.* 2001;87(6):712-715.

3. Vanhees L, Kornaat M, Defoor J, et al. Effect of exercise training in patients with an implantable cardioverter defibrillator. *Eur Heart J.* 2004;25(13):1120-1126.

4. Fitchet A, Doherty PJ, Bundy C, et al. Comprehensive cardiac rehabilitation programme for implantable cardioverter-defibrillator patients: a randomised controlled trial. *Heart.* 2003;89(2):155-160.

5. Belardinelli R, Capestro F, Misiani A, et al. Moderate exercise training improves functional capacity, quality of life, and endothelium-dependent vasodilation in chronic heart failure patients with implantable cardioverter defibrillators and cardiac resynchronization therapy. *Eur J Cardiovasc Prev Rehabil.* 2006;13(5):818-825.

6. Lampman RM, Knight BP. Prescribing exercise training for patients with defibrillators. *Am J Phys Med Rehabil.* 2000;79(3):292-297.

7. Sears SF Jr, Todaro JF, Lewis TS, et al. Examining the psychosocial impact of implantable cardioverter defibrillators: a literature review. *Clin Cardiol.* 1999;22(7):481-489.

8. Sears SF Jr, Conti JB. Quality of life and psychological functioning of icd patients. *Heart.* 2002;87(5):488-493.

9. Pedersen SS, van den Broek KC, Sears SF Jr. Psychological intervention following implantation of an implantable defibrillator: a review and future recommendations. *Pacing Clin Electrophysiol.* 2007;30(12):1546-1554.

10. Jacq F, Foulldrin G, Savoure A, et al. A comparison of anxiety, depression and quality of life between device shock and nonshock groups in implantable cardioverter defibrillator recipients. *Gen Hosp Psychiatry.* 2009;31(3):266-273.

11. Albarran JW, Tagney J, James J. Partners of ICD patients–an exploratory study of their experiences. *Eur J Cardiovasc Nurs.* 2004;3(3):201-210.

12. Dougherty CM, Thompson EA. Intimate partner physical and mental health after sudden cardiac arrest and receipt of an implantable cardioverter defibrillator. *Res Nurs Health.* 2009;32(4):432-442.

13. Kohn CS, Petrucci RJ, Baessler C, et al. The effect of psychological intervention on patients' long-term adjustment to the ICD: a prospective study. *Pacing Clin Electrophysiol.* 2000;23 (4 Pt 1):450-456.

14. Ades PA. Cardiac rehabilitation and secondary prevention of coronary heart disease. *N Engl J Med.* 2001;345(12):892-902.

15. Lampert R, Cannom D, Olshansky B. Safety of sports participation in patients with implantable cardioverter defibrillators: a survey of heart rhythm society members. *J Cardiovasc Electrophysiol.* 2006;17(1):11-15.

16. Frizelle DJ, Lewin B, Kaye G, et al. Development of a measure of the concerns held by people with implanted cardioverter defibrillators: the ICDC. *Br J Health Psychol.* 2006;11(Pt 2):293-301.

17. Kamke W, Dovifat C, Schranz M, et al. Cardiac rehabilitation in patients with implantable defibrillators. Feasibility and complications. *Z Kardiol.* 2003;92(10):869-875.

18. Davids JS, McPherson CA, Earley C, et al. Benefits of cardiac rehabilitation in patients with implantable cardioverter-defibrillators: a patient survey. *Arch Phys Med Rehabil.* 2005;86(10):1924-1928.

19. Conraads VM, Beckers P, Vaes J, et al. Combined endurance/resistance training reduces NT-proBNP levels in patients with chronic heart failure. *Eur Heart J.* 2004;25(20): 1797-1805.

先天性心脏病患者的运动训练 12

Birna Bjarnason-Wehrens，Sigrid Dordel，Sabine Schickendantz， Narayanswami Sreeram， and Konrad Brockmeier

12.1 引言

大约每 1 000 个新生儿中有 5～9 个患有心血管先天性畸形[1-2]。心血管的先天性畸形多种多样，可以粗略的分为左向右分流、发绀性心脏病、闭塞性病变和涉及单心室或多心室的复杂性先天性心脏病[1]（图 12.1）。表 12.1 列出了大部分常见的先天性心脏病，约占所有先天性畸形的 80%[1-2]。

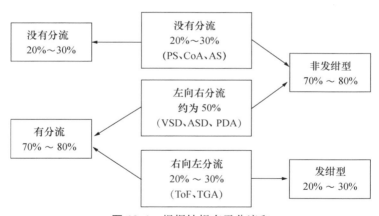

图 12.1 根据缺损有无分流和
有无发绀的先天性心脏病分型（缩略词定义见表 12.1）

10%～15% 的先天性心血管畸形不需要手术纠正。70%～80% 的先天性心脏病患者可得到纠正，并且越来越多的患者可以避免开胸，采用导管介入技术完成手术[1]。越来越来的根治性手术

表 12.1　最常见的先天性心脏病类型[1-2]

非发绀型病变	
瓣膜或血管的梗阻	原发性左向右分流
● 肺动脉狭窄（PS）6%～13%	● 室间隔缺损（VSD）（孤立型）14%～16%
● 主动脉缩窄（CoA）8%～11%	● 房间隔缺损（ASD）4%～10%
● 主动脉狭窄（AS）6%～9%	● 动脉导管未闭（PDA）10%～15%
发绀型病变	
右向左分流	复杂病变
● 法洛四联症（ToF）9%～14%	● 单心室病变，如左心发育不全综合征（HLHS）4%～8%
● 大动脉转位（TGA）10%～11%	

在婴儿早期就可以完成，避免因血流动力学负担和慢性发绀引起的长期并发症[3]。2002 年，在欧洲共有 27 772 例心血管先天畸形患者进行手术治疗。2007 年，德国的先天性心脏病手术是欧洲国家中最多的，达 6 812 例，其中 4 338 例患者使用了人工心肺机。值得注意的是，约一半的患者是在新生儿期和婴儿期完成了手术治疗，而且在导管介入技术下完成者达 2 000 例以上[4]。先天性心脏病的治疗进展显著地降低了患者的死亡率[4-6]。美国的一项以人群为基础的数据显示，从 1979 年到 1997 年先天性心脏病（所有年龄）的死亡率降低了 39%，患者死亡年龄的增大提示越来越多的患者活到了青少年和成年[5]。2001 年的英国国家心脏审计数据库有效数据显示，患者在 1 岁前行手术治疗的 1 年生存率达 90%，导管介入手术的生存率高达 98.1%[6]。1980 年之后，德国的先天性心脏病患者（手术或非手术的）死亡率约下降 71.5%，这种下降在每个年龄组都可以看到，直到 70 岁组[4]。

为提高生存率，随访护理重点从相关死亡率的评估转移到长期生活质量的评价。为了能发现畸形，预防性诊断和治疗需早期开展，并且通过特殊治疗和康复训练来减轻患者的痛苦。运动发育和体育运动是诊断和治疗时需要注意的内容[7-9]。为延长预期寿命，在提高生活质量的问题上给予了更多的关注，即体育锻炼能否提高生活质量，或者多大程度的运动能提高生活质量。

本章将探讨体力活动和运动训练对先天性心脏病儿童、青少年和成年患者的影响。

12.2 体力活动和运动训练对儿童和青少年先天性心脏病患者的影响

运动是儿童的基本需要，这些基本的运动需求有其生物学的基础，受中枢神经兴奋过程支配。运动是儿童成长的催化剂，尤其是幼年儿童。高水平的运动确保儿童运动发育的进展，尤其是通过运动刺激运动系统的正常发育[10-11]。相反，无论是生理因素、情绪因素，还是精神和认知因素，在儿童时期不愿意运动都是不正常的[11]。通过交流建立自信、思考、合作、榜样、工作能力、遵守法规以及参加集体活动能力是非常重要的，这些能力主要是学龄前儿童通过参与和同龄人的游戏逐渐培养起来的。在学龄前，很好的运动能力、技能和力量可以提高儿童在同龄人中的社会威望，从而提高自信，建立稳定的情绪和积极的自我形象，这在学龄早期更加明显[10]。因此儿童的感知和运动体验不仅决定他们生理和的运动发育，而且还对他们的情感、心理社会和认知的发育具有决定性影响。运动的缺乏将会对儿童的整个个人发展产生负面影响[10-12]。

通常来说，心脏病限制了儿童的感知和运动发育。严重的复杂性心脏缺损病变会降低症状限制性运动耐量，从而需要一定程度的休息。住院检查或者矫正手术的时间往往是严格固定的。根据持续时间、儿童的年龄和精神状态，心脏病可以导致生长发育停滞甚至退化。家长们常常因为焦虑和担忧孩子的疾病而采取过度保护行为。关于心脏病儿童参加体育锻炼是否会发生危险，这在很大程度上是不确定的。即使是运动能力完全正常的儿童也经常存在这种情况[11-12]。图 12.2 显示了儿童心脏病患者缺乏体育锻炼的可能原因和影响。

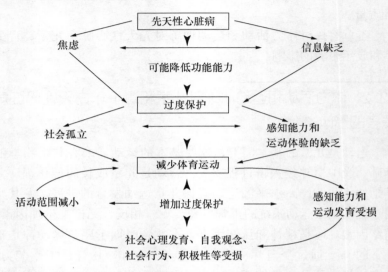

图 12.2　儿童先天性心脏病患者运动缺乏可能的因果关系网络图[11]

　　着重于先天性心脏病患儿运动发育研究相对较少[10,12-14]（图 12.3）。所有以往的研究都认为可以预料大多数先天性心脏病儿童和青少年有运动发育缺陷。最近发表的一项研究[12]比较了 194 例先天心脏畸形患者与具有代表性的健康对照组的运动发育。运动发育的分类说明 58.7％ 的心脏病患儿有中到重度的大运动技能障碍，31.9％ 有严重缺乏（图 12.4）。在先天性心脏病患儿组，男女之间没有区别，但是年龄较大的儿童和青少年（11～15 岁）与年龄较小的儿童相比（5～10 岁），有更为严重的缺陷（$p < 0.01$）。校正年龄和性别后，先天性心脏病患者的运动系数明显低于对照组。这在有明显后遗症的儿童中可以看到，同时在没有或者有轻度后遗症的儿童中也能看到（图 12.5）。这一现象引人关注，因为没有任何理由可以限制儿童的体育运动，包括轻度病变未矫正或者手术后没有后遗症的患儿。

MQ1：
向后平衡

MQ 3：
横向跳

MQ 2：
单脚跳

MQ 4：
木板上横向运动

MQ	分级
131～145	运动发育很好
116～130	运动发育良好
86～115	运动发育正常
71～85	运动发育中度失调
56～70	运动发育严重失调
<56	低于分级水平

图 12.3　儿童身体协调性试验

依据年龄和性格校正后的运动系数进行的运动发育分级[12]

■ 对照组（n=455）
■ 先天性心脏病儿童组（n=194）

（p<0.001）

低于分级水平：0，11.3
运动发育严重失调：5.5，20.6
运动发育中度失调：16.5，26.8
运动发育正常：69.5，39.7
运动发育良好：7.7，1.5
运动发育很好：0.9，0

图 12.4　与典型的正常同龄人相比，先天性心脏病患儿的运动发育分级[12]

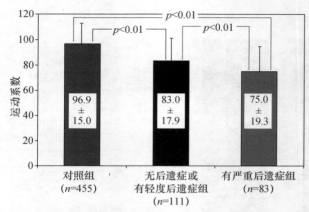

图 12.5　没有或有轻度后遗症、有明显后遗症患儿以及
健康对照组儿童的平均运动系数[12]

　　最近发表的另一项研究探讨了复杂先天性心脏病患儿的运动
能力。120 名在 1 岁时做了手术修复或复杂校正手术的患儿（7～
12 岁）与 387 名健康同龄儿童比较的结果显示：先天性心脏病患
儿在手工技艺、球技、握力、股四头肌肌力以及静态和动态平衡
的得分更差（图 12.6）。与健康儿童相比，复杂先天性心脏病患儿
运动能受损的风险为 5.8 倍（95％CI：3.8～8.8），严重运动失调
风险为 11 倍（95％CI：5.4～22.5)[9]。

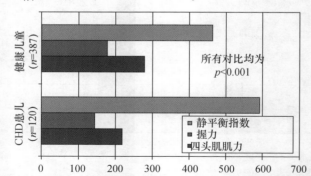

图 12.6　复杂先天性心脏病患儿和健康对照同龄儿童的平均
股四头肌肌力和握力以及静态平衡指数（平衡指数越低
说明平衡能力越强）的比较（摘自 Holm 等[9]）

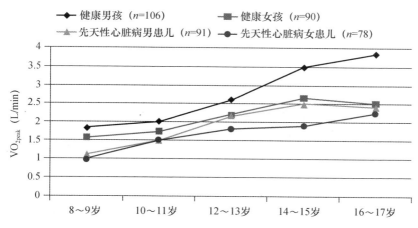

图 12.7　健康男孩和女孩与先天性心脏病男患儿和
女患儿的平均 VO_{2peak} （L/min）（摘自 Fredriksen 等[16]）

　　调查不同类型先天性心脏病患儿运动耐量的研究结果表明，
身体活动的受限程度取决于缺损的严重程度、矫正手术的成功与
否以及后遗症的存在与否和程度[15-19]。然而，这些研究显示即使
轻度未矫正病变或者术后没有后遗症的儿童都会出现很大程度身
体活动能力的下降[16-17]。Fredriksen 等比较了 169 名先天性心脏病
患者（91 名男孩，18 名女孩，年龄 8～16 岁）与具有代表性的对
照组 169 名健康同龄人的峰值摄氧量（VO_{2peak}），结果显示先天性
心脏病患者每个年龄组的男孩的 VO_{2peak} 较低，且 12～13 岁之后男
孩的 VO_{2peak} 值下降（图 12.7）。虽然法洛四联症患者有较低的
VO_{2peak}，但大致与健康同龄人具有相同的年龄进展，年龄在 12～
13 岁之后的大动脉转位患者 VO_{2peak} 明显下降。这些结果表明，应
特别注意先天性心脏病青少年和青壮年的运动耐量。
　　一项研究调查 54 名新生儿时期接受动脉转位术的儿童和青少
年（7～14 岁）的活动模式，24 小时连续心率监测显示，这些患
者没有达到体力活动指南的建议。与 124 名年龄匹配的健康儿
童相比，先天性心脏病组患儿明显缺乏运动，尤其缺乏中度和

剧烈运动。结果还表明，只有 19％和 27％先天性心脏病患者每天分别参加超过 30 min 的适度活动和 20 min 的剧烈活动[20]。Mc-Crindle 等[21]研究表明，Fontan 术后的儿童和青少年参加中度和剧烈活动的时间花费明显低于所有同年龄段的正常人，尤其是女性患者，与自我报告的活动水平或 VO_{2peak} 水平没有显著相关[21]。

　　肥胖是先天性心脏病患者的常见并发症。有一项纳入 1 523 名先天性心脏病患儿的调查研究显示 13.8％的患儿肥胖（BMI≥95％）和 26.2％的患儿超重（BMI 85％～95％）[22]（图 12.8）。Stefan 等[23]发现运动不耐受和运动受限的儿童 BMI 和 BMI 百分率比运动耐受和运动不受限的儿童增幅更大。对 110 名先天性心脏病患者（平均年龄 8.4 岁）的随访发现，运动受限是肥胖和超重最强的风险预测因子[23]。

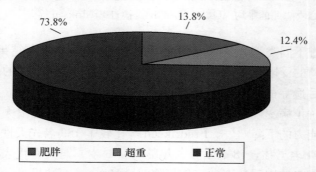

图 12.8　先天性心脏病患儿中超重（BMI 85，＜95％百分位）和
肥胖（BMI≥95％百分位）的发病率（摘自 Pinto 等[22]）

　　这些结果强调了鼓励先天性心脏病儿童和青少年参与更多体力活动和运动训练的重要性，可避免成年后的久坐行为，防止发生动脉粥样硬化性心血管疾病。

　　先天性心脏病对儿童发育的影响取决于畸形的类型和程度，还有治疗的时间和手术是否顺利。对于某些复杂的单心室畸形，只有一些姑息的解决方法。对于其他缺陷，如法洛四联症[24]、房-室间隔缺损[25]和大动脉转位[26]，可以在婴儿期成功矫正，具有较好的远期预后。在婴儿期成功矫正的发绀型先天性心脏病患儿，大部分可以与健康同龄人一样，参加所有正常的年龄适当的体力活动[27-32]。虽然有些儿童在术后有明显的活动受限，但对于那些没有或有轻度后遗症的患儿不应限制活动，应该推荐参加正常的体育活动。虽然普遍认为神经损伤可能与术前/后持续的心脏低排血量、酸中毒和（或）手术相关的缺血、缺氧有关[33-37]，但仅仅这些不能解释先天性心脏病患儿运动发育的缺陷。大部分引用的研究确实排除了明显有症状、残疾和伴有并发症的患者，因为这些因素也可能会影响患儿的运动发育。但似乎大部分运动发育有缺陷的患儿主要是因为体育运动的限制从而缺乏有效的感知和运动体验。患儿家长和老师的过度保护行为是导致运动缺陷的重要原因。先天性心脏病患儿的母亲比同龄健康儿童的母亲更加警觉孩子的行为[38]。父母焦虑和过度保护的态度可能使患儿和同龄人的接触减少，不只是体育活动，这些可能会影响甚至阻碍患儿的社交能力和运动发育[39]。据报道，先天性心脏病患儿的父母比一般的父母承受更大的亲职压力[40-41]。这种高水平的亲职压力与儿童疾病的严重程度不相关，但是随着儿童年龄增大，更难控制对他们的限制和供养，父母的压力有增大的趋势[42]。妈妈们关心的不仅仅是她们孩子的疾病在医学上的进展，而且还关心孩子的生活质量，包括功能和体力活动的限制[43]。

12.3 体力活动建议

多组专家建议先天性心脏病患儿接受运动训练[28-31,44]。这些建议可避免心脏病儿童和青少年被排除在体育锻炼之外。更重要的是，这些建议可以最大限度地减少关于儿童、父母和老师对患儿运动能力的不安全感。在这些建议中，所有先天性心脏病患儿除完成必要的体育运动之外，如果需要的话，仍有机会参加更多体育运动和合适的运动教育项目。从评估能力和分级来讲，原发性心脏缺陷的重要性低于当前的临床状态和有恶化可能的后遗症

（表 12.2 和表 12.3）。

表 12.2　根据目前心脏状况和术后临床表现进行分级[11,44]

根据目前心脏状况和术后临床表现进行分级	
0 组	患者在外科手术或介入手术（包括射频消融）之前有明显血流动力学异常的心脏缺损
1 组	
1.1	无后遗症（完全矫正）
1.2	有轻度后遗症
1.3	有严重后遗症
1.4	患者在姑息性干预后有复杂先天性心脏缺损
1.4a	患者的体循环与肺循环被分开，如 Fontan 手术或者 TGA 患者的 Mustard 手术
1.4b	体循环和肺循环没有分开（比如：主动脉-肺动脉分流手术）
2 组	
2.1	无关紧要的左向右分流缺损，如小的房间隔或室间隔缺损
2.2	无关紧要的瓣膜缺损或异常，如先天性二叶式主动脉瓣
2.3	心电图提示临床上无关紧要的心律失常或改变
2.4	临床上无关紧要的心肌改变
3 组	不能手术治疗的心脏缺损患者
4 组	慢性心肌病患者
4.1	有临床症状的
4.2	没有临床症状的
5 组	有可能需要长期/永久性治疗的患者
5.1	起搏器植入
5.2	抗凝治疗
5.3	抗心律失常治疗
5.4	抗心力衰竭治疗
6 组	心脏移植后的患者

表 12.3 根据目前临床情况的严重性分级进行运动训练的建议[44]

组别	严重程度	分级	运动建议
0	需要外科手术的心脏缺损	0	不能参加运动
A	没有后遗症（完全矫正）	1.1	没有运动限制
B	有轻度后遗症	1.2；2.1；2.2；2.3；2.4；4.2	没有运动限制
C	有临床表现的后遗症	1.3；5.1；5.2；5.3	不能参加竞技类运动
D	有严重临床表现的后遗症	1.4a；1.4b；3；4.1；5.4[6]；	运动受限
E	有极其严重的表现		不能参加运动

对大部分患儿，建议不要限制体育活动[27-28,31,44]。包括所有在婴儿期或童年早期做了心脏矫正手术的儿童和青少年（动脉导管未闭，小的房间隔缺损和室间隔缺损），以及那些没有症状限制的运动能力降低的患儿（1.1 组）。甚至对有轻度后遗症的患者（1.2 组）（比如中度主动脉瓣疾病），业余时间可以允许接受正常负荷的运动指导和体育活动。这也适用于那些不需要做心脏手术的患儿和青少年（2 组，比较小的间隔缺损或无关紧要的瓣膜狭窄）[11,44]。1.1 组、1.2 组和 2 组的患者如果有体育运动的受限和（或）精神运动障碍，则需制订暂时的治疗方案和（或）合适的运动指导。在这种情况下，患者是否能够参与运动康复也与社会心理因素有关[32]。

虽然手术和导管介入干预可以降低死亡率，改善血流动力学结局，但很多先天性心脏病的儿童和青少年遗留明显影响血流动力学的缺损，这可能会影响他们的预期生命和生活质量。对于这些患者，尤其需要推荐参加特殊的运动康复。对于那些有明显异常发现的患者，如严重复杂的心脏缺陷接受姑息干预、不能手术的心脏畸形、慢性心肌病、复杂性心律失常或者心脏移植术后患者，通常不提倡参加体育运动。因此，不同患者的治疗需要与其儿童心血管主治医师协商决定。复杂先天性心脏病姑息性手术的患者（1.4）代表着一个特殊的群体，大部分患者（1.4a）有着独立的体循环和肺循环，因此没有持续性的发绀。然而部分患者仍然有发绀（1.4b）。对这些患者，比如接受抗凝治疗的患儿或者植入人工装置的患者（起搏器、

ICD)，或者有猝死风险的患者，需要推荐使用特殊的个体化方案[27-28,31,44]。表 12.4 总结了参加体育运动可能的禁忌证。

　　在开始体能训练方案之前，必须做全面的心脏检查以评估疾病的严重性和诊断的分类（表 12.5）。这些检查的目的也是为了评价患者个体症状限制的运动耐量和患者个体疾病以及与运动相关的心脏性猝死风险。

表 12.4　参与体育活动的禁忌证[11,44]

参与体育活动的可能禁忌证如下：
- 急性心肌炎
- 需要紧急外科手术的先天性心脏病患者（儿童/青少年）
- 明显缩窄和（或）伴有心力衰竭 NYHA 分级为Ⅲ/Ⅳ级（术前）
- 严重的肺动脉高压
- 严重的发绀
- 复杂性心律失常
- 严重的心肌病、梗阻性肥厚型心肌病

表 12.5　参加体育活动和运动训练可能性的初步筛查[11,44]

初步检查
- 详细了解患者的病史
- 一般体格检查
- 静息心电图检查
- 超声心动图检查
- 肌力检测[a]（必要时使用测力计），尤其是发绀型缺损者需要进行经皮 O_2 测定、6 分钟步行试验，必要时给予心电图监测（作为年龄较小儿童的选择）
- 动态心电图

可选择：负荷超声心动图检查[a]
必要检查（至少每年 1 次）
- 临床病史
- 一般临床检查
- 静息心电图检查
- 超声心动图检查
- 耐量试验[a]

[a]从 5~6 岁开始

12.4 儿童和青少年先天性心脏病患者的体力活动

先天性心脏病患儿需尽早开始改善体力活动，这样可以使感知和运动体验的缺损及其不良后果降到最小。需给患儿提供参加体力活动的机会，以满足最基本的需求，并且一旦有猝死危险则立刻停止。尽量让他们不受限制地和同龄人一起参加体力活动（户内和户外的）。这适用于在幼儿园、学校和（或）运动俱乐部开展和指导[11,28,44]。在具体的监督程序下，促进运动的参与可以帮助减少运动缺陷，并为他们融入同龄儿童中做准备和给予支持[10]。这种方案的目的是发展潜在受限的个人感知，并确定他们活动耐受的范围。与年龄相适应的疾病相关知识的获得和对症状受限能力结果的了解，可以对自己病情作出真实的评估。积极的自我意识，精神、情绪的稳定以及适当的社交的一体化组合和一个真实的自我评价对日常生活、体育活动起着有效的积极保护作用[10]。这对先天性心脏病青少年尤其重要，因为他们常有意识地不顾自己的身体信号，以避免体育运动中断带来的"尴尬"。这样做容易使得他们处于潜在的危险中。为了防止这种危险的发生——除了呼吁青少年的理性——只能通过尽早稳定个性、提高自我责任感和自信心来实现。

经验研究的结果表明，先天性心脏病儿童和青少年的体力活动和运动技能可以通过定期参加自我管理或监督的体育运动来增强[10,45-47]。研究结果还说明参加体育锻炼不仅提高身体活动能力和运动能力，还能正面影响儿童和青少年的情绪、社会心理和认知的发展（图 12.9）。16 例（8~17 岁）复杂先天性心脏病患者（11 例 Fontan 患者，5 例其他先天性心脏病）经过 12 周心脏运动康复（每周 2 次，每次 1h）后，运动能力明显提高。$VO2_{peak}$ 从 26.4±9.1 ml/(kg·min) 提高到 30.7±9.2 ml/(kg·min)，无氧通气阈值从 14.2±4.8 ml/(kg·min) 提高到 17.4±4.5 ml/(kg·min)，对照组没有看到明显改变。没有发现与康复治疗相关的并发症和不良反应[46]。治疗方案结束 6.9±1.6 个月之后的二次调查发现，康复组的患者不仅运动功能持续改善，自信和情绪状态也明显改善[45]（图 12.10）。

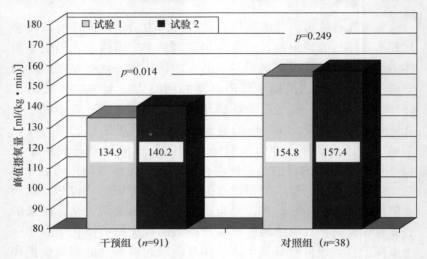

研究组为年龄在10～16岁不同类型的先天性心脏病患儿

干预：住院期间参加2周运动康复治疗或者出院后参加5个月的运动康复治疗（每周2次）

图 12.9 与对照组相比，运动干预组不同类型先天性心脏病患儿 VO$_{2peak}$ ml/（kg·min）的改变（摘自 Fredriksen 等[47]）

31 例不同类型的先天性心脏病患儿经过 8 个月特殊的精神运动训练（每周 1 次，每次 75 min）之后，运动能力明显得到提高。运动缺陷的患者数量从 54.8% 下降到 29.0%[10]（图 12.11）。图 12.12 阐述了经过特殊的运动训练，运动能力和运动技能在疾病之后能得到多大可能的代偿。

12.5 Ⅱ 期康复：儿童和青少年先天性心脏病心脏康复治疗

在德国，为了促进患有先天性心脏病的儿童和青少年精神运

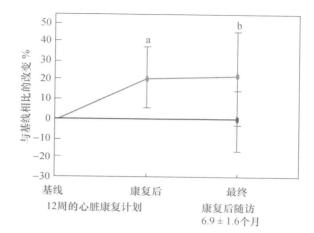

干预组=15名8～17岁有严重先天性心脏病的患儿

对照组=18名诊断类似的儿童和青少年

图 12.10 随着时间的推移，对照组和干预组 VO_{2peak}（与基线相比）的改变（a＝与基线相比 $p < 0.05$，b＝与基线相比 $p < 0.05$）（摘自 Rhodes 等[45]）

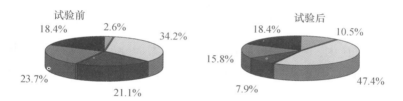

研究组是38名年龄为7～14岁患不同类型先天性心脏病的儿童和青少年

干预：8个月特殊的精神运动训练（每周75min）

$n = 38$	
MQ 116~130 = 运动发育良好	
MQ 86~115 = 运动发育正常	
MQ 71~85 = 运动发育中度失调	
MQ 56~70 = 运动发育重度失调	
MQ <56 = 低于分级水平	

图 12.11 经过 8 个月特殊的精神运动训练之后，先天性心脏病患儿运动发育分级的改变（MQ＝运动系数）（摘自 Dordel 等[10]）

动技能的改善，给予其特殊的医疗处方，开展门诊患者监督治疗服务（心脏病患儿组）[10,32]。这项治疗需要患儿在"保护区"进行医疗监督下的体育运动，在这里，潜在的精神运动缺陷也可被诊断和治疗。同时，这项治疗创造条件使患儿与同龄人一起进行体

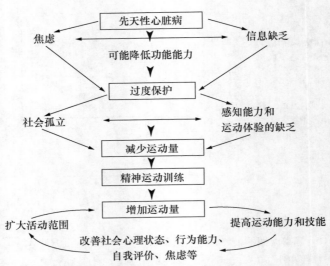

图 12.12　通过定向改善运动发育来改善先天性心脏病
阴性代偿结果（摘自 Bjarnason-Wehrens 等[11]）

育活动（比如：参与学校的运动课程）。大部分患儿只需很短的医
疗监督时间（90～120 个课程或单元）。因病情严重需要医疗监督
的患儿可长期参加医疗监督下的体育运动（可能几年），从而能够
坚持体育活动。为了使每个个体都能得到适当关注，小组的规模
宜小些（最多 10 个患儿），并且患儿之间的年龄相当。表 12.6 总
结了各组特殊精神运动培训计划的主要目标[32]。特殊运动训练的
内容主要是为了改善认知和运动的发展，以弥补已有的缺陷。自
身的积极体验，它的功能以及能力构成了正面自我形象建立的基
础，从而有助于儿童应付他们的疾病和与它相关的可能限制。基
于不同的身体感知，经常需要发展患儿的紧张意识，学会有信心
在群组活动中稍作休息。此外，应为儿童提供所有与年龄相匹配
的活动形式。在幼儿园和小学阶段，需要配置协调粗略和精细活
动技能的设备（图 12.13 和图 12.14）。特殊的抗阻和耐力训练在 8
～10 岁之前是没有必要的，也是没有效果的。在这个年龄阶段，
可以通过提高运动的协调能力来提高力量和心血管功能。

表 12.6 特殊药物治疗和监督下精神运动训练计划的一般目的和
          特殊目的（心脏病患儿组）[48,56]

一般目的

- 为了消除或尽量减少与疾病相关的损伤、残疾和障碍，以防止可能出现的继发影响
- 通过帮助和自我帮助来促进自我管理和自我负责
- 为了促进患儿平等参与各种社会活动，防止或阻止可能出现的歧视。尤其重要的是确保和（或）重新使患儿融入学校、教育、工作、家庭和社会中
- 为了提高总体生活质量
- 为了降低疾病相关的发病率

特殊目的

- 为了提高运动能力
- 为了提高感知能力和运动体验
- 为了提高身体的协调性、耐力、强度、速度和柔韧性
- 为了提高运动技能
- 为了提高特殊体育运动技能
- 为了提供对同龄人体育活动多样性的洞察力
- 给予定向休闲运动的建议
- 提供对进行自主终生体力活动的鼓励
- 能明白运动发育过程中可能存在的缺陷及其补救措施
- 提高社交能力和融入社会的能力
- 增强自信心和自我形象以及应对疾病的能力
- 建立弹性自我评价机制
- 帮助应对疾病

在学龄早期，尤其是青少年时期，根据兴趣和可利用的资源，可通过多种多样的体育运动来获得运动相关技能并不断使之提高。一个重要的目标是为所有青少年提供尽可能多样化的体育运动形式（图 12.15）。这一目标是为了帮助患儿获得特定的技能和知识，从而鼓励他们参加与同龄人相同的体力活动，并选择适当的可以终生进行锻炼的运动。特别注意的是须考虑到腹部拉伤的危险。即使在学龄前，伴有特殊风险的儿童应学会避免在运动过程中屏住

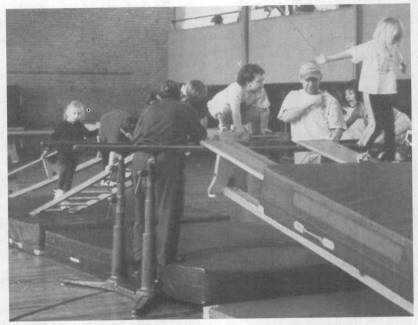

图 12.13   学龄前先天性心脏病患儿的精神运动训练

呼吸（见第 4 章）。参与儿童心脏小组也有助于减少家长对自己孩子体力活动的关注和焦虑，从而减少过度保护行为[10,32]。

12.5.1   成人先天性心脏病患者的运动训练

12.5.1.1   流行病学

约 85% 的先天性心脏病患者可以存活到成年[49]。关于成人先天性心脏病，欧洲心脏调查[50]收集 4 110 名包含 8 种先天性心脏病[房间隔缺损 II 型（ASD II）、室间隔缺损（VSD）、法洛四联症（ToF）、主动脉缩窄（CoA）、大动脉转位（TGA）、马方综合征、Fontan 循环和发绀型缺陷] 的资料并随访 5.1 年。结果显示，这组患者主要是年轻人（平均年龄 27 岁，在 23~37 岁之间），有一定的发病率（尤其是心律失常，心内膜炎或者卒中/TIA），但 5 年死亡率低。大部分患者没有或者只有轻微的功能受限，60% 以上

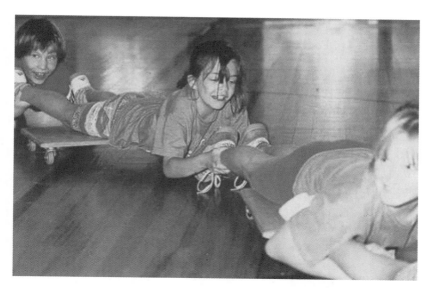

图 12. 14 先天性心脏病患儿的精神运动训练

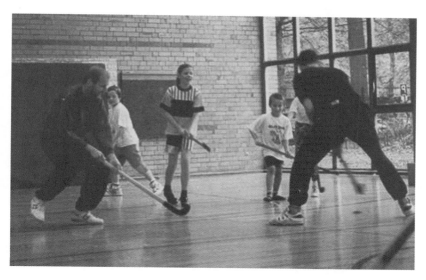

图 12. 15 为先天性心脏病患儿改进的游戏

的患者心功能是 NYHA Ⅰ级。在不同类型的先天性心脏病患者中，发绀型缺陷和 Fontan 循环的患者预后最差。比较"相对轻度"缺陷组的患者，也有较多出现心脏病症状[50]。这些发现强调了成人先天性心血管畸形专业化护理的重要性。

12.5.1.2   成人先天性心脏病患者的运动和运动耐量

关于成人先天性心脏病患者运动能力和运动耐量的数据较少（图 12.16）。这些数据显示所有研究组的有氧代谢能力均降低，其中大部分数据关注的是复杂型先天性心脏病患者。Fontan 手术后的成年人以及青少年患者有严重的运动能力下降[51-53,55]，$VO_{2\,peak}$为 14.8～26.3.8 ml/(kg·min)，相当于预测值的 32%～65%。手

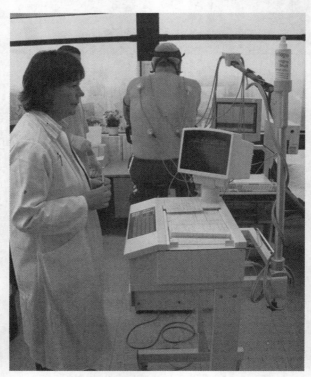

图 12.16   心肺运动试验

术时间越早，VO$_{2peak}$ 越高。一项回顾性分析的结果显示，大血管转位矫正术后的成人患者行心肺运动试验，也有运动能力的明显降低［VO$_{2peak}$ 11～22 ml/(kg・min)；预测值的 30％～50％］。结果显示静息心率正常，但运动时的心率反应是降低的（预测值）[56] 的 79％。在 168 例法洛四联症术后患者中发现类似的结果，VO$_{2peak}$ 和峰值心率分别是预测值的 51％ 和 79％。随着年龄的增长，运动能力降低，当然也和手术时的年龄相关[57]。Fredriksen 等[54] 比较了 475 例各种成人先天性心脏病患者（年龄 16～71 岁）［ASD、完全型大动脉转位（ccTGA）、ToF、Ebstein's 畸形、Fontan 改良手术、Mustard 手术］的运动能力。结果表明所有组的运动能力都下降（25％～50％），但是不同类型之间的差异很大［VO$_{2peak}$ 范围：6～45 ml/(kg・min)］，Fontan 组的值最低（图 12.17）。所有患者的最大心率都明显比预测值低，且除了 ASD 患者，所有患者的用力肺活量也比预测值低[54]。Diller 等[58] 对 335 例成人患者（平均年龄 33±13 岁）行心肺运动试验，这些患者的疾病包括 ToF、Fontan 手术、Mustard 手术、复杂的解剖、瓣膜疾病、ASD、艾森曼格（Eisenmenger）综合征、ccTGA、肺动脉瓣闭锁、主动脉瓣狭窄、Ebstein's 畸形和 VSD。他们发现所有患者的运动能力都下降，甚至那些自称没有症状的患者［VO$_{2peak}$ 26.1±8.2 ml/(kg・min)］（图 12.18）。平均 VO$_{2peak}$ 与正常对照组的 45.1±

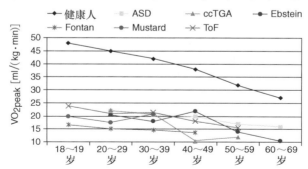

图 12.17 与健康受试者相比，不同先天性心脏病成人患者不同年龄组的平均 VO$_{2peak}$ ml/(kg・min)（摘自 Fredriksen 等[54]）

8.5 ml/(kg • min) 相比，只有 21.7±8.5 ml/(kg • min)（p＜0.001）。结果显示不同诊断组之间的差异非常大，主动脉缩窄修补后的患者最高 ［28.7±10.4 ml/(kg • min)］，而 Eisenmenger 综合征患者最低 ［11.5±3.6 ml/(kg • min)］。同一诊断组内也存在非常大的差异。随访的数据（随访周期 304 天，17～508 天）显示 VO$_{2peak}$＜15.5 ml/(kg • min) 的患者有更高住院或死亡风险（危害比＝2.9；95%CI：2.2～7.4；P＜0.000 1）和单纯死亡风险（危害比＝5.6；95%CI：1.4～31.2；P＜0.02)[58]（图 12.19）。

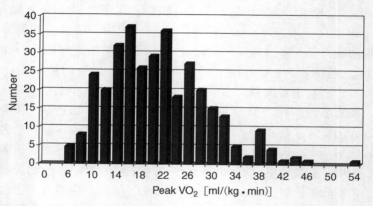

图 12.18　无症状成人先天性心脏病患者 VO$_{2peak}$的分布（摘自 Diller 等[58]）

变时性功能不全（CI）是慢性心力衰竭患者心因性死亡和全因性死亡的预测因子[59]。Norozi 等[60]研究了 345 例（14～50 岁）不同先天性心脏病患者的 CI 风险。变时性功能不全的定义为给予 220－年龄（岁）运动峰值时，不能达到预测最大心率的 80% 以上。结果显示 34% 的患者有 CI。CI 患者有更高的 NYHA 分级（1.7±0.06 vs 1.4±0.03，p＜0.001），且 N-BNP 明显增高，VO$_{2peak}$和 VO$_{2AT}$降低。静息心率和运动试验中的最大心率也明显降低。排除那些服用负性变时药物的患者后，结果还是一样[60]。Diller 等[61]评估了 727 例不同先天性心脏病患者（平均年龄 33±13 岁）心率对运动的反应。被诊断为 CI 的 62% 患者中，85% 是 Fon-

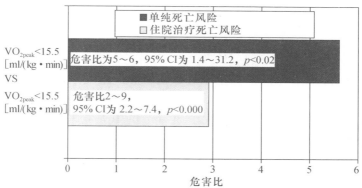

研究组为335名不同类型先天性心脏病成人患者
随访304天（17～580天）

图 12.19 运动耐受能力对成人先天性心脏病患者预后的价值
$O_{2peak} < 15$ ml/(kg·min)的患者与 $VO_{2peak} \geqslant 15$ ml/(kg·min)的患者
单纯死亡风险和住院或死亡风险的比较（摘自 Diller 等[58]）

tan 术后，90％出现过 Eisenmenger 综合征，81％伴有复杂的解剖结构。室间隔缺损修补术后的患者发生 CI 最少。CI 患者更可能伴有较高的 NYHA 分级和较低的 VO_{2peak} [20.4±8.2 ml/(kg·min) vs 28.0±9.9 ml/(kg·min)]。心肺运动试验后平均随访 851 天后，38 例患者死亡。结果表明较低的心率储备、峰值心率、心率恢复以及 VO_{2peak} 明显与较高的死亡率相关。独立于心律失常药物和运动能力，不正常的运动心率反应是成人先天性心脏病的独立预后因子。心脏解剖复杂、Fontan 循环和法洛四联症患者心率储备的降低会增加死亡的风险[61]。因此，对于青少年和成人先天性心脏病患者，需要特别关注其 CI。这也适用于心率变异性，这些患者的心率变异性明显降低[62-64]。

成人先天性心脏病患者中，变时性功能不全和肺功能受损除了与疾病严重程度和残余病变的临床表现有关外，还可能会降低有氧代谢能力。然而，运动受限还可能和其他因素有关，比如由于童年时间较少的体育运动习惯和运动体验造成的运动去适应作用、对运动限制的误解、缺乏兴趣和（或）焦虑[49]，而症状在运动障碍中约只占 30％[49]。

12.5.1.3 成人先天性心脏病患者的体育活动

Dua 等[65]使用加速度计来评估 61 名先天性心脏病患者 1 周的体育活动。体育活动量的范围处于正常和严重受限之间，且随着病情严重性的增加而下降。结果显示，只有 23％的无症状患者（NYHA Ⅰ级）每天参与了大于 30 min 的中等量体育活动。大部分患者愿意参加体育活动，但是他们不能确定运动的好处和安全性。英国的一项研究[66]结果显示：内科医生经常没有向先天性心脏病患者介绍体育活动和运动锻炼的安全性、有效性及其对健康的潜在获益。99 名成人先天性心脏病患者的问卷调查中，71％认为内科医生从来没有提到交代过这个问题。只有 19％的患者报告医生鼓励他们多参与体育活动，11％的患者明确被告知没有运动受限。通常患者会被告知哪些运动是禁忌的。另外，仅 37％的患者报告只有当他们咨询医生时，医生才处理这个问题。约一半患者认为体育运动是安全的，包括病情严重的 CHD 患者[66]。Gratz 等[67]比较了 564 例不同类型的先天性心脏病患者（14～73 岁）自我报告的生活质量以及心肺运动试验结果。和健康对照组比较，所有患者，即使病情最轻的患者，运动能力也明显降低。虽然运动能力受限，但患者认为在各个方面的生活质量都非常好。仅仅体育运动能力有所降低，体能分数明显降低而社会心理状态和健康人群没有差别。在所有不同类型的先天性心脏病患者中，大部分患者高估了他们的运动能力，而几乎没有患者低估他们的运动能力。产生这种错觉的原因可能是患者自己以及他们的家属掩盖了真正的运动能力，以此来提高他们的自信心。缺乏对疾病及其治疗、预防和禁忌证的全面了解，尤其是运动的作用，从而造成这种误解，也可能因为这种误解造成那些担心的家属过分保护或者导致患者自己参加过分危险的运动[67]。

尤其对于年轻的先天性心脏病患者，运动能力是生活质量检测的基础，也是对社会接受度、工作、两性关系以及生育感知的基础[49]。关于娱乐性体育活动、运动训练和体育运动（包括竞技类活动）的推荐是患者教育的核心内容。年轻时的体育活动是维持长期舒适生活的主要预测指标[68]。因此，体育运动的指导应该尽早在学龄期开始并在青春期加强，以免缺乏患者运动体验和协调性差，年轻时的运动去适应作用常转移到成年之后的久坐生活习惯。如果青少年需要限制体育活动，那么这些信息应该尽早（10～12岁）传输给他们，让孩子和父母都适应这种新的规则[28]。

12.5.1.4 成人先天性心脏病患者的心脏运动康复

现有的数据表明先天性心脏病患者确实有着低于正常甚至严重受限的运动量。也有资料表明运动耐量较低的患者具有较高的发病率和死亡率。大量的研究说明运动训练的好处，尤其是对健康人或者心脏病患者进行耐力训练。这也适用于慢性心力衰竭患者，运动训练可以减少症状，提高运动耐量和生活质量[69]。因此，有个明显的问题就是运动训练对先天性心血管畸形的患者是否能起到相似的作用。一些小样本研究中发现，心脏运动康复训练对于儿童和成人先天性心脏病患者是安全的，并且能提高运动效能[45-47]。这对复杂先天性心脏病患者也适用，在不发生康复相关并发症和副作用的同时，起到提高运动耐量的作用[45-46]。然而，结构化运动康复项目对成人先天性心脏病患者的有效性和安全性还没有被证实[49]。一项对手术修复后法洛四联症患者的初步研究已经开展[70]，16名患者被随机分配到运动组（$n=8$；平均年龄 35.0 ± 9.5 岁）和对照组（$n=9$；平均年龄 43.3 ± 7 岁）。运动组的患者参加12周的运动康复治疗，每周1次，每次50 min。运动康复治疗包括40 min的耐力训练（20 min的骑自行车运动和20 min的踏车步行运动），使强度达到相对于 $60\%\sim85\%$ VO_{2peak} 的水平。另外，患者需积极执行每周2次的家庭方案，包括快步行走使心率达到最大心率的 $60\%\sim85\%$。结果显示运动组的 VO_{2peak} 水平明显提高 [从 22.1 ± 5.6 ml/(kg·min) 提高到 24.3 ± 8.2 ml/(kg·min)；$p=0.049$]，而对照组没有明显改变 [21.8 ± 6.9 ml/(kg·min) 到 22.1 ± 6.5 ml/(kg·min)；$p=0.825$]（图12.20）。没有康复相关的并发症和不良反应发生[70]。为了提高运动能力以及改变这些患者中常见的久坐不动的生活方式，这些结果可鼓励稳定的成人 ToF 患者实行运动康复计划。有必要通过进一步的研究来明确结构化运动康复对成人先天性心脏病患者的实用性、有效性和安全性，并且阐明参与这些计划是否可以减轻症状、改善运动耐量、提高生活质量和延长寿命。

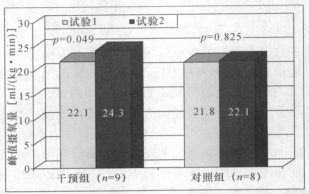

研究组：成年法洛四联症患者（平均年龄：干预组 35.0±9.5岁 vs. 对照组43.4±7.3岁，$P= 0.07$）

干预：参加12周的运动康复计划，每周3次，包括20 min 踏车测力计上个体化的有氧训练和20 min 的跑步机上行走（60%～85%VO_{2peak}）

图 12. 20　　与健康组相比，成人法洛四联症患者进行运动康复后 VO_{2peak} ml/（kg · min）的改变（摘自 Therrien 等[70]）

　　先天性心血管畸形患者养成久坐的生活习惯并发展为超重和肥胖的风险较高。所有不同类型的患者，即使是无症状的患者，都发现有运动能力的下降。大部分患者没有限制运动的必要[71]。内科医生在处理成人先天性心脏病患者时，需特别交代体育运动的内容并规律进行运动训练等问题。每次咨询都应该包括指导患者运动耐量和体育活动的训练。基于全面的医学检查，包括心肺运动试验（见图 12.5），需提供个体化的运动处方并且定期重新评估[71]。个体化的运动处方需强调体育运动和运动训练在运动耐量、运动受限、危险因素干预、社会心理因素和健康因素（如肥胖）等方面的有效性[71]。对所有静息状态无严重限制的患者，都应鼓励建立积极的运动生活方式[30]。运动处方必须包括目标心率和其他信息，这些信息可以帮助他（她）找到适合自己的运动强度。"呼吸原则"也是非常有用的[71]，在进行运动的同时确保能进行舒适的讲话就认为是合适的运动强度。关于成人先天性心脏病患者参与竞技运动的指南已经发表[28]。目前只有少量关于成人先天性心脏病患者进行消遣娱乐运动的数据。这也适用于这组患者进行心脏运动康复[49]。关于体育锻炼和训练，应该鼓励所有不需要任何限制的患者接受定期训练，尤其是耐力训练和提供个人运动处方（见第 4 章）。参与结构化监护下的运动训练能弥补运动能力的局限，并且为患者今后采取积极的生活方式和有信心经常锻炼身体提供必要的知识。有严重后遗症、复杂的心脏缺陷等姑息性干预后的患者，如 Fontan 手术或 TGA 患者的 Mustard 手术，参加监护下个体化的低到中等强度有氧耐力训练也将获益（见表 12.2 和表 12.3）。

参考文献

1. Allen DH, Gutgesell HP, Clark EB, et al. Moss and Adams' Heart Disease in Infants, Children, and Adolescents. Including the Fetus and Young Adults, 6th ed. Philadelphia: Lippincott Williams & Wilkins.

2. American Heart Association/American Stroke Association (2008) Heart disease and stroke statistics. 2008 update. American Heart Association/American Stroke Association. http://www.americanheart.org

3. Look JE, Keane JF, Perry SB, eds. *Diagnostic and Interventional Catheterization in Congenital Heart Disease (Developments in Cardiovascular Medicine)*. 2nd ed. Norwell: Kluwer; 2004.

4. Bruckenberger E (2008) Herzbericht 2007 mit Transplantationschirurgie. Hannover

5. Boneva RS, Botto LD, Moore CA, Yang Q, Correa A, Erickson JD. Mortality associated with congenital heart defects in the United States: trends and racial disparities, 1979–1997. *Circulation*. 2001;103(19):2376-2381.

6. Sarubbi B, Pacileo G, Pisacane C, et al. Exercise capacity in young patients after total repair of tetralogy of Fallot. *Pediatr Cardiol*. 2000;21:211-215.

7. Bjarnason-Wehrens B, Dordel S, Schickendantz S, et al. Motor development in children with congenital cardiac diseases compared to their healthy peers. *Cardiol Young*. 2007;17:487-498.

8. Bjarnason-Wehrens B, Schmitz S, Dordel S. Motor development in children with congenital cardiac diseases. *Eur Cardiol*. 2008;4(2):92-96.

9. Holm I, Fredriksen PM, Fosdahl MA, Olstad M, Vollestad N. Impaired motor competence in

school-aged children with complex congenital heart disease. *Arch Pediatr Adolesc Med.* 2007;161(10):945-950.

10. Dordel S, Bjarnason-Wehrens B, Lawrenz W, et al. Efficiency of psychomotor training of children with (partly-) corrected congenital heart disease. *Z Sportm.* 1999;50:41-46.

11. Bjarnason-Wehrens B, Dordel S, Sreeram N, Brockmeier K. Cardiac rehabilitation in congenital heart disease. In: Perk J, Mathes P, Gohlke H, Monpére C, Hellemans I, McGee H, Sellier P, Saner H, eds. *Cardiovascular Prevention and Rehabilitation.* London: Springer; 2007:361-375.

12. Bjarnason-Wehrens B, Dordel S, Schickendantz S, et al. Motor development in children with congenital cardiac diseases compared to their healthy peers. *Cardiol Young.* 2007;17:487-498.

13. Unverdorben M, Singer H, Trägler M, et al. Impaired coordination in children with congenital heart disease – only hardly to be explained by medical causes. *Herz/Kreisl.* 1997;29: 181-184.

14. Stieh J, Kramer HH, Harding P, Fischer G. Gross and fine motor development is impaired in children with cyanotic congenital heart disease. *Neuropediatrics.* 1999;30:77-82.

15. Iserin L, Chua TP, Chambers J, Coats AJ, Somerville J. Dyspnoea and exercise intolerance during cardiopulmonary exercise testing in patients with univentricular heart. The effects of chronic hypoxaemia and Fontan procedure. *Eur Heart J.* 1997;18:1350-1356.

16. Fredriksen PM, Ingjer F, Nystad W, Thaulow E. A comparison of $VO_{2(peak)}$ between patients with congenital heart disease and healthy subjects, all aged 8–17 years. *Eur J Appl Physiol Occup Physiol.* 1999;80:409-416.

17. Sarubbi B, Pacileo G, Pisacane C, et al. Exercise capacity in young patients after total repair of tetralogy of Fallot. *Pediatr Cardiol.* 2000;21:211-215.

18. Wessel HU, Paul MH. Exercise studies in tetralogy of Fallot: a review. *Pediatr Cardiol.* 1999;20:39-47.

19. Paul MH, Wessel HU. Exercise studies in patients with transposition of the great arteries after atrial repair operations (Mustard/Senning): a review. *Pediatr Cardiol.* 1999;20:49-55.

20. Massin MM, Hovels-Gurich HH, Gerard P, Seghaye MC. Physical activity patterns of children after neonatal arterial switch operation. *Ann Thorac Surg.* 2006;81:665-670.

21. McCrindle BW, Williams RV, Mital S, et al. Physical activity levels in children and adolescents are reduced after the Fontan procedure, independent of exercise capacity, and are associated with lower perceived general health. *Arch Dis Child.* 2007;92:509-514.

22. Pinto NM, Marino BS, Wernovsky G, et al. Obesity is a common comorbidity in children with congenital and acquired heart disease. *Pediatrics.* 2007;120(5):e1157-e1164.

23. Stefan MA, Hopman WM, Smythe JF. Effect of activity restriction owing to heart disease on obesity. *Arch Pediatr Adolesc Med.* 2005;159:477-481.

24. Norgaard MA, Lauridsen P, Helvind M, Pettersson G. Twenty-to-thirty-seven-year follow-up after repair for tetralogy of Fallot. *Eur J Cardiothorac Surg.* 1999;16:125-130.

25. Schaffer R, Berdat P, Stolle B, Pfammatter JP, Stocker F, Carrel T. Surgery of the complete atrioventricular canal: relationship between age at operation, mitral regurgitation, size of the ventricular septum defect, additional malformations and early postoperative outcome. *Cardiology.* 1999;91:231-235.

26. Hutter PA, Kreb DL, Mantel SF, Hitchcock JF, Meijboom EJ, Bennink GB. Twenty-five years' experience with the arterial switch operation. *J Thorac Cardiovasc Surg.* 2002;124:790-797.

27. Reybrouck T, Mertens L. Physical performance and physical activity in grown-up congenital heart disease. *Eur J Cardiovasc Prev Rehabil.* 2005;12:498-502.

28. Hirth A. Reybrouck T, Bjarnason-Wehrens B, Lawrenz W, Hoffmann A. Recommendations for participation in competive and leisure sports in patients with congenital heart disease. A consensus document. *Eur J Cardiovasc Prev Rehabil.* 2006;13:293-299.

29. Mitchell JH, Maron BJ, Epstein SE. 16th Bethesda Conference: cardiovascular abnormalities in the athlete: recommendations regarding eligibility for competition. October 3–5, 1984. *J Am Coll Cardiol.* 1985;6:1186-1232.

30. Graham TP Jr, Driscoll DJ, Gersony WM, Newburger JW, Rocchini A, Towbin JA. Task Force 2: congenital heart disease. *J Am Coll Cardiol.* 2005;45:1326-1333.

31. Picchio FM, Giardini A, Bonvicini M, Gargiulo G. Can a child who has been operated on for congenital heart disease participate in sport and in which kind of sport? *J Cardiovasc Med (Hagerstown).* 2006;7:234-238.

32. Bjarnason-Wehrens B, Sticker E, Lawrenz W, Held K. Die Kinderherzgruppe (KHG) – Positionspapier der DGPR. *Z Kardiol.* 2005;94:860-866.

33. Bellinger DC, Wypij D, duDuplessis AJ, et al. Neurodevelopmental status at eight years in children with dextro-transposition of the great arteries: the Boston Circulatory Arrest Trial. *J Thorac Cardiovasc Surg.* 2003;126:1385-1396.

34. Newburger JW, Wypij D, Bellinger DC, et al. Length of stay after infant heart surgery is related to cognitive outcome at age 8 years. *J Pediatr.* 2003;143:67-73.

35. Wernovsky G, Newburger J. Neurologic and developmental morbidity in children with complex congenital heart disease. *J Pediatr.* 2003;142:6-8.

36. Majnemer A, Limperopoulos C, Shevell M, Rosenblatt B, Rohlicek C, Tchervenkov C. Long-term neuromotor outcome at school entry of infants with congenital heart defects requiring open-heart surgery. *J Pediatr.* 2006;148:72-77.

37. Dunbar-Masterson C, Wypij D, Bellinger DC, et al. General health status of children with D-transposition of the great arteries after the arterial switch operation. *Circulation.* 2001;104(12 Suppl 1):I138-I142.

38. Carey LK, Nicholson BC, Fox RA. Maternal factors related to parenting young children with congenital heart disease. *J Pediatr Nurs.* 2002;17:174-183.

39. Kong SG, Tay JS, Yip WC, Chay SO. Emotional and social effects of congenital heart disease in Singapore. *Aust Paediatr J.* 1986;22:101-106.

40. Uzark K, Jones K. Parenting stress and children with heart disease. *J Pediatr Health Care.* 2003;17:163-168.

41. Morelius E, Lundh U, Nelson N. Parental stress in relation to the severity of congenital heart disease in the offspring. *Pediatr Nurs.* 2002;28:28-32.

42. DeMaso DR, Campis LK, Wypij D, Bertram S, Lipshitz M, Freed M. The impact of maternal perceptions and medical severity on the adjustment of children with congenital heart disease. *J Pediatr Psychol.* 1991;16:137-149.

43. Van Horn M, DeMaso DR, Gonzalez-Heydrich J, Erickson JD. Illness-related concerns of mothers of children with congenital heart disease. *J Am Acad Child Adolesc Psychiat.* 2001;40:847-854.

44. Schickendantz S, Sticker EJ, Dordel S, Bjarnason-Wehrens B. Sport and physical activity in children with congenital heart disease. *Dtsch Arztebl.* 2007;104(9):A563-A569.

45. Rhodes J, Curran TJ, Camil L, et al. Sustained effects of cardiac rehabilitation in children with serious congenital heart disease. *Pediatrics.* 2006;118:e586-e593.

46. Rhodes J, Curran TJ, Camil L, et al. Impact of cardiac rehabilitation on the exercise function of children with serious congenital heart disease. *Pediatrics.* 2005;116:1339-1345.

47. Fredriksen PM, Kahrs N, Blaasvaer S, et al. Effect of physical training in children and adolescents with congenital heart disease. *Cardiol Young.* 2000;10:107-114.

48. Moons P, Barrea C, De Wolf D, et al. Changes in perceived health of children with congenital heart disease after attending a special sports camp. *Pediatr Cardiol.* 2006;27:67-72.

49. Warnes CA, Williams RG, Bashore TM, et al. ACC/AHA 2008 Guidelines for the Management

of Adults with Congenital Heart Disease: a report of the American College of Cardiology/ American Heart Association Task Force on Practice Guidelines (writing committee to develop guidelines on the management of adults with congenital heart disease). *Circulation.* 2008;118(23):e714-e833.

50. Engelfriet P, Boersma E, Oechslin E, et al. The spectrum of adult congenital heart disease in Europe: morbidity and mortality in a 5 year follow-up period. The Euro Heart Survey on adult congenital heart disease. *Eur Heart J.* 2005;26:2325-2333.

51. Harrison DA, Liu P, Walters JE, et al. Cardiopulmonary function in adult patients late after Fontan repair. *J Am Coll Cardiol.* 1995;26:1016-1021.

52. Fredriksen PM, Therrien J, Veldtman G, et al. Lung function and aerobic capacity in adult patients following modified Fontan procedure. *Heart.* 2001;85:295-299.

53. Iserin L, Chua TP, Chambers J, Coats AJ, Somerville J. Dyspnoea and exercise intolerance during cardiopulmonary exercise testing in patients with univentricular heart. The effects of chronic hypoxaemia and Fontan procedure. *Eur Heart J.* 1997;18:1350-1356.

54. Fredriksen PM, Veldtman G, Hechter S, et al. Aerobic capacity in adults with various congenital heart diseases. *Am J Cardiol.* 2001;87:310-314.

55. Paridon SM, Mitchell PD, Colan SD, et al. A cross-sectional study of exercise performance during the first 2 decades of life after the Fontan operation. *J Am Coll Cardiol.* 2008;52: 99-107.

56. Fredriksen PM, Chen A, Veldtman G, Hechter S, Therrien J, Webb G. Exercise capacity in adult patients with congenitally corrected transposition of the great arteries. *Heart.* 2001;85:191-195.

57. Fredriksen PM, Therrien J, Veldtman G, et al. Aerobic capacity in adults with tetralogy of Fallot. *Cardiol Young.* 2002;12:554-559.

58. Diller GP, Dimopoulos K, Okonko D, et al. Exercise intolerance in adult congenital heart disease: comparative severity, correlates, and prognostic implication. *Circulation.* 2005; 112:828-835.

59. Azarbal B, Hayes SW, Lewin HC, Hachamovitch R, Cohen I, Berman DS. The incremental prognostic value of percentage of heart rate reserve achieved over myocardial perfusion single-photon emission computed tomography in the prediction of cardiac death and all-cause mortality: superiority over 85% of maximal age-predicted heart rate. *J Am Coll Cardiol.* 2004;44:423-430.

60. Norozi K, Wessel A, Alpers V, et al. Chronotropic incompetence in adolescents and adults with congenital heart disease after cardiac surgery. *J Card Fail.* 2007;13:263-268.

61. Diller GP, Dimopoulos K, Okonko D, et al. Exercise intolerance in adult congenital heart disease: comparative severity, correlates, and prognostic implication. *Circulation.* 2005;112:828-835.

62. Butera G, Bonnet D, Sidi D, et al. Patients operated for tetralogy of Fallot and with non-sustained ventricular tachycardia have reduced heart rate variability. *Herz.* 2004;29:304-309.

63. Massin MM, Derkenne B, von Bernuth G. Correlations between indices of heart rate variability in healthy children and children with congenital heart disease. *Cardiology.* 1999;91: 109-113.

64. McLeod KA, Hillis WS, Houston AB, et al. Reduced heart rate variability following repair of tetralogy of Fallot. *Heart.* 1999;81:656-660.

65. Dua JS, Cooper AR, Fox KR, Graham Stuart A. Physical activity levels in adults with congenital heart disease. *Eur J Cardiovasc Prev Rehabil.* 2007;14:287-293.

66. Swan L, Hillis WS. Exercise prescription in adults with congenital heart disease: a long way to go. *Heart.* 2000;83:685-687.

67. Gratz A, Hess J, Hager A. Self-estimated physical functioning poorly predicts actual exercise capacity in adolescents and adults with congenital heart disease. *Eur Heart J.* 2009;30: 497-504.
68. Lunt D, Briffa T, Briffa NK, Ramsay J. Physical activity levels of adolescents with congenital heart disease. *Aust J Physiother.* 2003;49:43-50.
69. Rees K, Taylor RS, Singh S, Coats AJ, Ebrahim S. Exercise based rehabilitation for heart failure. *Cochrane Database Syst Rev.* 2004;3:CD003331.
70. Therrien J, Fredriksen P, Walker M, Granton J, Reid GJ, Webb G. A pilot study of exercise training in adult patients with repaired tetralogy of Fallot. *Can J Cardiol.* 2003;19:685-689.
71. Thaulow E, Fredriksen PM. Exercise and training in adults with congenital heart disease. *Int J Cardiol.* 2004;97(Suppl 1):35-38.

Paul Dendale

　　46 岁男性，因逐渐加重的呼吸困难收入急诊科。该患者 10 年前因风湿性主动脉瓣和二尖瓣狭窄行瓣膜置换手术（金属瓣）。几个月前发现在行走等轻度运动过程中出现呼吸困难、干咳和踝关节水肿。曾经给予抗凝治疗，2 年前应因发性心房颤动开始使用胺碘酮。入院时，患者静息时不适，伴有明显的踝关节水肿，颈静脉怒张和肝大，肺呼吸音减弱提示胸腔积液。血压 135/85 mmHg，心率 47 次/分，心脏瓣膜区未闻及病理性杂音。心电图提示窦性心动过缓和左束支传导阻滞。胸片提示心脏轻度增大和双侧胸腔积液。

　　超声心动图提示收缩功能尚可，射血分数为 61%，同时伴有左心室肥大。右心室轻度扩张伴有轻度肺动脉压增高（收缩期 35 mmHg）。二尖瓣和主动脉瓣人工瓣膜正常，下腔静脉扩张。

　　该患者诊断为收缩功能代偿的心力衰竭，并给予布美他尼 2×1 mg，螺内酯 25 mg 治疗，排去体内 6 kg 多的液体量。当心功能恢复到 NYHA Ⅱ～Ⅲ级时，患者出院，给予心脏康复治疗。

　　心脏康复过程中早期访视时，该患者伴有焦虑和抑郁症状，他过多担心自己的未来、家庭和工作。在出现心力衰竭之前，他是一名全职工作的技术工程师。他的工作需要中度体力活动，运动试验提示最大运动负荷下，VO_{2max} 为 15 ml/(kg·min)（预测值的 55%），心率仅为 55 次/分。

　　给予每周 3 次，每次 1h 的康复方案，同时给予心理辅导治疗。

　　训练 3 个月后，该患者仍有呼吸困难，然而 VO_{2max} 提高到 16.5 ml/(kg·min)。

13.1　运动试验结果

	康复治疗前	康复治疗后
最大心率	55 次/分	59 次/分
最大负荷	80 W	90 W
最大 VO_2	15 ml/(kg・min)（预测值的 55%）	16.5 ml/(kg・min)
最大 RER	1.22	1.26
无氧阈值	50 W	60 W
VE/VCO_2 斜率	38	38
呼吸储备	31 L	35 L

康复治疗对呼吸困难改善不明显的可能原因是什么？

1. 过度换气
2. 缺乏肌肉或肌肉强度不足
3. 变时性功能不全
4. 肺动脉高压

回答

　　4 种原因都可能限制该患者康复治疗后的运动能力，焦虑和过度换气在心力衰竭患者中比较常见，周围肌肉萎缩比较多见。并且常出现呼吸肌的萎缩。众所周知，在很好的监督下，抗阻运动可以安全地提高心力衰竭患者的运动能力。对于某些严重的心力衰竭患者，呼吸肌的强度训练（吸气肌的强度训练）可以起到和耐力训练一样的提高运动能力的效果。在这些患者中，静息时肺动脉压轻度升高，而运动可以升高肺动脉压。有迹象表明，肺动脉高压对 VE/VCO_2 的进展起着重要的作用，本例患者肺动脉压升高至 38 mmHg。负荷超声心动图可以定量计算运动过程中的肺动脉压，以此来解释某些患者的症状。变时性功能不全，尤其患者因有 2 个人工瓣膜使心排血量相对固定是导致患者呼吸困难的重要因素。

13.2 病例报道（续）

该患者植入了 DDDR 起搏器，起搏心率设置为 60 次/分，并开始给予强度和耐力的训练方案。同时，精神科医生单独针对该患者给予呼吸控制运动治疗。康复治疗 6 周后，重复自行车运动试验显示 VO_{2max} 仅轻度提高至 17 ml/(kg·min)。康复治疗疗效不明显的可能原因是什么？

	康复治疗后	PM 植入术后
最大心率	59 次/分	70 次/分
最大负荷	90 W	100 W
最大 VO_2	16.5 ml/(kg·min)	17 ml/(kg·min)
最大 RER	1.26	1.21
无氧阈值	60 W	70 W
VE/VCO_2 斜率	38	35
呼吸储备	35 L	30 L

1. 进一步失代偿
2. 潜在的抑郁
3. 起搏器综合征
4. 变时性功能不全

回答

即使在植入起搏器之后，变时性功能不全仍持续存在。当心率的下限值设为 60 次/分，活动传感器的值设为最低时，在运动训练过程中心率没有明显增加：骑自行车时的最大心率为 70 次/分，起

搏器分析显示 95％的时间都是基础心率。运动过程中,当身体移动
明显时,起搏器传感器更加敏感,踏车运动试验显示:心率提高到
76 次/分。重新调整起搏器的方案,增加活动传感器的敏感性,然后
让患者在自行车和脚踏车上做运动试验,最大心率分别可达到 98
次/分和 115 次/分。患者明显提高了运动负荷,运动控制试验提示
运动能力明显增加 [$VO_{2max}=23\,ml/(kg \cdot min)$]。利尿剂逐渐减量,
并在几周之后停药。经过 6 周多的康复训练,患者重新返回工作
岗位。

13.3 结论

  心力衰竭患者的康复治疗需要多学科真诚合作:急性肺水肿、
睡眠呼吸暂停、体重下降和恶病质等的住院患者存在的去适应作
用、对体育运动的担忧和创伤后心理障碍都会降低患者的生活质
量。包含耐力和力量运动训练、呼吸运动、教育和精神支持的一
系列康复方案是非常必要的。

  虽然起搏器植入不是心脏康复的常规指征,但是本病例提示
在某些愿意活动的患者中,我们可以在运动训练中得到重要的有
意义的信息。与一般起搏器跟踪静息状态下的数据不同,参加心
脏康复治疗,可以根据心脏康复治疗方案调整起搏器程控方案。
因此,在心脏康复的早期,植入起搏器的患者应该进行最大运动
量平板或踏车运动试验,并分析起搏器对运动的应答情况。

常用的起搏器活动传感器:
振动传感器
加速传感器
每分通气量传感器
心内膜峰值加速传感器
QT 传感器[1]

参考文献

1. Coman J, Freedman R, Koplan BA, et al. A blended sensor restores chronotropic response more favorably than an accelerometer alone in pacemaker patients: the LIFE study results. *Pacing Clin Electrophysiol.* 2008;31(11):1433-1442.
2. Erol-Yilmaz A, Tukkie R, De Boo J, Schrama T, Wilde A. Direct comparison of a contractility and activity pacemaker sensor during treadmill exercise testing. *Pacing Clin Electrophysiol.* 2004;27(11):1493-1499.
3. Haennel RG, Logan T, Dunne C, Burgess J, Busse E. Effects of sensor selection on exercise stroke volume in pacemaker dependent patients. *Pacing Clin Electrophysiol.* 1998;21(9):1700-1708.
4. Carmouche DG, Bubien RS, Kay GN. The effect of maximum heart rate on oxygen kinetics and exercise performance at low and high workloads. *Pacing Clin Electrophysiol.* 1998;21(4 Pt 1):679-686.
5. Candinas R, Jakob M, Buckingham TA, Mattmann H, Amann FW. Vibration, acceleration, gravitation, and movement: activity controlled rate adaptive pacing during treadmill exercise testing and daily life activities. *Pacing Clin Electrophysiol.* 1997;20(7):1777-1786.

外周血管疾病患者的心脏康复 14

Jean-Paul Schmid

14.1 临床资料

一位 75 岁的男性，因间歇性跛行到门诊心脏康复诊所进行结构化运动训练和危险因素干预治疗。根据 Fontaine 分级量表（表14.1），他被确诊为双侧外周动脉疾病（PAD）Ⅱa 期，病程已有3 年。因左股浅动脉严重狭窄，一直给予保守治疗。初期症状仅出现在左侧，但 1 年前累及右侧，两侧病变都非常明显。

轻度 PAD 患者其危险因素干预的结构化运动训练计划的依据是什么？

- 对于间歇性跛行患者，推将荐监督下的运动训练作为初期的治疗方案。（级别 Ⅰ 类，证据水平 A）。
- 监督下的运动训练每次最少 30～45 min，每周至少 3 次，每个疗程最少 12 周。（级别 Ⅰ 类，证据水平 A）。
- 对于间歇性跛行患者，作为一个有效的初期治疗方案，无监督运动训练的益处还未得到很好的确定。（级别 Ⅱb，证据水平 B）。

12 年前，这位患者也被确诊为冠状动脉 3 支病变，并且接受了冠状动脉旁路移植手术，即左内乳动脉移植到左冠状动脉的前降支，静脉移植到右冠状动脉。图 14.1 是静息时的心电图。在当时的超声心动图中，左心室显示有下侧壁运动功能减退、向心性肥厚，并且左心室收缩功能减低，射血分数为 48%。事实上，该患者未自述有心脏症状。3 年前的心电图运动负荷试验为阳性，但在临床上的心电图为阴性。

表 14.1   外周动脉疾病分类表：Fontaine 分级

Ⅰ	在体检时发现病变，但患者没有症状，运动时也一样
Ⅱ	间歇性跛行：运动时有症状
Ⅱa	无疼痛步行距离：>200 m
Ⅱb	无疼痛步行距离：<200 m
Ⅲ	静止痛：主要是在夜间，位置改变或起床可以缓解疼痛
Ⅳ	肢端病变、坏疽

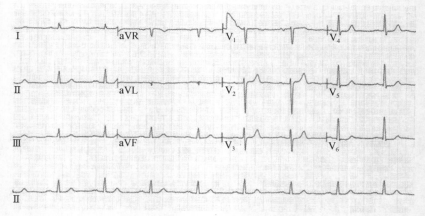

图 14.1   静息心电图
窦性心律，60 次/分

作为辅助诊断，已知左膝关节 5 年前做过半月板切除术；15 年前行右侧髋关节置换术。

心血管危险因素：有 30 多年的高血压病史、血脂异常（12 年前开始治疗）、有吸烟史（吸烟 40 包/年，患者 12 年前戒烟）。

血化验报告如下：葡萄糖：5.2 mmol/L（94 mg/dl）；总胆固醇：4.9 mmol/L（190 mg/dl）；LDL-C：3.4 mmol/L（130 mg/dl）；HDL-C 0.9 mmol/L（35 mg/dl）；三酰甘油：1.2 mmol/L（105 mg/dl）。

实际用药：阿司匹林 100 mg/d，赖诺普利/氢氯噻嗪 20/

12.5 mg/d，奈必洛尔 10 mg/d，辛伐他汀 40 mg/d。

14.2 临床评估

75 岁男性，一般情况良好，肥胖（身高为 172 cm，体重为 90 kg，BMI 为 30.4 kg/m²）。患者主诉有典型的间歇性跛行，并伴有右小腿痉挛性疼痛。无疼痛步行距离为 200～300 m，上坡时 50～100 m 内症状出现。

心、肺听诊是正常的。血压：130/75 mmHg，两臂相同。心率 60 次/分。右侧髋关节活动受限，颈动脉、锁骨下动脉、髂动脉-股动脉及肾动脉都未闻及血管杂音，腹主动脉触诊正常。

PAD 患者的临床评估要点有哪些？

- 任何一种下肢肌肉活动受限，或者任何走路能力的降低，例如：疲劳、酸痛、麻木或疼痛？
- 最初感到不适的位置，臀部、大腿、小腿或足部？
- 腿部或足部长期不愈合的伤口？
- 任何休息时下肢及足部的局部疼痛，以及它与直立和平卧体位的相关性？
- 肌肉的萎缩，其力量和耐力的下降？
- 双臂的血压测量、外周动脉的触诊、腹主动脉杂音的评判，以及足部营养状况的检查。
- 踝臂指数测量（图 14.2）。
- 功能能力？

双侧股动脉搏动可以触及，但右侧有衰减。只有远端的左侧胫后动脉触感微弱（图 14.3）。其他检查结果均正常，尤其是没有腿或足部的皮肤损伤。

拇趾的波形图显示一个扁平峰的中度异常图形，扁平峰的上升支和下降支的时间相同，并且丢失了重搏切迹。ABI 证实了这一现象，其右侧是 0.77，左侧是 0.92（图 14.3）。

如何正确测量 ABI，其病理范围是多少？

ABI 的测量方法（图 14.2）：测量双侧手臂的收缩压，并在双侧踝部测量足背和胫后动脉收缩压，选定手臂和足踝压力较高的一侧[1]。左、右踝肱指数值是由该侧较高的踝部压力除以较高的手臂压力而得出的[2]。踝肱指数值的范围显示其数值大于 1.30 时，表明小腿血管有不可压缩性钙化。在这种情况下，该部位的真实血压是不可能测到的，需要做额外的测试来诊断外周动脉疾病。患跛行的患者，其典型的踝肱指数值是 0.41～0.90，严重的下肢缺血患者该数值为 0.40 或更低。

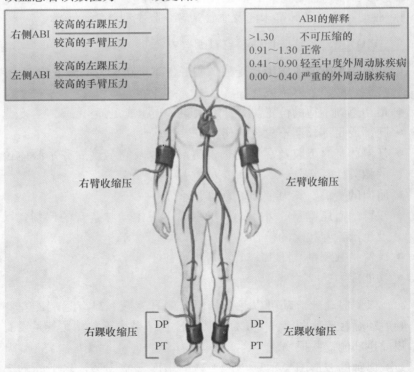

| 右侧ABI | $\dfrac{较高的右踝压力}{较高的手臂压力}$ |
| 左侧ABI | $\dfrac{较高的左踝压力}{较高的手臂压力}$ |

ABI的解释	
>1.30	不可压缩的
0.91～1.30	正常
0.41～0.90	轻至中度外周动脉疾病
0.00～0.40	严重的外周动脉疾病

右臂收缩压　　　　　　左臂收缩压

右踝收缩压　DP / PT　　DP / PT　左踝收缩压

图 14.2　踝肱指数（ABI）的测量

收缩压是在双侧手臂和双侧踝关节的足背（DP）和胫后动脉（PT）通过多普勒超声测量的[1]

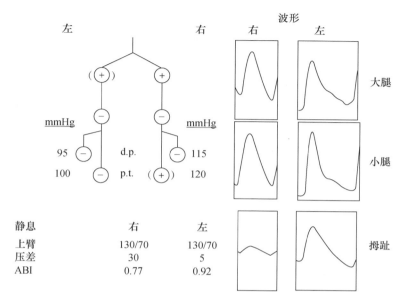

图 14.3 Fontaine 等级为 Ⅱ a 级的 75 岁间歇性跛行患者踝肱指数的
测量和脉搏容积描记法（波形图）

节段肢体容积描记图的波形分析是建立在其波的形状和信号幅
度的基础评估上的（图 14.4 和 14.5）。有关波形标准化的标准是根
据解剖部位的不同而变化的，血流动力学疾病的严重程度可被用于
诊断的解释。脉搏容积数值记录的典型做法是将标准体积的空气注
入袖带气囊中，注入的空气量要足以阻断静脉循环，但不能阻断动
脉循环。每一段肢体气囊气量变化被转换成搏动的压力值，它通过
一个传感器检测，然后以一个压力脉冲轮廓的形式显示出来。

一个正常的搏容积记录类似于动脉波形，包含一个很陡的收
缩峰的上升段，紧接着是一个有切迹的快速下降段。如果出现血
流动力学意义上的狭窄，就会发生动脉狭窄引起的能量耗损，这
种情况就可以在脉搏容积记录波形图的变化上显示出来，它表明
有近端动脉闭塞。脉搏容积记录波形图中变化的总量可能反映疾
病的严重程度，见图 14.5。

正常
- 尖峰
- 两峰之间的平坦期或波谷
- 可能有重搏切迹

大腿下部

轻度异常
- 尖峰
- 两峰之间没有平坦期或波谷
- 没有重搏切迹

脚踝

中度异常
- 平坦峰顶
- 相同的上升支和下降支时间
- 没有重搏切迹

小腿

重度异常
- 平坦峰顶
- 平等的上升支和下降支时间
- 相同重搏切迹
- 低振幅

小腿

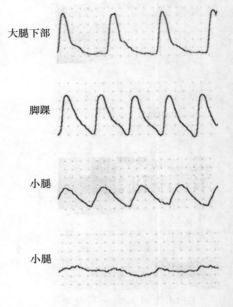

图 14.4　脉冲容积描记法

脉搏容积描记波形反映血管疾病严重程度的增加[11]

14.3　功能能力

　　对功能能力和可能由于运动而造成的缺血的评估而言，症状限制下的踏车运动试验是有效的（15 瓦/分坡道计划）。患者进行 102 瓦测试，该数值对应预估值的 74%，其血压从 130/75 mmHg 升至 190/80 mmHg，心率从 60 次/分升到 117 次/分（预估值的 80%），得出的率压乘积是 22 230。测试终止的原因是右小腿疼痛。本例在临床和电学上的测试结果是阴性的（图 14.6）。

　　在一个步行踏车测试中，速度（3.2 km/h）和坡度（10%）固定，无疼痛的步行距离为 134 m，最大步行距离为 210 m，终止的原因为右小腿跛行。

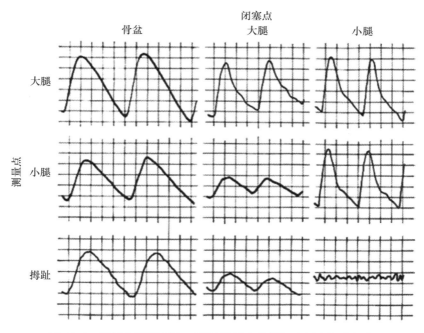

图 14.5 脉搏容积描记法：通过脉搏容积描记法测定闭塞部位

评估 PAD 患者的功能能力和运动试验有什么用处，什么才是合适的测试？

PAD 患者运动试验的作用如下：

1. 排除隐匿性冠状动脉疾病，监测其症状、ST-T 波的改变、心律失常、心率和血压的反应。
2. 当静息 ABI 的测试结果正常时，下肢 PAD 的诊断成立。
3. 客观地记录下肢 PAD 和跛行患者受限症状的程度。
4. 客观地测量跛行干预时所得到的功能改善情况。
5. 区分个体的跛行与出现劳累性腿部症状的假性跛行。
6. 对跛行患者在进行正式的运动训练前，能够提供可以证明其运动安全性的客观数据和个体化的方案。

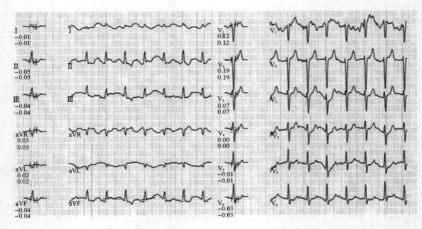

图 14.6　症状限制性运动负荷试验最大运动负荷时的心电图

ACC/AHA 对于外周动脉疾病患者就运动试验提出如下实践指南建议[3]：

- 踏车运动试验应提供跛行功能限制强度最客观的证据，并量化治疗的反应（Ⅰ类，证据水平 B）。
- 使用电动踏车的标准化运动计划（固定或分级的），应该用于确保无疼痛步行距离和最长步行距离测量的可重复性（Ⅰ类，证据水平 B）。
- 带有运动前和运动后 ABI 数值计量的踏车运动试验被建议用来提供鉴别动脉跛行与非动脉跛行（假性跛行）有用的诊断数据（Ⅰ类，证据水平 B）。
- 踏车运动试验应该用于正在接受动动训练的跛行患者，以确定功能能力、评估非血管运动限制以及证实运动的安全性（Ⅰ类，证据水平 B）。
- 就老年人和不适合踏车测试的个人来讲，6 min 步行测试可能是客观评估跛行的功能限制和治疗反应的合理方法（Ⅱb 类，证据水平 B）。

患者有规律地参加运动训练计划，每周 3 次，持续 12 周，无并发症。

什么是跛行患者 PAD 康复中治疗性运动训练计划的关键因素？

- 各 5～10 min 的准备活动和整理活动
  - 运动类型
  - 踏车和轨道上行走是最有效的。
  - 对于有其他种类心血管疾病的患者，抗阻训练是很有益的，它的使用就健身意义来讲是步行的补充，而不是替代。
- 强度
  - 踏车的最初工作负荷是将速度和级别设定在 3～5 min 内会引发跛行症状。
  - 患者在这个负荷下步行直至出现中度跛行症状，然后站立休息或坐下一小段时间使症状消退。
- 持续时间
  - 运动—休息—运动这种模式在整个运动期内重复进行。
  - 最初阶段通常包括 35 min 的间断性步行；每一阶段增加 5 min 步行，直到间歇性步行 50 min 为止。
- 频率
  - 每周 3～5 次踏车或轨道步行。
- 直接监督的作用
  - 由于患者的步行能力有了改善，工作负荷必须通过调整级别或速度（或两者）来逐步增加，以确保在运动期间跛行疼痛的刺激一定会出现。
  - 由于步行能力得到改善，HR 也达到更高值，有可能会出现心脏症状和体征，对这些症状应予以适当诊断和处理。

开始 6 周后，该患者注意到了最初的诊疗受益。在计划结束时，他可以在平地上一直走 400～500 m 而不休息。在标准的踏车测试中，无疼痛步行距离从 134 m 增加到 198 m，最长步行距离从 210 m 增加到 324 m。

从运动训练中可以得到什么程度的改善？

在许多随机临床试验中，一个正式的运动训练计划对跛行患者显示出了积极的作用[5]。运动不仅可以极大增加踏车的步行距离，而且还可改善与健康相关的生活质量，以及社区活动能力（即以规定的速度在规定的距离内步行的能力）。Girolami 等[6] 在一个随机试验的 meta 分析中报道，运动训练使最大踏车步行距离增加至 179 m（95％CI：60～298 m），这种改善程度应该理解为能在平地上步行更长的距离。在另一个 meta 分析中，Gardneral 等[7] 表明，在所有跛行患者中，运动训练平均改善无疼痛步行时间达 180％，平均改善患者的最长步行时间达 120％。Cochrane Collaboration 从一份随机控制试验的 meta 分析中得出结论，运动可平均提长最大步行时间达 150％（范围 74％～230％）。

训练计划反应时间的过程尚未完全建立。临床益处早在 4 周后就已经可以显现出来，并可能在参与后的 6 个月内继续累积[8]。假如患者继续参加额外 12 个月的[9] 运动持续计划，那么经过 6 个月每周 3 次有监督的运动康复，步行能力的改善就可以得到维持。

PAD 是动脉粥样硬化疾病的一部分。而整合综合性动脉粥样硬化的预防和治疗是非常有必要的。实施该治疗方案后，血压能得到良好的控制。本例患者定期在每次训练开始时测得血压值约为 130/80 mmHg。为了控制血脂，用瑞舒伐他汀 10 mg 取代了辛伐他汀，并增加了依折麦布。在计划结束时，其总胆固醇为 3.9 mmol/L（150 mg/dl），LDL-C 水平为 1.9 mmol/L（75 mg/dl）；HDL-C 1.1 mmol/L（40 mg/dl）；三酰甘油：1.1 mmol/L（100 mg/dl）。患者步行距离上的改善使他在日常生活中更加活跃，他愿意在完成训练计划后继续自己努力。

对 PAD 患者危险因素的管理有什么建议？

● 吸烟
　— 努力积极戒烟是医生能够对 PAD 患者做出的最重要的干预措施。

— 对吸烟或用其他形式烟草的下肢 PAD 者，应劝其停止吸烟，并应提供全面的戒烟干预，包括行为矫正治疗，尼古丁替代疗法或安非他酮/伐尼克兰（Ⅰ类，证据水平 B）。

● 体力活动

— 活动训练，如步行持续＞30 min，≥3 次/周，建议直到接近最大疼痛点为止。

— 监督下的以住院或诊所为基础的运动训练计划，能确保患者在一个安全的环境下接受一个标准化的运动刺激。该计划是有效的，并被推荐为所有患者最初治疗的模式。（Ⅰ类，证据水平 A）。

— 监督下的训练应至少进行 30～45 min，每期至少进行 12 周，每周至少 3 次（Ⅰ类，证据水平 A）。

— 没有任何数据支持非正式的"步行回家"建议，无监督 ET 方案的效果尚无定论（Ⅱb 类，证据水平 B）。

● 血脂控制

— PAD 患者血脂谱的优化将导致死亡率的降低和血管事件的减少，还可能改善间歇性跛行的症状和活动能力。

— 总体上血清目标是达到 LDL-C 浓度＜100 mg/dl（2.6 mmol/L）（Ⅰ类，证据水平 B），或对高风险患者的目标是 LDL＜70 mg/dl（1.8 mmol/L）（Ⅱa 类，证据水平 B）。高风险的患者被认为是以下个体：（a）具有多个主要危险因素（尤其是糖尿病）；（b）具有严重和控制不当的危险因素（尤其是继续吸烟）；（c）有代谢综合征的多种危险因素。

— 初始治疗应该给予抑制素，但对高密度脂蛋白低（＜40 mg/dl 或 1.0 mmol/L）或三酰甘油浓度高（＞150 mg/dl 或 1.7 mmol/L）的患者来说，烟酸和贝特类药物可能发挥重要作用。

● 高血压

— 患 PAD 的个体应根据目前国家指南接受高血压治疗。血压应＜140/90 mmHg，或如果有合并症，如糖尿病或慢性肾病，目标血压应当是＜130/80 mmHg（Ⅰ类，证据水平 A）。
— 仅大幅减低灌注压可能会使跛行恶化。
— β 受体阻滞剂不会使 PAD 跛行患者的症状恶化，对无疼痛步
行的距离也没有影响[10]。

参考文献

1. Hiatt WR. Medical treatment of peripheral arterial disease and claudication. *N Engl J Med.* 2001;344(21):1608-1621.

2. Orchard TJ, Strandness DE Jr. Assessment of peripheral vascular disease in diabetes. Report and recommendations of an international workshop sponsored by the American Diabetes Association and the American Heart Association September 18–20, 1992 New Orleans, Louisiana. *Circulation.* 1993;88(2):819-828.

3. Hirsch AT, Haskal ZJ, Hertzer NR, et al. ACC/AHA 2005 Practice Guidelines for the management of patients with peripheral arterial disease (lower extremity, renal, mesenteric, and abdominal aortic): a collaborative report from the American Association for Vascular Surgery/ Society for Vascular Surgery, Society for Cardiovascular Angiography and Interventions, Society for Vascular Medicine and Biology, Society of Interventional Radiology, and the ACC/AHA Task Force on Practice Guidelines (Writing Committee to Develop Guidelines for the Management of Patients With Peripheral Arterial Disease): endorsed by the American Association of Cardiovascular and Pulmonary Rehabilitation; National Heart, Lung, and Blood Institute; Society for Vascular Nursing; TransAtlantic Inter-Society Consensus; and Vascular Disease Foundation. *Circulation.* 2006;113(11):e463-e654.

4. Stewart KJ, Hiatt WR, Regensteiner JG, Hirsch AT. Exercise training for claudication. *N Engl J Med.* 2002;347(24):1941-1951.

5. Nehler MR, Hiatt WR. Exercise therapy for claudication. *Ann Vasc Surg.* 1999;13(1):109-114.

6. Girolami B, Bernardi E, Prins MH, et al. Treatment of intermittent claudication with physical training, smoking cessation, pentoxifylline, or nafronyl: a meta-analysis. *Arch Intern Med.* 1999;159(4):337-345.

7. Gardner AW, Poehlman ET. Exercise rehabilitation programs for the treatment of claudication pain. A meta-analysis. *Jama.* 1995;274(12):975-980.

8. Gibellini R, Fanello M, Bardile AF, Salerno M, Aloi T. Exercise training in intermittent claudication. *Int Angiol.* 2000;19(1):8-13.

9. Gardner AW, Katzel LI, Sorkin JD, Goldberg AP. Effects of long-term exercise rehabilitation on claudication distances in patients with peripheral arterial disease: a randomized controlled trial. *J Cardiopulm Rehabil.* 2002;22(3):192-198.

10. Radack K, Deck C. Beta-adrenergic blocker therapy does not worsen intermittent claudication in subjects with peripheral arterial disease. A meta-analysis of randomized controlled trials. *Arch Intern Med.* 1991;151(9):1769-1776.

11. Gerhard-Herman M, Gardin JM, Jaff M, Mohler E, Roman M, Naqvi TZ. Guidelines for non-invasive vascular laboratory testing: a report from the American Society of Echocardiography and the Society for Vascular Medicine and Biology. *Vasc Med.* 2006;11(3):183-200.

中英文词汇对照表

A

ACC/AHA 实践指南   ACC/AHA practice guidelines

B

Borg 量表	Borg scale
北欧行走	nordic walking
臂丛麻痹	brachial plexus palsy
标准运动试验	standard exercise test

C

超声心动图	echocardiography
充血性心力衰竭	congestive heart failure（CHF）
除颤休克	defibrillation shock

D

Duke 评分	Duke score
代谢综合征	metabolic syndrome
导联置换	lead displacement
低血糖症	hypoglycemia
低血压	hypotension
地中海饮食	mediterranean diet
电复律	electrical reconversion
动机性访谈	motivational interviewing
动脉粥样硬化斑块	atherosclerotic plaque
动脉粥样硬化血栓形成	atherothrombosis
多学科心脏康复计划	multidisciplinary cardiac rehabilitation program

多源性二联律和三联律   multifocal couplets and triplets

E

二尖瓣反流   mitral regurgitation

F

Fontaine 分类   Fontaine classification
发绀型先天性畸形   cyanotic congenital malformation
放松训练   relaxation training
肥胖   obesity
腓神经损伤   peroneal nerve injury
肺部并发症   pulmonary complications
肺动脉压   pulmonary artery pressure
肺功能检查   lung function test
肺活量   vital capacity
风险评估   risk assessment
峰值摄氧量   peak oxygen uptake（VO_{2peak}）
腹型肥胖   abdominal obesity

G

钙通道阻滞剂   calcium channel blocker
橄榄油   olive oil
高胆固醇血症   hypercholesterolemia
高三酰甘油血症   hypertriglyceridemia
高血压   hypertension
个体化运动训练建议   individualized exercise training recommendations
个体应对策略   individual coping strategies
功能能力   functional capacity
骨病   osteopathy
冠心病（CHD）   coronary heart disease（CHD）
冠状动脉旁路移植术   coronary artery bypass surgery
冠状动脉血流储备   coronary flow reserve

冠状动脉支架置入   coronary stent implantation

H

呼吸困难   dyspnea/dyspnoea
踝肱指数（ABI）   ankle-brachial index（ABI）
活动计划   action planning

J

肌肥大   muscular hypertrophy
急性发作性心脏病   acute onset heart disease
急性心肌梗死   acute myocardial infarction（AMI）
急诊后勤护理   emergency logistics care
急症护理   emergency care
家庭运动训练   home-based exercise training
间断训练   interval training
监督下运动训练   supervised exercise training
教育干预   educational interventions
结构化运动训练   structured exercise training
禁忌证   contraindication
经皮冠状动脉介入治疗   percutaneous coronary intervention（PCI）

酒精   alcohol
举重器材   weight machines
聚焦于问题的咨询   problem-focused counseling
绝对强度   absolute intensity

K

咖啡摄入   coffee consumption
抗高血压治疗   antihypertensive treatment
抗心动过速起搏   antitachycardia pacing
抗阻运动训练   resistance exercise training
口服葡萄糖耐量试验   oral glucose tolerance test（OGTT）

苦恼   distress
快速行走   brisk walking

L

临床表现   clinical presentation
临床评估   clinical assessment

M

meta 分析   meta analysis
埋藏式心律转复除颤器   implantable cardioverter defib-
                             rillator（ICD）
脉搏容积描记法   pulse volume plethysmography
慢跑   jogging
冥想   meditation
目标设定   goal setting

N

N-3-脂肪酸   N-3-fatty acids
内皮功能   endothelial function
能量平衡   energy balance
尿液分析   urinary analysis

P

平板试验   treadmill testing

Q

气囊扩张术   balloon dilatation
起搏器植入术   pacemaker implantation
前间壁心肌梗死   anteroseptal infarction
情感调节   emotional adjustment
全谷物食品   whole grain products
全因死亡率   all-cause mortality
缺乏体力活动   physical inactivity
缺血   ischemia
缺血预处理   ischemic preconditioning

缺血阈值   ischemic threshold

R

热量限制   caloric restriction

认知干预   cognitive interventions

软饮料   soft drinks

S

ST 段抬高型心肌梗死   ST-elevation myocardial infarction（STEMI）

身体协调性试验   body coordination test

生活方式改变   lifestyle changes

生活质量   quality of life

适应证   indication

室性期前收缩   premature ventricular beats

术前评估   preoperative evaluation

T

踏车测力计   cycle ergometer

踏车负荷试验   bicycle stress test

糖尿病   diabetes

体力活动   physical activity

体能   physical fitness

体能训练   physical training

体重减轻   weight loss

体重指数（BMI）   body mass index（BMI）

通气反应   ventilatory response

通气过度   hyperventilation

通气阈值   ventilatory threshold

推荐的体力活动   recommended physical activity

V

V 斜坡法   Vslope method

W

外周动脉疾病（PAD）	peripheral artery disease（PAD）
危险分层	risk stratification
危险因素管理	risk factor management
稳定型充血性心力衰竭	stable congestive heart failure
稳定型冠状动脉疾病	stable coronary artery disease
稳定性慢性心力衰竭	stable chronic heart failure

X

西方饮食	western diet
吸气肌肌力训练	inspiratory muscle strength training
先天性心脏病	congenital heart diseases
相对强度	relative intensity
心导管术	cardiac catheterization
心电图（ECG）	electrocardiography（ECG）
心动过速性心肌病	tachycardiomyopathy
心房颤动（AF）	atrial fibrillation（AF）
心肺运动试验	cardiopulmonary exercise testing（CPET）
心肌血运重建术	myocardial revascularization
心绞痛	angina pectoris
心理和教育需求	psychological and educational needs
心理护理	psychological care
心理运动训练	psychomotor training
心率储备（HRR）	heart rate reserve（HRR）
心率监测	heart rate monitoring
心血管风险	cardiovascular risk
心脏保护作用	cardio protective effects
心脏变时性功能不全	chronotropic incompetence
心脏电风暴	cardiac electrical storms

心脏康复	cardiac rehabilitation
心脏性猝死	sudden cardiac death（SCD）
心脏移植	heart transplantation
行为改变	changing behavior
2 型糖尿病	diabetes mellitus type 2
胸骨切开术	sternotomy
胸腔积液	pleural effusion
续贯单一疗法	sequential monotherapy
血流储备分数（FFR）	fractional flow reserve（FFR）
血栓栓塞	thromboembolism
血糖检测	blood glucose measurement
血糖指数	glycemic index（GI）
血压反应	blood pressure response
血液检查	blood test
血脂异常	dyslipidemia
训练/运动强度	training/exercise intensity
训练形式	training forms

Y

炎症	inflammation
氧耗量评估	oxygen consumption assessment
药物洗脱支架置入	drug-eluting stent implantation
医院焦虑和抑郁量表	hospital anxiety and depression scale （HADS）
胰高血糖素	glucagons
以运动为基础的训练干预	exercise-based training intervention
抑郁	depression
饮食风险评分	dietary risk score（DRS）
饮食推荐	dietary recommendations
应对策略	coping strategies

应激触发因素	triggers to stress
应激管理训练	stress management training
有氧耐力训练	aerobic endurance training
预期寿命	life expectancy
运动处方	exercise prescription
运动方案	exercise protocol
运动负荷	exercise load
运动负荷试验	exercise stress test
运动疗法	sport/exercise therapy
运动耐量	exercise tolerance
运动耐量试验	exercise tolerance test
运动能力促进	motor abilities promotion
运动前后测量值	pre-and post-exercise measurements
运动持续时间	exercise duration
运动强度	exercise intensity
运动训练	exercise training
运动训练计划	exercise training program

Z

脂肪酸	fatty acids
脂质控制	lipid control
职业咨询	vocational counseling
治疗步骤	therapeutic procedures
治疗目标	goal for treatment
治疗性运动训练	therapeutic exercise-training
主要不良心血管事件	major adverse cardiovascular events (MACE)
准备活动和整理活动期	warm-up and cool-down period
自感用力度分级	rate of perceived exertion (RPE)
自行车测力计	bicycle ergometry

最大氧耗量	maximal oxygen consumption
最大运动能力	maximal exercise capacity
左冠状动脉回旋支	left circumflex artery
左室射血分数	left ventricular ejection fraction (LVEF)
左束支传导阻滞	left bundle branch block (LBBB)
左心室肥大	left ventricular hypertrophy (LVH)

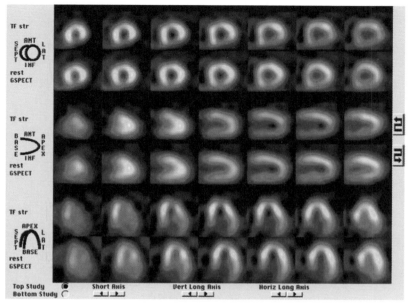

彩图 1.2 心肌核素灌注扫描（病例♯2）

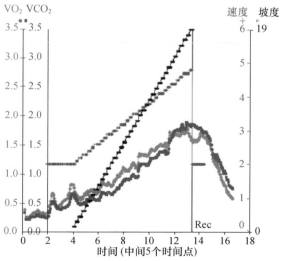

彩图 1.6 摄氧量和二氧化碳排出量（病例♯4）

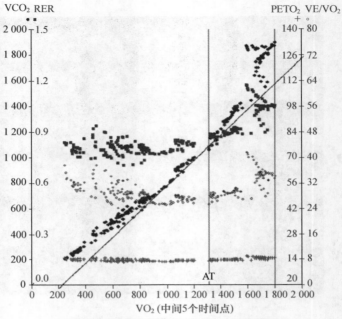

彩图 1.7 通气阈值-V 斜率法（病例＃4）

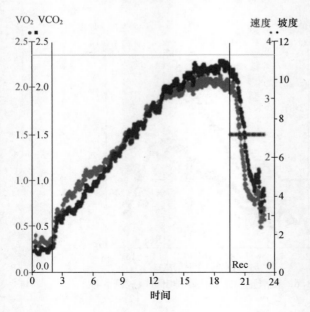

彩图 1.10 摄氧量和二氧化碳排出量（病例＃5）

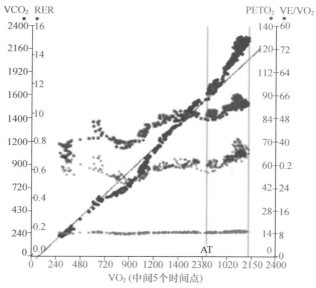

彩图 1.11 通气阈值-V 斜率法（病例＃5）

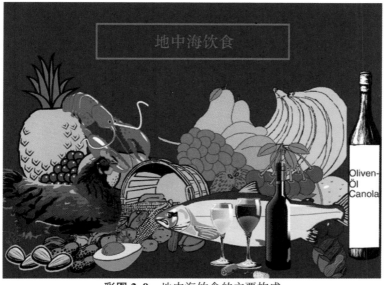

彩图 2.9 地中海饮食的主要构成

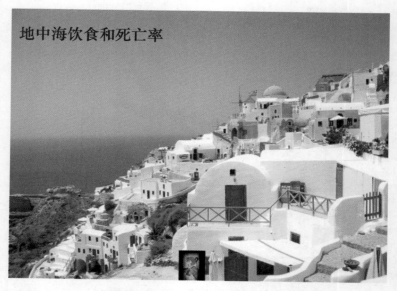

彩图 2.10 地中海饮食一瞥——心血管疾病发病率低的地区（Mykonos 岛）

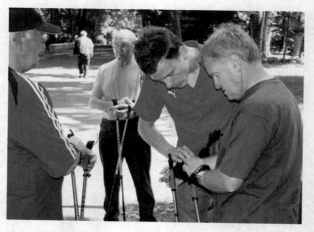

彩图 4.4 患者应当学会感知和观察自己的局部和全身反应，
如加快的心率

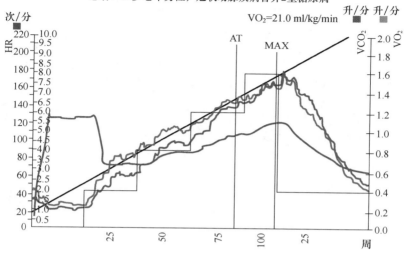

彩图 4.10　一位冠状动脉疾病合并 2 型糖尿病的 62 岁
男性患者的典型心肺运动训练试验结果

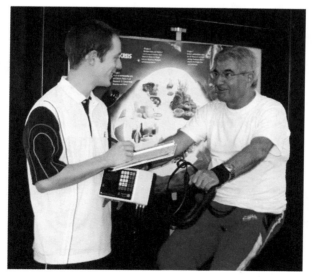

彩图 4.11　在自行车测力计上监督运动训练

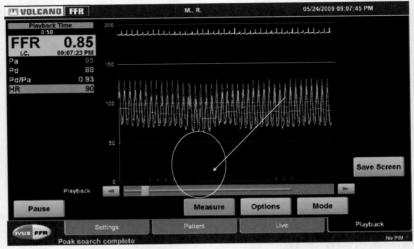

彩图 8.2 冠状动脉血流储备测定显示 FFR 为 0.85

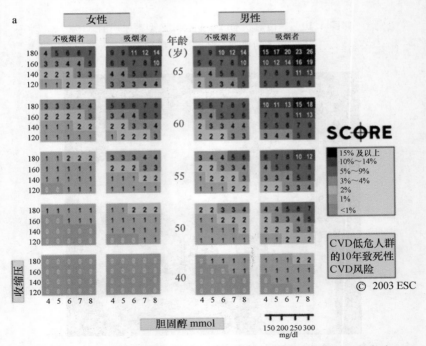

彩图 8.5 （a）根据性别、年龄、收缩压、总胆固醇水平和吸烟状态划分的欧洲低危地区 10 年致死性 CVD 风险

b

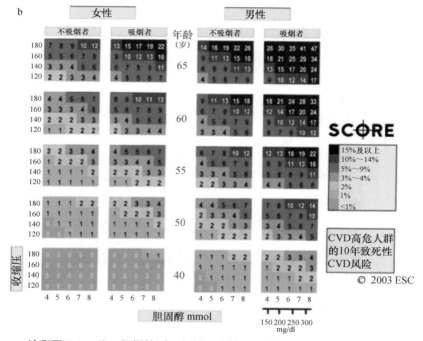

续彩图 8.5 （b）根据性别、年龄、收缩压、总胆固醇水平和吸烟状态划分的欧洲高危地区 10 年致死性 CVD 风险

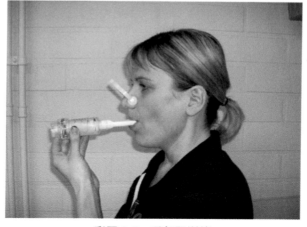

彩图 9.2 吸气肌训练

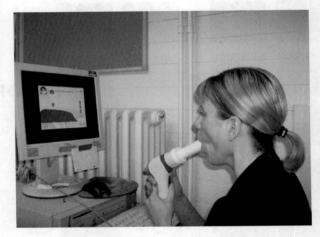

彩图 9.3 通过可视化反馈系统进行吸气肌训练

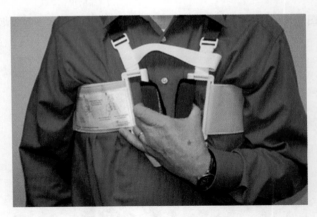

彩图 9.4 胸骨安全保护装置

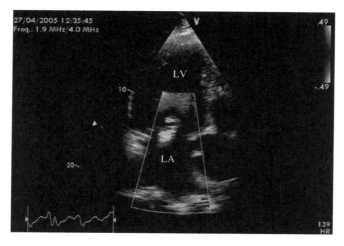

彩图 10.5　双腔、心尖切面的二维和彩色多普勒超声

中等量二尖瓣反流证据：收缩期左心室收缩时见左心房彩色血流，占左心房腔的一半，说明有严重的二尖瓣疾病。LV：左心室；LA：左心房

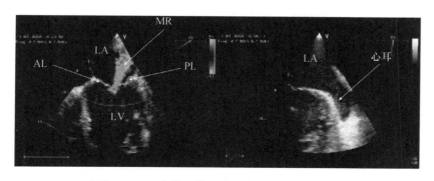

彩图 10.6　经食管二维心脏超声及彩色多普勒影像

左图为食管中段水平截面，四腔位影像显示左心房（LA）和左心室（LV）及二尖瓣叶（AL，前叶，在左侧；PL，后叶，在右侧）反流喷射至左心房。右图为食管上端水平的纵轴切面影像显示左心房和左心耳，未见血栓形成征象

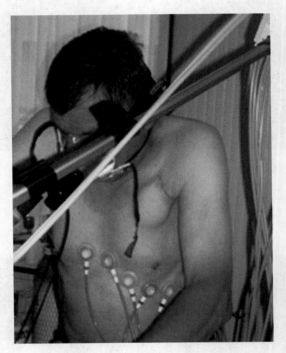

彩图 11.3 ICD 植入患者在进行运动试验

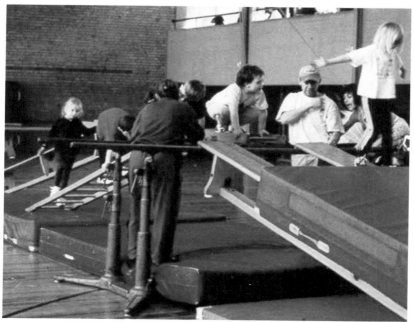

彩图 12.13　学龄前先天性心脏病患儿的精神运动训练

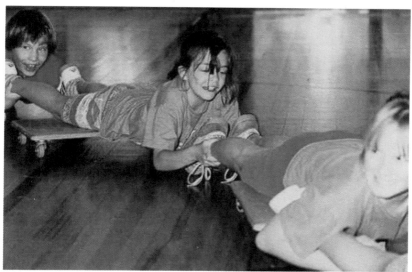

彩图 12.14　先天性心脏病患儿的精神运动训练

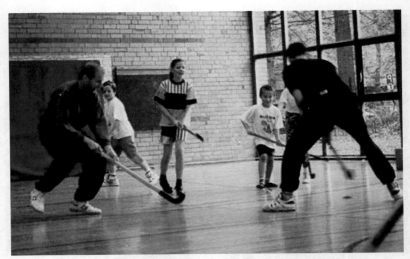

彩图 12.15　为先天性心脏病患儿改进的游戏

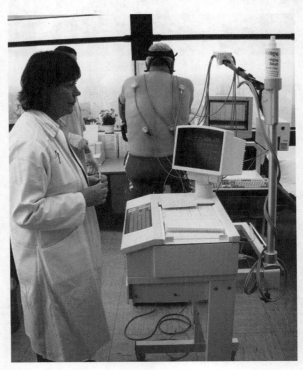

彩图 12.16　心肺运动试验

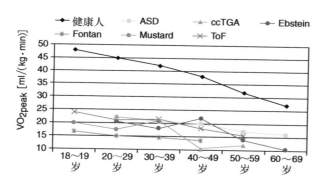

彩图 12. 17　与健康受试者相比，不同先天性心脏病成人患者不同年龄组的平均 VO_{2peak} ml/（kg·min）（摘自 Fredriksen 等[54]）